新訂版

実践に生かす 看護理論19

第2版

編著：城ヶ端初子

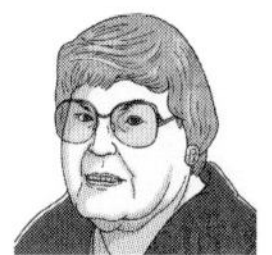

D. E. Orem

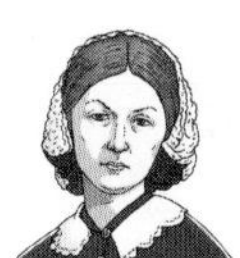

f. Nightingale

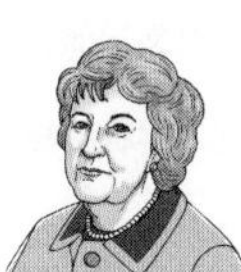

V.A. Henderson

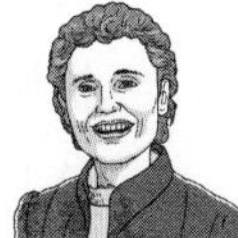

S.C. Roy

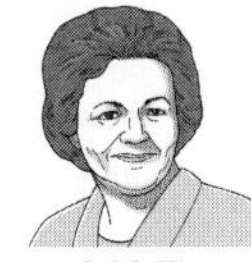

I. M. King

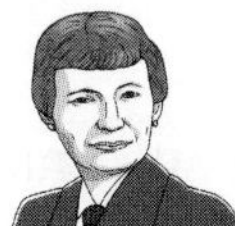

F.G. Abdellah

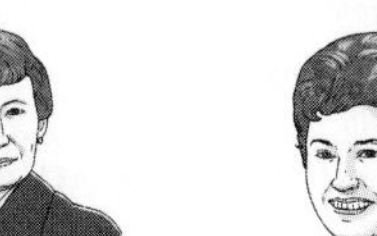

I. J. Orlando

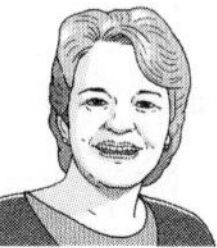

P. Benner

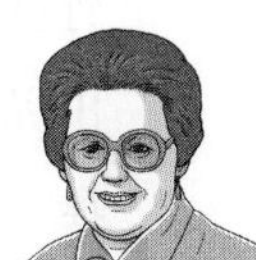

M. Leininger

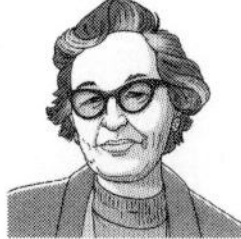

M. E. Rogers

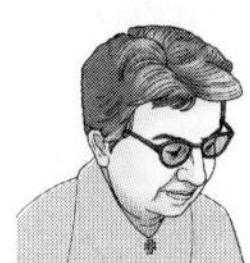

E. Wiedenbach

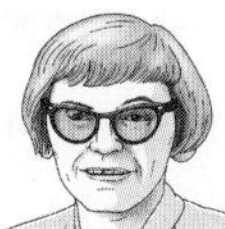

J. Travelbee

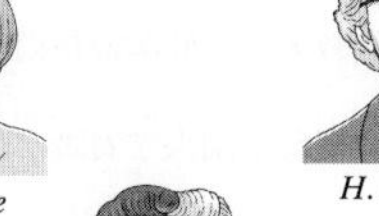

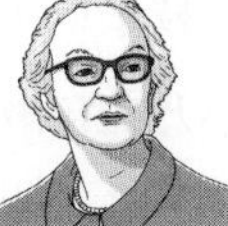

H. E. Peplau

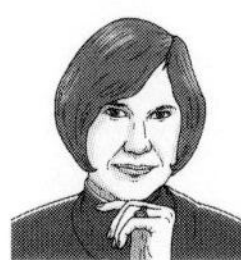

R. R. Parse

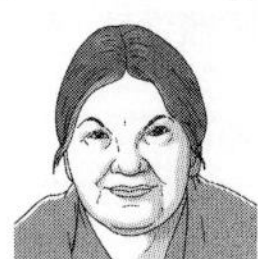

M. A. Newman

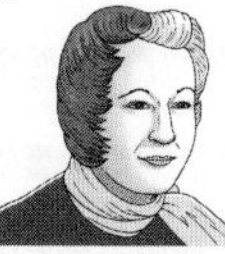

L.E. Hall

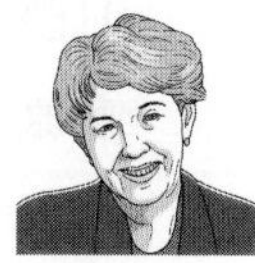

M. Gordon

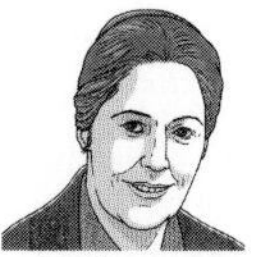

B. Newman

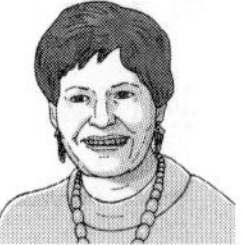

J. Watson

サイオ出版

編　著

城ヶ端初子（聖泉大学大学院看護学研究科　教授）

執筆者（五十音順）

阿部智恵子（石川県立看護大学看護学部　准教授）
阿部　芳江（元・関西福祉大学大学院看護学研究科／看護学部　教授）
桶河　華代（宝塚大学看護学部看護学科　准教授）
笠井　恭子（福井県立大学看護福祉学部看護学科　教授）
水主千鶴子（修文大学看護学部看護学科　教授）
城ヶ端初子（前掲）
竹村　節子（宝塚大学看護学部看護学科　教授）
田尻　后子（佛教大学保健医療技術学部看護学科　准教授）
堤　かおり（園田学園女子大学人間健康学部人間看護学科　教授）
豊嶋三枝子（大東文化大学スポーツ・健康科学部看護学科　特任教授）
中島小乃美（佛教大学保健医療技術学部看護学科　教授）
樋口　京子（四條畷学園大学看護学部　教授）
日隈ふみ子（元・佛教大学保健医療技術学部看護学科　教授）
藤原　聡子（長野県看護大学看護学部　教授）
増田　安代（元・姫路獨協大学看護学部　教授）
森田　敏子（元・徳島文理大学大学院看護学研究科　教授）
茂木　泰子（修文大学看護学部看護学科　教授）
山田　光子（山梨県立大学大学院看護学研究科　教授）
脇本　澄子（松本大学松商短期大学部健康安全センター　保健師）

はじめに

看護理論は、ナイチンゲールによって基礎が築かれて以来、20世紀のアメリカで研究・開発がなされ、現場で活用されて発展してきました。

一方、わが国では、看護理論に関する研究・開発が行われるようになってまだ40年前後にしかなりません。しかし現在、看護基礎教育課程での看護理論の教育や、臨床での看護理論の活用が活発に行われるようになってきています。

しかし、このような状況のなかでも、「看護理論は難しい」「看護では実践ができれば理論は不要だ」といった声を耳にすることがあります。

そこで、看護師・看護学生にとって、看護理論をもっと身近なものとして学習でき、臨床の場でも活用の場を広げていけるようになるには、どのようにしたらいいのかを考えました。

その１つの方法として、本書の構成を検討しました。

①看護理論家の人となりや活動など、わかりやすく親しめるように記述しました。その理論家も自分と同様に看護者であり、看護実践を重ねるなかで、理論を構築したものであることがみえるように工夫しました。

②看護理論は、わかりやすく読めるように、図表をつけて説明しました。

③それぞれの看護理論がどのように実践に移せるのかを、１つの事例を展開することで解説しました。

④それぞれの看護理論の看護過程を一覧表にまとめました。ただし、理論によってはアセスメント、看護診断、計画、実施、評価の段階を踏まないものもありますが、その理論については違いを表示しています。

それぞれの理論家の意図を重視しながら、できるだけわかりやすく、親しめる看護理論の解説にすべく努力したものの、全体の形式を一定にすることからくる制約や文章表現など、力及ばない点も多くあるかと思います。ご指摘いただければ幸いです。

さらに、今回の改訂では、「終章　実践に生かす中範囲理論」として、看護師や看護学生が理解しておく必要があると思われる看護領域以外の５つの中範囲理論を追加しました。患者が表す看護問題の背景にあるこれらの中範囲理論を、どのように臨床現場で活用していくのかについて、事例を用いて解説しています。

なお、筆者らは、看護理論や看護領域以外の中範囲理論に関して学習の途上にあります。今後ともご指導を賜りますようにお願い申し上げます。

本書をまとめるにあたり、私どもに多くの気づきや学習の機会を与えてくださった理論家の方々に感謝の意を表します。

2018年10月

城ヶ端初子

Contents

本書の使い方

本書では、1つの章ごとに1人の看護理論家にスポットを当て、できるだけわかりやすい文章と図表を使って説明しています。

もちろん、ふつうに本を読む感覚で、最初から読んでいくのも1つの方法ですが、章のなかもパートごとに構成されているので、必要なときに知りたいことがすぐ引けるようになっています。

1 理論家を知る

まずはじめに、その理論家の人となりをみていきます。その理論家がどんな経緯で看護に出合い、自分の職業として選んだのか、どんな看護師として活躍し、経験を積んでいったのか、意外な横顔など各種エピソードを含めながら紹介します。

2 看護理論の内容を知る

その理論家が生み出した看護理論とはどのようなものかを解説します。理論家が用いた特殊な用語についても、イメージしやすいように図や例を入れながら説明しました。また、「理論から得るもの」として、その理論が私たちに何を問いかけようとしているのか、学ぶうえでのポイントも示しました。

3 理論の骨格部分に触れる

看護理論を、①人間、②環境、③健康、④看護、という4つのメタパラダイム(大きな枠組み)からみることで、理論家がこの4つの要素をどうとらえていたかを考えます。また、その看護理論を端的にまとめた「要旨」や特殊な用語がある場合の用語解説のページも設けました。

4 理論を活用する

看護理論は実際に活用してこそ、その力を発揮します。看護理論を使って事例を展開しながら、どんなときに理論が生かされるのかを考えます。看護理論とはどんなものかを知るための序章「看護理論への招待」では理論の基礎をまとめ、表形式でひと目で看護過程の流れが把握できる、補章「それぞれの理論による看護過程」もあります。知りたいとき、学びたいとき、または看護をするうえで迷ったときなど、臨床や勉強の場でぜひ活用してください。

序　章

看護理論への招待

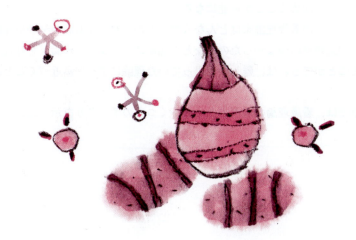

看護理論を学ぶに際して

「看護理論は難しい」という声を耳にする。確かに理論は難解である。難解だといわれるには、いくつかの理由がある。

まず、看護理論の多くは、アメリカの看護理論家たちによって開発されているため、理論の原書は英語で書かれている。そのため、私たちは日本語に翻訳されたものを読むことになる。翻訳では理解しにくい表現も多く、初心者は読み始めたときから難しいと思いがちである。

また、アメリカの医療や看護、看護教育の仕組みが、わが国と異なることも多い。その違いが十分に理解できていないために、状況がイメージしにくいこともある。

さらに、言葉の意味がわかりにくいことに加えて、日本語が訳しきれない単語は、原書での読みをカタカナ文字で表現することも多く、読んだだけではどのような意味なのかをつかみづらく、覚えにくい。

これらの背景があって、看護理論を初めて学ぶ者にとっては、いまひとつピンと来ないことも多いのである。

そこで、看護理論を学ぶにあたり、2、3のヒントを述べたいと思う。

まず、その看護理論の基礎になる一般理論を学習することで、理論の理解を促す。

次に、アメリカの医療や看護、看護教育の状況を知ることで、より看護理論の理解を深めることが可能になる。

さらに、その看護理論家はどんな人物なのか、どんな看護の学びや体験を経て理論構築につながったのかなどを知ることにより、理論家を身近に感じることができれば、難しいと思っていた理論にまた一歩近づくことになる。

本章では、看護理論の理解のためのいくつかの手がかりを示したい。

看護の知識的構造

学問分野をみると、多くの場合、ある1つのメタパラダイム（metaparadigm、大きな概念的な枠組み）と複数の概念モデルをもっており、理論は概念モデルから導き出されるものと考えられ、これらは知識の構造的階層を示している（**図1**）。

看護理論の発展過程で、「概念」「モデル」「理論」などの用語について、定義が明確にされないまま用いられてきた。そのため、定義や意味づけなども異なっている現状がある。

①概念とは、ある現象に対する考えのことであり、理論の主要な構成要素である。概念には、具体的なもの、推論で得られないものおよび抽象的なものなどがある。たとえば、看護の概念といえば、「看護とは何であるのか」の説明となる。

②概念モデルは、その領域に関係する現象に対する体系的アプローチを述べるための枠組みである。看護領域においては、看護モデルとよばれる。

③看護理論は、看護モデルから派生する相互に関連する概念の集合体であり、現象に関する系統的な記述、説明および予測的な見方を提供してくれるものである。

看護理論や看護モデルは、看護のメタパラダイムに基づく立体的な構造を示している（**図1**）。

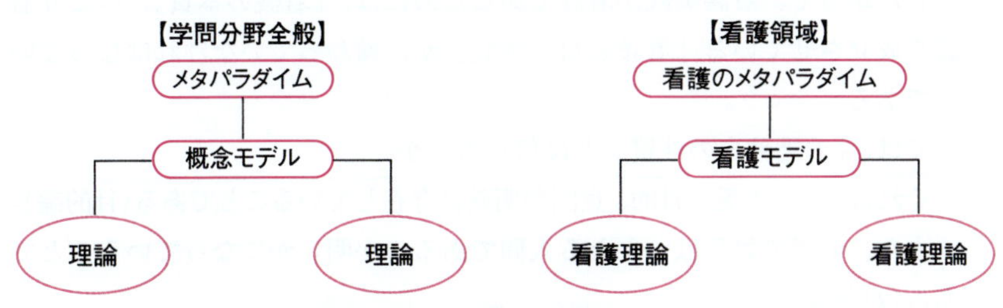

図1　メタパラダイム、概念モデル、理論の関係

看護理論とは何か

なぜ看護理論を学ぶのか

「看護理論は難しい」という声だけでなく、「看護は実践できればいいのだから、看護理論は不要である」という意見もあるという。それにもかかわらず、今日のわが国では、看護教育の場のほか臨床現場でも、看護理論の学習や活用が活発になされている。

では、私たちはなぜ看護理論を学ぶのだろう。

そこで考えてほしいことは、看護における「実践」と「理論」は表裏一体の関係にあり、どちらか一方が欠けても看護にはなりえないということである。

看護学は、実践すなわち患者に対するケアを中心にした学問であり、科学である。なぜならば、どのような看護理論であれ、実践されなければ看護になりえない特徴をもっているからである。

何によって「看護になりえている」と判断できるのか。それは、実践のなかに看護の本質が存在しているかどうかである。

では、「看護の本質」とは何であろうか。

広辞苑第７版によれば、本質とは「あるものをそのものとして成り立たせている独自の性質」とある。すなわち本質というためには、そのものに独自の性質がなければならないのである。

したがって、看護実践が看護であるためには、「看護の本質」、つまり看護を成立させている「看護独自の性質」が、備わっていなければならないのである。

では、「看護独自の性質」とは何だろうか。

それは、まず看護の目的、意図が明確に存在していることである(目的論)。

また、看護の対象はいかなる人間であるのか明らかになっていることである(対象論)。

さらに、その目的を達成するための具体的な方法がなければならない(方法論)。

このように、目的・対象・方法がなければ、看護独自のものとはなりえない。

看護理論家たちによる看護理論は、看護の目的は同様だが、対象の理解や方法論が異なるものである。看護理論の学習をとおして、さまざまなアプローチの仕方があることを知ることができるのである。

看護の本質を追及するための１つの手がかりになるのは、看護理論である。それぞれの看護理論家がどのようにとらえているのかに触れることによって、自己の考える看護を確かめ、発展させることにつながっていく。

看護理論とは

アメリカでは、看護理論についてさまざまな定義がなされている。たとえば、メレイス（A.I. Meleis）は看護理論には３種の定義づけがあるとして、看護理論の構造に焦点をあてた構造的定義、実証による研究的定義、および目的のための機能的な定義をあげている。

構造的な定義づけとして、トレス（G. Torres）は「概念を定義づけ関連させ合う１つの方法」と述べている。

また、スティーブンス（K.R. Stevens）は、看護理論とは「看護という事象について記述し説明するもの」として、機能的な定義を述べている。

ここでは、看護理論を「看護という事象について記述し説明し、またある現象がほかの現象に与える影響を予測しようとするもの」ととらえることにしたい。

看護理論の範囲

1960年代、1970年代に開発された看護理論は、看護を広い範囲で定義づけている。そして、看護が果たすべき社会的目的や、その目的を実現するために看護がなすべき役割を明らかにしている。

1 広範囲理論

看護の全領域にわたる広い範囲の理論である。一般理論ともよばれる。健康と病気に焦点をあてた、ドロセア・E. オレム（Dorothea E. Orem）や、シスター・カリスタ・ロイ（Sister Callista Roy）、マーサ・E. ロジャーズ（Martha E. Rogers）の理論などがこれに該当する。

2 中範囲理論

冠状動脈疾患患者のケアや、リハビリテーション患者のケアなど、看護の各領域や専門性を扱う理論である。看護実践につながる理論で、具体性を含むので抽象性が低い。これにあてはまるのは、マデリン・M. レイニンガー(Madeleine M. Leininger)、ローズマリー・リゾ・パースイ(Rosemarie Rizzo Parse)、マーガレット・A. ニューマン(Margaret A. Newman)などの理論である。

3 小範囲理論

疼痛や悲嘆、不安など特定の看護問題を扱った理論である。実践理論ともよばれる。範囲の狭い理論で、目標と達成に必要な行為という具体的なものが対象になる。

看護におけるメタパラダイム

看護におけるメタパラダイム(metaparadigm)は、4つの概念、すなわち、①人間、②環境、③健康、④看護、から成り立っている。メタパラダイムとは、ある学問あるいは専門職を体系化するための概念的な枠組みのことである。

①人間とは、看護の受け手で、身体的・精神的・心理的・社会的な存在である。
②環境とは、その人を取り巻く状況と、その人に及ぶあらゆる影響を指している。
③健康とは、人間が体験する、体調のよい、あるいは悪い状態の程度を指している。
④看護とは、看護を提供する人を指している。

このメタパラダイムの4つの概念をいかに記述し、説明されているかの観点から分類すると次のようになる。

1 システム理論およびモデル

人間を開放システムととらえる。このシステムは環境からの入力(インプット)を受けて処理し、環境へ出力(アウトプット)し、フィードバックする仕組みである。

ロイ、レイニンガー、ベティ・ニューマン(Betty Neuman)などの理論が該当する。

2 相互作用の理論およびモデル

人間と人間の関係を基礎としている。人間のニードを満たすためのコミュニケーション過程に焦点をあてるものである。

ヒルデガード・E. ペプロウ(Hildegard E. Peplau)、アイダ・ジーン・オーランド(Ida Jean Orlando)、アーネスティン・ウィーデンバック(Ernestine Wiedenbach)、アイモジン・M. キング(Imogene M.King)などの理論が該当する。

3 ニーズ、問題志向の理論およびモデル

人間のもつニーズや問題に焦点をあて、看護過程を展開しながら、ニードの充足や問題を軽減することをめざすものである。

フローレンス・ナイチンゲール(Florence Nightingale)、フェイ・グレン・アブデラ(Faye Glenn Abdellah)、ヴァージニア・ヘンダーソン(Virginia Henderson)、オレムなどの理論が該当する。

4 エネルギー分野理論およびモデル

人間をエネルギー分野としてとらえ、環境や宇宙と絶えず相互作用しているとするものである。

ロジャーズ、パースイなどの理論が該当する。

歴史的展望をめぐって

1880年代

看護における看護理論の開発の歴史は、1880年代におけるナイチンゲールにまでさかのぼる。彼女は、その著書『Notes on Nursing』(看護覚え書)で患者を取り巻く環境を変化させることによって、健康回復のためにいい状態をつくり出す点に焦点をあて、看護理論を構築した。これは、最初の看護理論といわれ、その後の看護理論の基礎になった。

1950年代

この年代になると、「看護管理者や教員になるためには大学院教育が必要である」と考えられるようになる。コロンビア大学ティチャーズ・カレッジでは、それに応えるために看護教育・管理の大学院修士課程・博士課程を開設した。この教育課程の卒業生には、ペプロウやヘンダーソン、アブデラなどがいる。彼女たちによって、看護理論の開発がなされた。

1952年には、看護の専門誌『Nursing Research』が発刊された。これをきっかけに、看護研究や看護関係の理論書の出版が始まった。また、看護職が専門性を磨き、科学的研究にも積極的に取り組み始めたのも、この時代である。その結果、看護実践に関する多くの考えが発展し、さまざまな理論も開発された。

1952年には、ペプロウが『Interpersonal Relations in Nursing』(看護における人間関係)を発表する。その理論は「人間関係の看護論」とよばれ、後の看護理論の開発や研究に影響を及ぼした。

また、ヘンダーソンはベルタ・ハーマー(Bertha Harmer)が書いた1939年の教科書『Textbook of the Principles and Practice of Nursing』の第４版を改訂し、1955年に第５版を出版した。ヘンダーソンは、このなかで「看護の定義」を発表した。

1960年代

この年代になると看護の博士課程プログラムが確立し、看護のリーダーたちは看護理論の開発に向けて検討をし始める。伝統的な看護の観点から、考え方や視点、方法などについて論議するようになっていった。そして看護理論は、看護師の機能的な役割を中心にしたものから、患者—看護師関係を中心にする方向に変化していった。

コネチカット州ニューヘヴンにあるエール大学看護学部では、ヘンダーソン、オーランド、ウィーデンバックが、教員として大学における看護理論の位置に影響を与えた。3人は、ともにコロンビア大学ティーチャーズ・カレッジの卒業生である。

エール大学では、看護を結果ではなく過程のなかでみていくことを特徴にしていた。オーランドやウィーデンバックといったエール大学の看護理論家たちは、次々に理論を発表した。

1960年にはアブデラが、『Twenty-One Nursing Problems』(邦訳：21の看護問題)を発表した。翌年、オーランドは『The Dynamics Nurse-Patient Relationship : Function, Process, and Principles of Professional Nursing』(邦訳：看護の探求、ダイナミックな人間関係をもとにした方法)で、自分の看護の考えを発表した。これがオーランドの看護理論の基礎になった。

1964年、ウィーデンバックは『Clinical Nursing : A Helping Art』(邦訳『臨床看護：援助の技術』)で自説を発表した。さらに、1969年にドロシー・E. ジョンソン(Dorothy E. Johnson)が、『Behavioral Systems Model』(邦訳：行動システム・モデル)を発表した。

看護教育者の育成のため、看護学の修士課程や博士課程に対して、アメリカ連邦政府から助成金が提供されるようになったのも、1960年代である。これらの過程で教育を受けた人々が、看護理論の発展に大きな影響を与えた。

1970年代

1970年代は、クリーヴランドにあるケース・ウエスタン・リバース大学が、看護理論の発展を促すためにシンポジウムを企画し、成果を得ている。

また、この時代の特徴の１つは、新しい看護理論が多く発表された点である(**表１**)。

1970年代の終わり頃になると、全米で約20あまりの博士課程があり修士課程も学問的に充実したといわれている。すでに修士課程では、看護管理者や看護教育者の育成に焦点をあてるのではなく、看護実践者を育てることが中心になっていた。

また当時、博士号をもつ看護師は、2000人を超えていた。大きな前進だといえるだろう。

表１　1970 年代に発表された看護理論

看護理論家	年代	発表された理論（テーマ）
マーサ・ロジャーズ	1970	An introduction to the Theoretical Basis for Nursing Science（看護科学における理論的基礎の序説）
アイモジン・キング	1971	Theory of Goal Attainment（目的達成理論）
ドロセア・オレム	1971	Self-Care Deficit Theory of Nursing（看護学におけるセルフケア不足理論）
マイラ・レヴィン	1973	Introduction to Clinical Nursing（臨床看護概論）
ベティ・ニューマン	1974	Health Care System Model（ヘルスケアシステムモデル）
シスターカリスタ・ロイ	1976	Adaptation Model（適応モデル）
J.パターソン、L.ゼドラッド	1976	Humanistic Nursing（ヒューマニスティックナーシング）
マデリン・レイニガー	1978	Cultural Care Theory（文化的ケア理論）
マーガレット・ニューマン	1979	Theory Development Nursing（看護における理論の開発）
ジーン・ワトソン	1979	Nursing:Human Science and Human Care- A Theory of Nursing（看護：ケアリングの哲学と科学ー看護理論）

1980年代

この年代には、新しい看護理論が発表された(**表2**)。これまでに発表されていた看護理論の多くが改訂されたのも、この年代である。(**表3**)

表2　1980年代に発表された新しい看護理論

看護理論家	年代	発表された理論(テーマ)
ドロシー・ジョンソン	1980	Conceptual Models for Nursing Practice(看護実践のための概念モデル)
ローズマリー・パースイ	1981	Man-Living-Health:A Theory of Nursing(健康を―生きる―人間―パースイ―看護理論)
ヘレン・エリクソン エベリン・トムソン マリー・アン・スワイン	1983	Modeling and Role-Modeling:A Theory and Paradigm for Nursing(モデリングと役割モデリング)
パトリシア・ベナー	1984	From Novice to Expert:Excellence and Power in Clinical Nursing Practice(初心者から達人へ：臨床看護実践における卓越性とパワーについて)"
マーガレット・ニューマン	1986	Model of Health(健康のモデル)

表3　1980 年代に改訂あるいは再版された看護理論（書名）

看護理論家	年代	発表された理論(テーマ)
ドロセア・E. オレム	1980	Nursing Concepts of Practice（オレム看護論―看護実践における基礎概念）第２版
	1985	同上・第３版
	1991	同上・第４版
	1995	同上・第５版
シスター・カリスタ・ロイ	1980	The Roy adaptation model（ロイの適応理論）
	1981	Theory construction in nursing : An adaptation model（看護における理論の構築：適応モデル）
	1984	Introduction to nursing : an adaptation model（ロイ適応看護モデル序説）第２版
	1989	The Roy adaptation model（ロイの適応理論）
マーサ・E. ロジャース	1980	Nursing : A science of unitary human beings（看護論：ユニタリー人間の科学）
	1983	Science of unitary human beings: A paradigm for nursing（ユニタリー人間の科学ー看護のためのパラダイム）

	1989	Nursing: A science of unitary human beings（看護論ーユニタリー人間の科学）
マデリン・M. レイニンガー	1980	Caring : A central focus of Nursing and health care services（ケアリング：看護とヘルスケアサービスの中心的課題）
	1981	Care: An essential human need（ケアリングの現象：重要性、研究、疑問、および理論的思考）
アイモジン・M. キング	1981	A Theory for Nursing : systems, concepts, process（キングの一般看護理論）
ベティ・ニューマン	1982	The Newman system model（ニューマン・システムモデル）
	1989	同上・第２版
	1995	同上・第３版
マーガレット・A. ニューマン	1983	Newman' s health theory（ニューマンの健康理論）
	1986	Health as Expanding Consciousness（拡張する意識としての健康）

1990年代

この年代は、看護理論を検証し発展させる研究が多く行われた。パースイの編集による季刊誌『Nursing Science Quarterly』（看護科学）に、看護理論を基盤にした研究成果が発表され、理論の発展に大きな役割を果たしたのは、特筆すべきことだろう。

1992年、パースイは自身の理論『Man-living-health』（『健康を—生きる—人間』）を、表題を変更して『Human Becoming』（『人間生成』）とした。

また1994年にはマーガレット・ニューマンが、『Health as Expanding Consciousness』（『拡張する意識としての健康』）の第２版を出版し、従来の考えを新しくした。続いて翌年、ニューマンは『Developing Discipline: Selected Works of Margaret Newman』（発展する学問—マーガレット・ニューマン著作集）を出版した。さらに、1995年には、ベティ・ニューマンが、自分の理論である「システムモデル」の新版を発刊している。

以上、看護理論に関する事柄、歴史的展望の概念をたどってきた。看護理論を理解するためには、その時代背景やそれぞれの年代の特徴、大きな流れをとらえる必要があると思われる。

第1章

フローレンス ナイチンゲール
Florence Nightingale

環境論

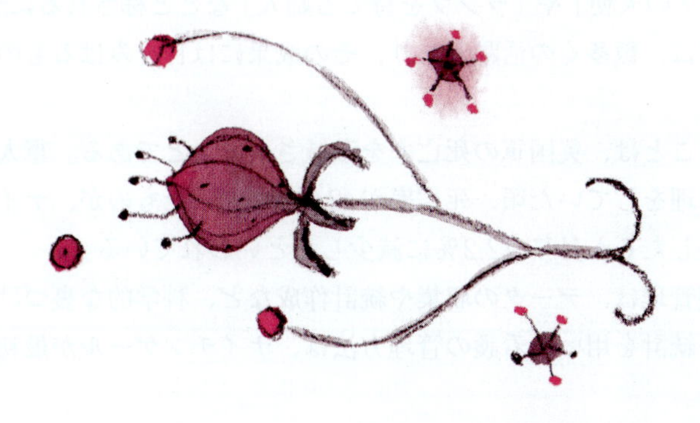

はじめに

フローレンス・ナイチンゲール（Florence Nightingale、1820〜1910）は、イギリスが最も繁栄したビクトリア期を生きた女性である。

彼女は、両親が長期にわたって海外旅行をしている途中に、イタリアのフィレンツェで誕生した。上流階級の次女として、いつくしみ深い家庭で育った。両親からは、ラテン語をはじめとする語学、数学、天文学などの高度な教育を受けている。このような教育を受けることは、当時の女性としては異例のことだった。

やがてナイチンゲールは、高い教養を身につけた、思慮深い淑女に成長していった。そして、看護活動を通して管理者や看護教育者として活躍し、多彩な才能を発揮した偉大な女性である。

ナイチンゲールの90年の生涯は、活動に合わせて大づかみに３期に分けて考えることができる。

幼少期

幼少期から、姉と比べて自立心の旺盛な子どもであった。それを示す絵やエピソードが残されている。伝記などにも様子が詳しく書かれている。

クリミア戦争を中心とした活動

1853年に始まったクリミア戦争に、翌年38人からなる看護団を組織して戦地スクタリに向かった。クリミアにおける彼女の活動によって、いわゆる「クリミアの天使」や「ランプを持てる婦人」などと称されるに至る。

クリミアでは、数多くの活躍があり、その成果には目をみはるものがある。

特筆すべきことは、英国軍の死亡率を激減させたことである。軍人が傷病兵の看護管理をしていた頃、死亡率が42.7％であったものが、ナイチンゲールが赴任した６か月後は2.2％に減少したといわれている。

彼女の看護管理は、データの収集や統計作成など、科学的な裏づけがなされていた。統計を用いた看護の管理方法は、ナイチンゲールが最初だといわれている。

死亡率の減少は、病院全体を徹底的に清潔にし、兵士たちの生活環境を大改革したことによる。たとえば、病室の清掃を行い、十分に換気し、温かい飲み物と食事を与えるなど、病気や怪我による兵士の生活を整えることを行ったのである。また、この兵士たちに対する看護活動は、兵士を１

人の人間としてかかわることでもあった。

クリミア戦争後の看護活動

1860年、セント・トーマス病院内にナイチンゲール看護学校を創設した。

著述活動

150あまりの著作(単行本、論文、説明書など)と、多くの手紙(書簡)があるとされている。代表的なものとしては、

1858年『Notes on Hospitals』(『病院覚え書』)

1859年『Notes on Nursing －What it is and what it is not －』(『看護覚え書』)

などがある。

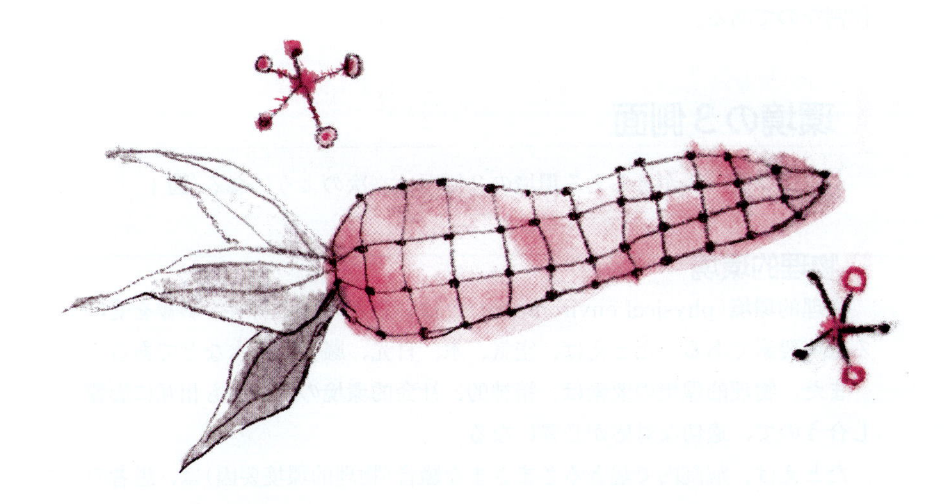

ナイチンゲールの看護理論

ナイチンゲールの看護理論は、アメリカなどで生み出されたさまざまな看護理論と比べると、形式において異なる。それは、ナイチンゲールの時代には「看護理論」とよばれるものがなく、彼女の理論は後になって著作から導き出されたものであることが背景にある。後年、「初めての看護理論」と称され、その後の看護理論の基礎になった。

ナイチンゲールの理論は、その後開発された適応理論、ニード論、システム理論に大きな影響を及ぼしたといえる。その理論の中心的な概念は、「環境」である。人間をめぐるすべてのものを「環境」ととらえている。

なかでも、物理的環境を調整することが看護の重要な要素であるとしている。看護師が調整できる環境の要素として、空気、清浄な水、暖かさ、日光、騒音、気分転換、ベッドと寝具、部屋と壁の清潔、排水および食事と栄養などがあげられる。

環境の要素の１つまたはそれ以上が欠如すれば、全体のバランスを失う。患者は、環境から受けるストレスに対応するために、エネルギーを必要以上に消費することになり、消耗につながるとしている。

したがって、このエネルギー消費をできるかぎり少なくするように、環境すなわち、自然の力が働きやすいような環境を整えることが、看護師の役割なのである。

環境の３側面

ナイチンゲールがとらえる環境の３側面は、次のようになる(**図１**)。

1 物理的環境

物理的環境(physical environment)とは、患者のいる場所で影響を受ける環境要素である。たとえば、空気、水、日光、騒音、排水などである。

また、物理的環境の要素は、精神的、社会的環境の要素とも相互に影響し合うので、適切な対応が必要になる。

たとえば、病院内で起きるさまざまな騒音(物理的環境要因)は、患者の気分を損ない、ひいては不眠や不安状態(精神的環境要因)に陥らせ、社会に対する行動(社会的環境要因)をもひき起こしてしまう。

騒音を最少に抑え、患者によって環境を整えれば、精神的・社会的環境も好転し、健康の修復につながるのである。

2 精神的環境

精神的環境(psychological environment)とは精神面の環境であり、有害な物理的環境が患者にストレスをひき起こし、精神的な状態に影響を及ぼす。患者とのコミュニケーションも、精神的環境に含まれる。コミュニケーションには十分な時間を使い、患者の安らぎが得られるような配慮が必要である。

3 社会的環境

社会的環境(social environment)とは、社会の環境、とくに病気の予防や、病気そのものに影響を及ぼすデータの収集も含まれる。また、患者の生活する環境に影響を及ぼす社会の仕組みなども、社会的環境として考えられる。

たとえば、空気、水などの環境汚染は、人間の心身に悪影響を及ぼす。その結果は公害病としてあまりに有名である。データ収集による汚染状況の把握は、もたらされた病気の修復や予防のために活用されている。

これら3つの環境の刺激が、**図1**の中心にある患者の状態と自然に働きかけ、良好な修復過程を促進させるのである。

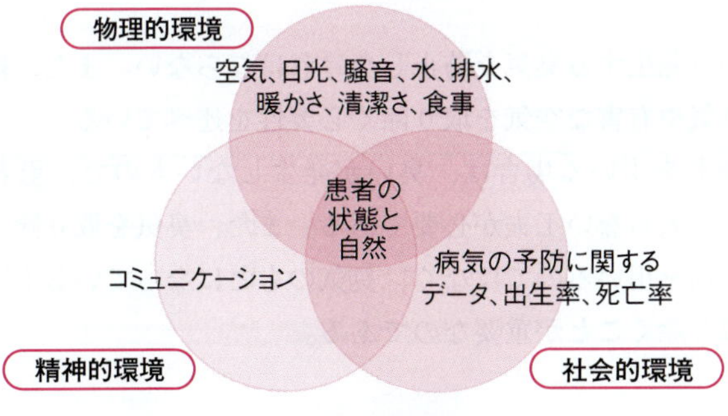

図1　ナイチンゲールが考える環境

環境の要素

次に、ナイチンゲールのいう環境の要素について検討する。

①空気

人間が生きていくうえで、空気は必要不可欠なものである。しかし、健康な者は、自然に当然のことのように呼吸しており、その空気について大きな関心をもっていない傾向がある。

ナイチンゲールは、とくに住居における空気の管理に関する指摘をしている。たとえば、家族の誰かが窓を開けなければ、空気が汚れて住人の不健康をきたしてしまうというのである。そこで、新鮮な外気を窓から室内に十分取り入れることを勧めている。

しかし、現代のように大気汚染が問題視されている地域における換気の工夫や、機器による人工換気などの新たな問題などがあり、これからの課題は多い。

②日光

ナイチンゲールは、日光は病人にとって新鮮な空気に次いで必要なものであるととらえている。日光は病人にとって多くのよい影響を与えるものであり、病室の患者の多くは壁ではなく日光の射す窓側に顔を向けている事実からもうかがい知ることができると述べている。

その光の質と量を考慮して、病室のベッドは窓から外の風景がみえ、日光が照射されるような位置に置かれる必要がある。

③臭気

下水道から発生する臭気を防止しなければならない。また、排泄物から発生する臭気や有害な空気を取り除く必要性を述べている。

室内で便器を用いる場合は、臭いが発生しないもので、患者をはじめ人々の視界に入らない工夫が必要である。また、臭気を取り除くために芳香剤や防臭剤を用いるのではなく、臭気のもとになっている不快な物質そのものを取り除くことが重要なのである。

④暖かさ

患者が病気を修復していくためには、保温に努め、体温の喪失を防ぐことが重要である。夜気に触れることも避けるべきである。湯たんぽや暖かい飲み物(お茶など)が、体温を修復させるために有益であると述べている。

⑤騒音

騒音は、音の大きさだけではなく、ひそひそ声であっても、患者の思いをかきたて増幅させるようなものは騒音になり得る。間欠的に突然起きる騒音は、持続するよりもより大きな悪影響を及ぼすものである。とくに、患者が就眠したばかりのときは、その患者を驚かすような音は患者を目覚めさせるばかりでなく、苦痛がよみがえるという二重の苦しみを患者に与えることになる。患者は、眠れば眠るほど修復力が高まるものである。

患者に関するひそひそ話や、長時間の会話、看護師が立てる音など、これらは思慮不足を超えて残忍な行為である。

ナイチンゲールは、看護師の責任は患者にとって騒音とは何であるかを判断し、その原因になるものを除去することであると考えていた。

⑥気分転換

ナイチンゲールは、患者の環境を変えることは病気の修復上重要な要素であるととらえていた。

病室の花や植物、あるいは絵を変えることで、患者の気分転換をはかることができると考えたのである。ナイチンゲールは、身体と心が相互に影響し合う関係にあることを見抜いていたものであると思われる。

⑦ベッドと寝具

ナイチンゲールは、寝具を環境の重要な要素であるととらえていた。寝具は患者の身体から排出される多量の水分を吸い込む。そのため、寝具をときどき変えたり、空気を入れたりしなければ、水分はいつまでも寝具のなかにとどまり、人間に悪影響を及ぼすのである。

また、ベッドは病室の最も明るい場所に置かれるべきである。そうすることによって患者は窓の外の風景を見ることができ、気分転換をはかることができるからである。

ベッドや寝具の清潔や乾燥を行い、患者にとって安全で安楽な環境を整えることは、看護師の役割である。

⑧栄養と食物

ナイチンゲールは、患者に多様な食物を提供することの重要性を述べている。

⑨希望や助言を軽々しくしない

ナイチンゲールは、精神的・社会的環境については具体的に述べていない。しかし、「患者が希望を抱くような発言や助言を軽々しく言ってはならない。そのような発言や助言は、患者に間違った希望を抱かせ、疲れさせるばかりで何の益もない」と考えていた。

したがって、看護師は見舞い客が患者にどのような言葉かけや会話をしているのかを気にかけて観察することを勧めている。

ナイチンゲールの看護理論から得るもの

ナイチンゲールは、「環境」と人間の健康状態との関係に着目し、「環境」に焦点をあてた看護論と看護の取り組みを展開した。

病気を予防し、健康状態を保持・増進すること、あるいは病気の修復をはかるためにどのような方法を講じるべきか。ナイチンゲールは、看護のなすべきことは「自然が患者に働きやすいように最もよい状態におくことである」と述べているのである。

「最もよい状態」とは、いかなるものか。それは、患者のもてる生命力を最大限に発揮できるように、呼吸する空気、水、日光、食物、身体の清潔や住居の衛生などを整えることなのである。いかに整えるかは、患者の必要性によって異なるが、患者の個別性に合わせた援助になる。

そこには、看護師の認識と援助の技術によるところも重要なポイントになるのである。

看護理論のメタパラダイム

ナイチンゲールは、看護理論の中核をなす4つの概念についてとくに規定しているわけではない。それは、ナイチンゲールの生きた時代では、これらの概念は明確にされておらず、その後の看護学の発展から4つの概念規定がされるようになったからである。

したがって、ナイチンゲールの理論のメタパラダイムは、彼女の著作の分析をとおして導き出されたものである。

①人間

人間について、ナイチンゲールはとくに規定していない。しかし、著作のなかでは「患者(patient)」と表現されている。

人間と環境との関係や環境の影響を受ける人間というように、環境との関係から定義されている。

また、人間は病気に対して修復しようとする力(＝自然治癒力)をもっており、修復に適した環境を整えることによって患者は自分のもつ力の範囲内で修復することができるのである。

②環境

環境は、ナイチンゲールの理論の中心をなす概念である。

ナイチンゲールの考えた環境は、人間を取り囲むすべてのものである。すなわち、患者が直接影響を受ける物理的環境、他者とのコミュニケーション(精神的環境)や、患者の環境に影響を及ぼす社会やシステム(社会的環境)など広範囲に及ぶものである。

とくに、物理的環境(空気、暖かさ、騒音、日光、清潔)に焦点をあてている。物理的環境が整えば、患者の精神的、社会的側面も同時に整えられると考えている。

これらのものが、人間の健康状態に関係しているととらえたのである。

③健康

ナイチンゲールは、健康についてとくに定義していない。しかし、病気について看護の視点から２つについて詳しく述べている。

まず１つ、「病気とは、修復過程である」と、とらえている。すべての病気は、その経過中のどの時期にあっても程度の差はあれ、性質は修復過程であるという指摘である。

もう１つは、「病気とは、毒され(poisoning)、衰弱(decay)する過程を治療しようとする自然の働きである」と、とらえている。しかも、それはずっと以前から始まって進行しており、結果として現れたのが病気であるという指摘である。

つまり病気とは、人間が環境からさまざまな悪影響を受け、同時に身体のなかに起きる衰えに対して、自然によって定められた修復過程であるととらえることができるのである。

健康は、人間のもつ力を最大限に発揮できるようにし、よい状態を保持することである。そのためには、人間のまわりにある環境要因を調整し、病気を予防することによって実現が可能である。

④看護

看護とは、「生命力の消耗を最小にするように、修復過程を整えること」であると記述している(1859)。すなわち、その人のできるかぎりよい環境を整えることによって、対象者の修復過程を促すのである。看護では、対象者の環境に着目し、新鮮な空気、日光、暖かさ、清潔、静けさ、および適切な食事を提供するのが目的である。

なお、看護は医学と全く異なる独立した分野であると述べている。すなわち看護とは、修復過程にある人間に焦点をあてたものであり、解剖・生理学的な視点からとらえる医学とは別の分野であるとしている。

要 旨

①ナイチンゲールの看護理論は、後になって著作より導き出されたものであるが、その後の看護理論の開発・発展の基礎をなすものである。

②ナイチンゲールの看護理論は「環境」が基本になっている。環境は人間を取り囲むすべてのものと広範囲に及んでいる。

③ナイチンゲールのとらえる「環境」は、物理的・精神的・社会的環境から成り立っている。とくに、健康的な環境で生活することが健康につながるとして、換気、日光、暖かさ、臭気の調整や騒音の抑制など主要な５要素をあげている。

④ナイチンゲールによれば、「看護」とは対象者の生命力の消耗を最小にするように、修復過程を整えることである。対象者の生命力を消耗させているものが何であるのか、見いだすための観察力と、取り除くための技術が看護師には求められている。

⑤看護師の役割とは、人間を取り巻く「環境」に働きかけ、対象者の基本的ニードの充足をとおして、生命力の維持増進に向けて援助することである。

⑥ナイチンゲールの看護理論は、とくに人間の健康と看護の相互関係について述べているが、家族や地域のもつ健康が、対象者の健康のために重要であるといっている。また、子どもから高齢者に至るまで、幅広く活用できるものである。

⑦「看護過程」について、ナイチンゲールは言及していないが、彼女の著作には看護過程がうかがえ、後の看護過程論の基礎になっている。

用語

- **ストレス**：人間が適応していかなければならない環境のなかにある脅威
- **自然治癒力**：人間に本来備わっている自然に治ろうとする力

看護理論に基づく事例展開

ナイチンゲールと看護過程

看護過程は、ナイチンゲール理論のなかで明確に表現されてはいない。実際、看護分野で「看護過程」が発表され発展してきたのは、ナイチンゲールがさまざまな著作を発表して数十年経過した後なのである。しかし、彼女の理論は看護過程の要素を含んでおり、事例を展開するうえで有用である。

ナイチンゲールの理論を看護過程に活用する場合、環境が患者に及ぼす影響が焦点となる。

1 アセスメント

患者をめぐる主な環境が患者に及ぼす影響をみていく。そのためにまず行うことは、患者がいま必要としているものは何かを確認することである

確認のための患者への質問は、患者が迷わず明確な答えが出るような方法で行う。決して答えを誘導するような質問をしてはならないと述べている。

たとえば、痛みのある患者であれば「どこ」が痛いのか、「いつ」から痛むのか、「どのような」痛みなのか、と質問することである。

２つ目は、患者の心身の健康に環境が及ぼす影響を十分に観察することである。たとえば、日光、騒音、臭気や清潔などが患者にどのように影響するのかである。

2 看護診断

重要なことは、環境問題を扱うのではなく、あくまでも環境に対する患者の反応をみていく。診断内容は、いかに環境が患者の健康と安楽に重要であるかを示すものである。

3 計画

患者が安全・安楽で、自然が働きかけやすいよい状態にするために必要

な看護を計画する。つまり、病気に反応する患者の能力を高めるために、環境を調整することである。

4 実施

患者に影響する環境の調整をはかる行動である。

環境の要素（空気、日光、騒音、清潔、寝具など）が患者にうまく働くようによい状態におくための行動をするのである。

5 評価

患者をめぐる環境を変化させることによって、最少のエネルギーで健康を修復できるようになったか否か評価する。

看護実践に対する患者の反応は、綿密な観察によってはじめて可能になるのである。

事　例

Aさん、20歳、女性。食品関係会社社員。２年前地方の高校を卒業後上京して、アパートで一人暮らし。出勤のため乗用車運転中、誤ってガードレールに接触した。救急車で来院し、大きな外傷はないが、打撲傷が認められる。骨折は認められない。

意識はあるものの、時間や場所に関する見当識障害がある。その後、ICUに入院になる。

２日目、頭痛、嘔気などの症状も認められず、経過も順調であった。見当識も改善された。一般病棟に転室が予定されていた。ところが3日目の早朝、混乱状態に陥った。いわゆるICU症候群である。

1 アセスメント

まず、Ａさんに環境要因の影響を確認する。光と騒音が悪影響を及ぼしていることがうかがえる。次に、患者の心身の状態から、いま患者がとくに必要としているものがあるようにうかがえる。

同時に、データの不足がある。Ａさんの日常生活状態、仕事や友人関係、家族関係などである。不足しているものは、できるだけ早く収集する。

2 看護診断：「ICUの光と騒音による睡眠障害」

ICUは、重症患者を24時間にわたって観察、治療、看護を行う場である。その必要性から、点灯され、さまざまな機械音や物理的な物音、医療者の声や彼らの立てる物音など、騒音が溢れる環境でもある。

日常性とは異なる光(点灯)と物音(騒音)は、患者にとって重要な症状をひき起こしかねない。その1つは睡眠障害である。人間にとって眠れないことは、心身状態に悪影響を及ぼし、患者の生命力を消耗させる結果につながっていく。

この点に注目し、上記の診断がされた。

3 計画・実施

(1) 一般病棟に転室し、日常の生活に戻れるように環境を調整する。日常の生活パターンをとり戻せるように工夫する。
- 昼間は日覚めさせ、夜間に眠れるようにする。とくに夜間の騒音を少なくする。
- 自然や日光に親しめるように、病室、ベッド位置を考える。
- 適度な散歩も入れる。
- テレビや好きな音楽を楽しめるようにする。

(2) 一般状態の観察

(3) 面会の機会をつくる。家族、友人、会社関係者との面会の場をつくり、患者の気持ちの安定に努める。

以上、今回の事例では、環境、とくに光と騒音を調整し、患者の自然治癒力を高めるように援助する。

4 評価

実施した内容を評価していく。
- 一般病棟で2日目、Aさんは混乱状態が改善された。
- 夜間の睡眠も良好、日昼は散歩にも出るようになった。
- ようやくAさんの入院前の日常生活に近いものになり、心の安定を取り戻した。

環境がいかに人間に及ぼす影響が大きいかを示す事例である。

第2章

ヴァージニア ヘンダーソン
Virginia Henderson

ニード論

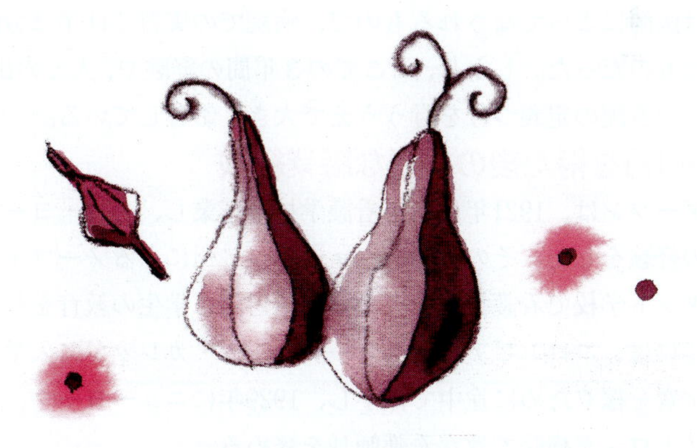

はじめに

ヴァージニア・ヘンダーソン（Virginia Henderson、1897～1996）は、ほぼ1世紀の長きにわたって生き、世界の看護界にその名を残し、多大な貢献をした人である。国際看護師協会が掲げた看護の定義のなかにも、ヘンダーソンが提唱した看護の定義が盛り込まれている。わが国の看護界でも、彼女の名前と著書『Basic Principles of Nursing Care』（看護の基本となるもの）は、長い間読み続けられ、活用されている。

幼少時代～看護師の資格を得るまで

ヘンダーソンは、1897年11月30日にアメリカのミズーリ州カンザス市で生まれた。父親の仕事の関係上、1901年にヴァージニア州のベッドフォード郡に移り、彼女は子ども時代をそこで過ごすことになった。

彼女は、8人兄弟の5番目で、祖父母や父母、兄弟たちは皆、知的に優れた一家であった。家族は仲がよく、その結束は固かった。

ヘンダーソンが17歳のころ、第一次世界大戦が勃発する。兄たちが戦争に駆り出された経験をきっかけに、彼女は傷病者や傷ついた兵士の役に立ちたいと思うようになり、看護の道を志した。そして、1918年の秋にワシントンD.C.のアメリカ陸軍看護学校に入学し、看護師の道を歩み始める。

当時の陸軍看護学校では、まだ系統立った看護教育ではなく、講義のほとんどは医師によってなされるもので、病院での実習では半ば労働力を期待されたものだった。しかし、ここでの3年間の経験や、人との出会いは、後に彼女が看護の定義づけを行ううえで大きく影響している。

看護師資格を得た後の多彩な職業経験

ヘンダーソンは、1921年に陸軍看護学校を卒業し、ニューヨーク州で訪問看護の経験をした。その翌年、ヴァージニア州にあるノーフォーク・プロテスタント学校で看護教育に携わり、精力的に学生の教育を行った。

1927年には、コロンビア大学ティーチャーズ・カレッジに入学した。しかし、学費を稼ぐために途中で休学し、1929年にニューヨーク、ロチェスターのストロング病院で教育看護師長を務める。

1930年にティーチャーズ・カレッジに戻り、教員として働きながら学士号と修士号を得た。以降、1948年まで看護の問題解決的アプローチの実践、学生の臨床実習の重要性、他職種との連携、家族ケアの重要性などについて強調し、医学モデルとは異なる看護モデルの教育を実践した。

ヘンダーソンは、自分が看護師として働くなかで、また教育者としての経験を積むなかで、疑問に思ったことをうやむやにせず、追及していく姿勢を持ち続けた。医師とも対等に議論をし、自分の考えを表現しながら、周囲に対して変革を求めていった。そのなかで彼女は、「看護独自の機能とは何か」「看護の実践とは」を、問い続けたのである。

この多彩な職業経験が、後の看護の定義へと結実していった。

エール大学での研究活動

ティチャーズ・カレッジの教員を辞職したヘンダーソンは、1955年までテキスト『Textbook of the Principles and Practice of Nursing（看護の原理と実践）』の改訂に専念することになった。このテキストは、1939年にカナダの看護師、ベルタ・ハーマー（Bertha Harmer）とともに執筆・出版したものであったが、改訂作業は、ヘンダーソン１人の執筆で行われた。

1953年には、エール大学看護学部教授会研究員として研究活動を開始し、看護文献のインデックス作成の主任になり、看護関係文献集を出版した。インデックス作成の仕事を完成したとき、彼女は75歳であった。エール大学は、彼女を名誉准教授とし、後には名誉博士号を送った。

また、彼女はICN（国際看護師協会）の専門職業務委員会の委員長として、活動にかかわっていた。それがきっかけで、彼女が出版したテキストのエッセンスを小冊子としてまとめることを、ICNから依頼される。そこでヘンダーソンは、1960年に『Basic Principles of Nursing Care』（『看護の基本となるもの』）を執筆し、発表した。この本は20か国以上で翻訳されている。

世界中の看護界への貢献

75歳を過ぎた後も、ヘンダーソンの活動は精力的で衰えることはなかった。国の内外での講演、会議、セミナーなどの出席や顧問役などを引き受け、国際的に活躍した。

彼女の名前は世界中の看護師に知られるところとなり、その著書は、世界中の看護教育、看護実践のなかで使われることになったのである。

また、ヘンダーソンは９つもの栄誉博士号を受け、第１回クリスチャン・レイマン賞をはじめとするさまざまな賞も受けている。さらにアメリカ看護協会から特別表彰を受け、イギリス看護協会からは彼女に終身名誉会長の職も贈られている。

著作物も、前出の『Basic Principles of Nursing Care』のほか、1966年には『The Nature of Nursing』(『看護論』)、『Principles and practice nursing』(『看護の原理と実際』)など、重要なものを出版している。

ヴァージニア・ヘンダーソンが自分の看護理論を発表した時代は、現在のように看護理論が世の中に一般的に浸透していたわけではない。彼女自身、自分の看護理論は「理論」(theory)ではなく「定義」(definition)であるといっている。

しかし、フローレンス・ナイチンゲール(Florence Nightingale)の看護理論の後に彼女の看護理論が国際規模で広く受け入れられたことは、ヘンダーソンの看護理論にそれだけの価値があったことを証明している。

彼女が提唱した看護理論は、人間の基本的ニードに基盤を置いていることから、「ニード論」ともよばれる。ナイチンゲールの看護理論がその時代の影響を受けて提唱されたものであったように、ヘンダーソンの看護理論もまた、彼女自身の受けた看護教育、看護実践、他分野の学問領域、その時代の保健・医療情勢などを踏まえて生み出されたものである。

ナイチンゲールの看護理論に比べ、看護介入に関して問題解決的アプローチの方法を理論的に説明している点では画期的なものであったといえる。

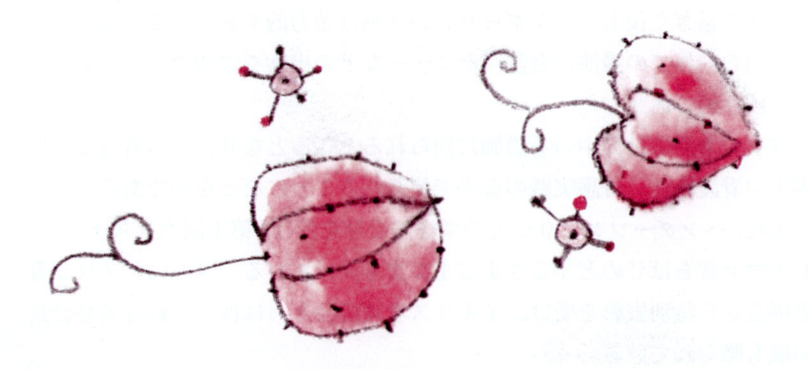

ヘンダーソンの看護理論

ヘンダーソンの看護理論の特徴は、人間の基本的欲求(fundamental human needs)に着目した点にある。

彼女は、人間が生きるために共通にもっているニード、すなわち基本的欲求を自分で満たすことができない人に対して手助けをし、その不足している部分を満たすことができるようにすることが、「基本的看護」であるとした。

彼女は、人間の基本的欲求を14の項目に分類している。さらに、この14の基本的欲求を自分で満たすことのできない人に対して援助することが、看護者の役割であるとして、14の基本的看護の構成要素をあげた(**表1**)。

また、彼女は看護独自の機能として以下のように述べている。

「看護師の独自の機能は、病人であれ健康人であれ各人が、健康あるいは健康の回復(あるいは安らかな死)に資するような行動をするのを援助することである。その人が必要なだけの体力と意思力と知識をもっていれば、これらの行動は他者の援助を得なくても可能であろう。この援助はその人ができるだけ早く自立できるようにし向けるやり方で行う」

(ヴァージニア・ヘンダーソン著、湯槙ます・小玉香津子訳：看護の基本となるもの、再新装版、p.14、日本看護協会出版会、2016)

すなわち看護とは、すべての年代の、あらゆる健康の段階にある人に対し、その人の不足している部分を補い、その人の健康を保持・増進、回復させ、各人ができるだけ早く自立した生活を送れるようにし、あるいはやすらかな死を迎えることができるように援助することであるとしている。

看護の概念がいまだ不明確だった時代に、このように明確な看護の定義をあげたことは、彼女の大きな業績である。またその考えは、後に続く看護理論家へも受け継がれている。

表1　一般には看護師によって満たされ、また常時ならびにときに存在する条件によって変容するすべての患者がもっている欲求

基本的看護の構成要素	基本的欲求に影響を及ぼす常在条件	基本的欲求を変容させる病理的状態（特定の疾病とは対照的）
以下のような機能に関して患者を助け、かつ患者がそれらを行えるような状況を用意する 1. 正常に呼吸をする 2. 適切に飲食する 3. あらゆる排泄経路から排泄する 4. 身体の位置を動かし、またよい姿勢を保持する（歩く、座る、寝る、これらのうちのあるものを他のものへ換える） 5. 睡眠と休息をとる 6. 適切な衣類を選び、着脱する 7. 衣類の調整と環境の調整により、体温を生理的範囲内に維持する 8. 身体を清潔に保ち、身だしなみを整え、皮膚を保護する 9. 環境のさまざまな危険因子を避け、また他人を侵害しないようにする 10. 自分の感情、欲求、恐怖あるいは“気分”を表現して他者とコミュニケーションをもつ 11. 自分の信仰にしたがって礼拝する 12. 達成感をもたらすような仕事をする 13. 遊び、あるいはさまざまな種類のレクリエーションに参加する 14. “正常”な発達および健康を導くような学習をし、発見をし、あるいは好奇心を満足させる	1．年齢：新生児、小児、青年、成人、中年、老年、臨終 2．気質、情動状態、一過性の気分 (a)「ふつう」あるいは (b) 多幸的で活動過多 (c) 不安、恐怖、動揺あるいはヒステリーあるいは (d) ゆううつで活動低下 3．社会的ないし文化的状態：適当に友人がおり、また社会的地位も得ていて家族にも恵まれている場合、比較的孤独な場合、適応不全、貧困 4．身体的ならびに知的能力 (a) 標準体重 (b) 低体重 (c) 過体重 (d) ふつうの知力 (e) ふつう以下の知力 (f) 天才的 (g) 聴覚、視覚、平衡覚、触覚が正常 (h) 特定の感覚の喪失 (i) 正常な運動能力 (j) 運動能力の喪失	1．飢餓状態、致命的嘔吐、下痢を含む水および電解質の著しい平衡障害 2．急性酸素欠乏状態 3．ショック（「虚脱」と失血を含む） 4．意識障害ー気絶、昏睡、せん妄 5．異常な体温をおたらすような温熱環境にさらされる 6．急性発熱状態（あらゆる原因のもの） 7．局所的外傷、創傷および／あるいは感染 8．伝染性疾患状態 9．手術前状態 10．手術後状態 11．疾病による、あるいは治療上指示された動けない状態 12．持続性ないし難治性の疼痛

（ヴァージニア・ヘンダーソン著、湯槇ます・小玉香津子訳：看護の基本となるもの、再新装版、p.27、日本看護協会出版会、2016より改変）

ヘンダーソンが考える「人間の基本的欲求」とは

ヘンダーソンは、人間に共通する基本的欲求を以下の14に分類している。これらは健康な人、健康を障害した人を問わず、すべての人間が共通してもっている欲求である。

①正常に呼吸する。
②適切に飲食する。
③あらゆる排泄経路から排泄する。
④身体の位置を動かし、またよい姿勢を保持する。
⑤睡眠と休息を取る。
⑥適切な衣類を選び、着脱する。
⑦衣類の調節と環境の調整により、体温を生理的範囲内に維持する。
⑧身体を清潔に保ち、身だしなみを整え、皮膚を保護する。
⑨環境のさまざまな危険因子を避け、また他人を侵害しないようにする。
⑩自分の感情、欲求、恐怖あるいは“気分”を表現して他者とコミュニケーションをもつ。
⑪自分の信仰にしたがって礼拝する。
⑫達成感をもたらすような仕事をする。
⑬遊び、あるいはさまざまな種類のレクリエーションに参加する。
⑭“正常”な発達および健康を導くような学習をし、発見をし、あるいは好奇心を満足させる。

健康な人間は、これらの欲求を誰の助けも受けずに自分で充たして生活を営んでいる。たとえば、筆者自身の数年前の生活に当てはめてみると、**表2**のようになる。

しかし、疾病や障害によってこれらの基本的欲求を自分で充足することができなくなると看護の必要性が生じてくる。基本的欲求の未充足に対して行う基本的看護も、14項目をあげることができる。

表２　筆者自身の１日の生活と基本的欲求

筆者の１日の行動	ヘンダーソンの基本的欲求との対比
7：00　起床、排泄	排泄のニードの充足
7：10　朝食	飲食のニードの充足
7：30　歯磨き、洗面、着替え	清潔のニード、衣類の着脱、体温の保持のニードの充足
7：50　化粧、身だしなみ	清潔・身だしなみのニードの充足
8：30　出勤（自家用車）	移動・姿勢のニードの充足
9：00～ 研究室でメール返送、書類作成	達成感をもたらすような仕事のニードの充足
11：30～ 昼食	飲食のニードの充足
13：00～14：00　講義（学部）	仕事のニードの充足
15：00～ TEL 会議準備	仕事のニードの充足
16：00～ 会議、発言	仕事のニードの充足
18：00　講義（大学院）	コミュニケーション、仕事のニードの充足
21：00　帰宅、入浴、テレビ視聴、新聞を読む。戸締り、ガスの元栓、電気ストーブを消す	清潔、レクリエーション、安全のニードの充足
23：30　就寝	休息・睡眠のニードの充足

（2014年時）

基本的看護の構成要素

ヘンダーソンは、看護の対象である患者がもっているニードを理解し、看護を適切に行うためには、すべての人がもっている基本的欲求の状態を理解するだけでは、個人に合った適切な看護を提供することができないとしている。つまり、患者のニードを総合的に判断するためには、基本的欲求の状態だけではなく「基本的欲求に影響を及ぼす常在条件」、「基本的欲求を変容させる病理的状態」をみていかなければならないという。

①基本的看護とは

基本的看護の構成要素は、先にあげたすべての人が共通にもっている14の基本的欲求のいずれかを自分で充足できない場合に、看護師が患者に代わってそれを行い、または患者がそれらを行えるような状況を準備することである。

たとえば、呼吸が正常にできなくて患者が苦しんでいる場合、看護師は呼吸が楽になるような体位を工夫し、医師の指示にしたがって酸素吸入などの医療的ケアを行う。さらには、酸素が取り入れやすいように空気の清浄化をはかるなど環境を整え、患者が呼吸を楽にできるように援助する。

②基本的欲求に影響を及ぼす常在条件

しかし、この基本的看護は、次のことを考慮にいれなければならない。

つまり、患者の年齢、気質や情動状態、社会的・文化的状態、知力や栄養状態、運動能力、感覚状態などである。これらは患者個々によって異なるからである。

たとえば、同じ肺炎という病名でも、子どもと大人では、その症状も重症度、予後も異なり、それぞれ必要としている基本的看護には違いが生じる。これから胃の手術を受けようとする患者も、その人が知的に優れた人であるか、そうでないか、また心理的に良好な状態であるか、そうでないかによって、看護の方法も異なってくる。

③基本的欲求を変容させる病理的状態とは

基本的欲求を変容させる病理的状態について、ヘンダーソンは、飢餓状態、電解質異常、酸素欠乏、ショック、意識障害など、いくつかの深刻な病理的状態をあげている。これらは言い換えれば、その人の病気や障害の状況である。

たとえば、脳梗塞の発作直後か、回復期か、または心筋梗塞で意識不明なのか、交通事故による出血性ショックの状態か、手術後か手術前か、などによって基本的看護も変化する。

すなわち、基本的欲求に基づく基本的看護は、その人の心理・社会的状態及び疾病や障害の状況をすべて把握して、総合的にその人に適した基本的看護を判断し、実践していかなければならないのである。

ヘンダーソンの看護理論から得るもの

ナイチンゲールは、彼女の生きた時代を反映して、劣悪な療養環境に着目し、彼女独特の「環境」を中心にした看護理論を提唱した。

その後ヘンダーソンは、まだ看護の定義づけが明確でなかった混沌とした時代に看護の道に入り、自分の経験のなかから多くの疑問をもつことになった。

それらを踏まえて、彼女は「看護独自の機能」を提唱し、さらに今日世界中で常識になった看護過程を基礎づけた先駆者である。

ヘンダーソンは、従来の医学モデルとは異なる人間の基本的欲求の充足を中心に、科学的問題解決アプローチを使って看護を展開する方法を考案した。そしてその理論は、多くの国で翻訳された。

その後、多くの看護理論家たちが看護理論を発表してきたが、いまなお彼女の看護理論が古典にならない理由は、以下の点にあると考える。

①看護独自の機能を初めて提唱したこと
②基本的欲求という人間がもつ欲求を中心として、看護の対象である人間を総合的にとらえようとしたこと
③看護実践において、従来の医師を中心にした疾患中心の医学的モデルでの看護介入ではなく、人間の生活を中心にした看護的アプローチを使って看護介入を試みていること
④その理論が、単純で理解しやすいこと

もちろん、彼女が提唱した基本的欲求は生理的欲求に偏っているという指摘もあり、欠点があることも否めない。

それでも、初学者にとってわかりやすいことや、患者の日常生活面を中心にした実習での問題解決アプローチの訓練として適していることから、わが国の看護基礎教育のなかでは、活用されている。

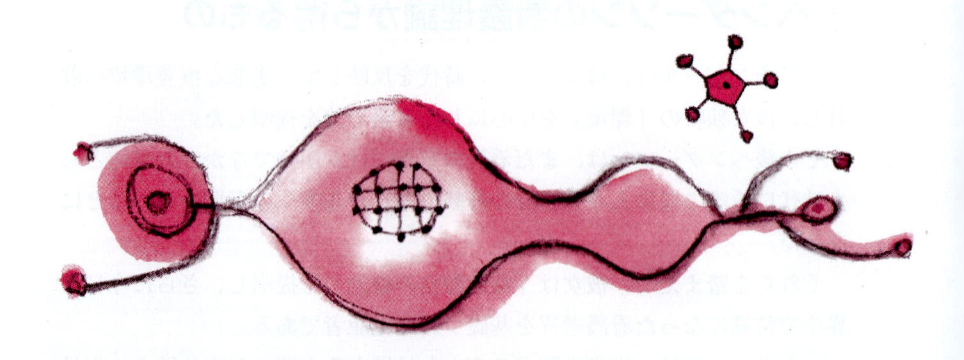

看護理論のメタパラダイム

ヘンダーソンの看護理論は、彼女自身が語るように看護の定義づけに主眼を置いたものであり、理論としての枠組みのすべてを明確に示しているわけではない。しかし、彼女の著作(1995)から、それらについて推察することはできる。

①人間

ヘンダーソンは、著書のなかで、人間は必要なだけの体力と意思力と知識をもっていれば、他者の援助なしに日常生活を営むことができ、14の基本的欲求を共通してもつものである、としている。さらに、体力と意思力と知識が不足しているために「完全な無傷の自立した人間」として欠ける患者に対しては、足りない部分を代わって行うことが看護の機能である、とも主張している(1995)。

これらのことから考えると、彼女がとらえる「人間」とは、生きていくために必要な14の基本的欲求をもち、必要なだけの体力と意思力と知識をもってさえいれば、自立して生活を営んでいくことができる存在であるといえる。つきつめれば、人間は皆、本来的には自立した存在であるといっていると考えられる。

そして「患者」は、何らかの理由で体力、意思力、知識が不足しているために基本的欲求を満たすことができず、援助を必要とする人であるといえる。

②環境

環境についても、ヘンダーソンは明確に定義づけてはいない。しかし、人間には14の共通した欲求があるが、それらの欲求は文化や生活様式が異なればそれぞれ違った形で表現されることを知る必要性がある、と述べている(1995)。

このことから考えると、社会的、文化的要因などの環境は人間の基本的欲求の充足・未充足に影響を及ぼすものであるということがわかる。

③健康

ヘンダーソンのとらえる健康とは、「必要なだけの体力と意思力、知識があれば他人の助けなしに自分で基本的欲求を充足することができる状態」である。つまり、自立し、基本的欲求を自分で満たすことができる状態であるといえる。

また、14の基本的欲求はマズローのニードの階層から影響を受けていることや、自己実現のニードも⑭の基本的欲求に含まれていることから考えると、究極的には自己実現をめざすことが最適な健康レベルであるとも考えられる。

④看護

ヘンダーソンはその著書のなかで、看護は人間の基本的欲求に根差したものであると述べている。対象が健康な人であっても病人であっても、看護師は衣食住に対する人間の欲望を常に念頭に置く必要があること、また看護師が行うべきことは、看護の対象であるその人にとっての健康や病気からの回復、あるいはよき死に資するように、その人自身が行動するのを助けることである、といっている。

さらに、その人が極度に衰弱した状態の場合には、その人に代わって意思決定を行い、よいと思われる援助を行うことも許される、とも述べている(1995)。

これらのことと、ヘンダーソンが定義づけた看護独自の機能を合わせて考えてみると、ヘンダーソンが考える看護とは、「あらゆる年代の、あらゆる健康段階にある人が、その人なりのやり方で基本的欲求を充足し、自立(あるいは安らかな死)する過程のなかで、その人が自立して行えない部分を代わって行い、またその人が自立への行動がとれるように援助すること」であるといえるだろう。

またヘンダーソンは、優れた看護師は「患者の皮膚の内側に入り込む」(1995)という指摘もしている。看護師は、患者との対応のなかで、表面に現れている事柄をみて判断するだけでなく、その奥にある患者の内面の心理などの判断もできるようになることが必要であり、そうすることによって、よい「患者—看護師関係」を築くことができる、といっていると思われる。

そのほかにも彼女の著書からは、看護の具体的内容について推測ができる文面を多く見いだすことができる。

要 旨

①ヘンダーソンの看護理論は、理論というよりも定義に主眼を置いたものである。

②看護独自の機能を初めて定義づけたことは画期的であり、従来の医学モデルではなく看護モデルでの問題解決的アプローチを使って看護実践に応用した。

③理論の中心は、人間のもつニードに焦点をあてている。彼女は、マズローの影響を受け、人間に共通する14の基本的欲求について定義づけた。

④ヘンダーソンによれば、「人間」とは生来自立した存在であり、必要なだけの体力と意思力と知識さえあれば、自分自身で生きていくために必要な基本的欲求を満たすことができる存在であるとしている。

⑤ヘンダーソンのとらえる「環境」は、人間の基本的欲求に影響を及ぼすものであるとしている。

⑥ヘンダーソンが考える「健康」は、その人が自立して基本的欲求を満たすことができる状態である。

⑦彼女の考える「看護」とは、あらゆる年代の、あらゆる健康段階にある人に対し、その人なりのやり方で、基本的欲求を満たし、自立(あるいは安らかな死)する過程において、その人ができない部分を代わって行い、また自立への行動をとることを援助することである。

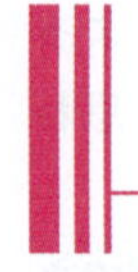

看護理論に基づく事例展開

ヘンダーソンは、看護過程の展開について、直接的には論じていない。しかし、彼女の著書(1995)での基本的看護ケアの構成要素に基づく看護過程の展開は可能であり、現にわが国でもヘンダーソンの看護過程については著作も数多くみられる。

ヘンダーソンの理論を看護過程に活用する場合には、14の基本的看護の構成要素が中心になる。

1 アセスメント

a.3側面からの情報収集

・14の基本的欲求の状態

・基本的欲求に影響を及ぼす常在条件：その人個人が生来もっているプロフィール

・基本的欲求を変容させる病理的状態：その個人の疾病・障害像

これらのフォーマットを作成し、系統的に情報を収集する。

b.情報の整理

収集した情報に重複や不足がないかを確認し、情報の収集、整理などを行う。

c.情報の分析・解釈

・基本的欲求が充足していない状態の判断：正常な状態を基準として比較する。

・未充足の基本的欲求と常在条件・病理的条件との関連を考える。

たとえば、発熱がみられ、「正常な体温を維持することが未充足」であった場合、その人の年齢や性別、体重や栄養状態などの常在条件および、肺炎による高熱か、胃腸炎による発熱か、手術後の一過性の発熱かなどの病理的状態によって影響され、その関連をみないと正しい判断へと結びつくことができない。未充足の基本的欲求を患者自身で充足するためには、体力、意思力、知識のなかで何が欠けているのかを考える。

2 看護診断

基本的欲求の未充足状態とその原因・関連因子および基本的欲求の未充足への反応(体力、意思力、知識)からその人の問題を総合的に診断する。

3 計画立案

・問題の優先順位の決定
・基本的欲求を充足するための目標と具体的援助計画の設定
・その人の体力、意思力、知識の状態を踏まえたものであること

4 実施

計画に従って患者の基本的欲求を充足するための行動をとる。

5 評価

未充足であった基本的欲求がどの程度充足されたかについて、患者の反応、観察などから、その目標の達成度とケア計画、ケア内容の適切性について総合的に評価する。

事　例

H・Yさん、男性　75歳
疾患名：脳梗塞
このH・Yさんの看護過程の展開をヘンダーソンの理論を使って行ってみる。ここでは、アセスメントと看護診断、および計画立案までの過程について具体的に述べる。

1 情報収集、分類、整理

「14の基本的欲求の状態」「基本的欲求に影響を及ぼす常在条件」「基本的欲求を変容させる病理的状態」の枠組みを作成・使用して情報の収集、分類、整理を行う(**表3～5**)。以下のフォーマットに記載する。

2 情報の分析・解釈～計画立案

表5の情報のなかから、①基本的欲求の充足していない点に着目し取り出す。そして、②取り出した未充足の基本的欲求の項目について、常在条

表３　基本的欲求に影響を及ぼす常在条件

<table>
<tr><td rowspan="3"></td><td>氏　名</td><td>H・Yさん</td><td>性　別</td><td>男　性</td><td>年　齢</td><td>75歳</td></tr>
<tr><td>住　所</td><td colspan="5">○○県△△市</td></tr>
<tr><td>職　業</td><td colspan="2">農　業</td><td colspan="2">保険区分</td><td>国民健康保険</td></tr>
<tr><td>年齢・社会的・文化的状態</td><td colspan="3">家族構成
妻と息子夫婦と孫の５人家族
実父：胃がんで死亡
実母：脳梗塞で死亡</td><td colspan="3">趣味：釣り

職業の具体的内容：
入院前は毎日天気のよい日は、田畑で作業</td></tr>
<tr><td>精神面</td><td colspan="6">性格：頑固（本人）
穏やかな性格（医療従事者）
情緒：ときどきいらだった様子がみられる</td></tr>
<tr><td rowspan="2">身体的ならびに知的能力</td><td>知的能力</td><td colspan="5">軽い見当識障害あり
ときどきつじつまの合わないことをいう</td></tr>
<tr><td>身体的能力</td><td colspan="5">・視力障害：右目の視力低下あり（白内障）
・聴力障害：右耳難聴
・触覚障害：右半身麻痺
・運動障害：あり（構音障害あり、聞き取りにくい）
・義歯：総義歯
・補聴器：なし
・人工臓器の使用：なし
・身長：167cm
・体重：50kg</td></tr>
</table>

表4　基本的欲求を変容させる病理的状態

診断名	脳梗塞
既往歴	40歳頃から高血圧で内服コントロール
現病歴 （入院までの経過）	平成28年10月2日朝、脳卒中の発作を起こし、救急車で入院する 入院時：意識レベル2－200（JCS）、血圧180 /96mmHg、体温37.5℃、脈拍数90回 / 分、呼吸数24回 / 分、右半身麻痺あり 入院後薬物療法を行い、症状は回復するものの右半身麻痺が残った
現症	現在は意識状態清明、バイタルサインも安定し、リハビリテーションが開始されて4週間目である ・リハビリテーションは、理学療法室へ車いすで移動している ・リハビリテーションは現在、筋力をつけることを中心に行っている
治療方針・治療内容	・運動療法が順調に進み、在宅への移行を目標にしている ・薬物療法として、降圧薬で血圧をコントロールしている ・緩下薬を服用して排便コントロールを行っている

件と病理的状態との関連をみる。③体力、意思力、知識のいずれが不足しているかを考える。

ここでは、すべての項目から抽出した問題の優先順位の決定と長期目標について述べるのを避け、「4．適切な飲食」だけについて情報の分析・解釈、看護診断、計画立案までの過程を述べる（**表6**）。

なお、ポイントは前述のとおりで、実践・評価の展開は省略した。

情報収集のためのフォーマットは、筆者なりに『看護の基本となるもの』をもとにして作成したものである。

表5　基本的欲求の状態

基本的欲求	情報	充足or未充足
①正常な呼吸	S：息苦しくはない O：呼吸数24回/分、リズムは規則的、胸腹式呼吸、喘鳴なし、チアノーゼなし	充足
②適切な飲食	S：味がなくておいしくない、身体を動かさないからおなかが空かない、右手が使えないので不自由だから時間がかかる。入れ歯はやせたからうまく合わない O：減塩食（7g）、主食・副食共半分程度摂取、総タンパク6.3g/dL、Hb10.2g/dL、皮膚の乾燥経度あり、嚥下障害なし、オーバーテーブルに配膳すると自分で左手で摂取している。食べ終わるまで30分以上かかる。ときどきこぼしている。義歯は食事のとき以外は外している	未充足
③排泄	S：ポータブルトイレに移るのが大変。便は毎日1回出る。夜のオムツは仕方がないかな……。でもオムツはあまり好きではない O：体位変換、寝返り、座位は自力で可能、ベッドからポータブル便器や車いすへの移乗は介助が必要	未充足
④移動、姿勢	S：右上肢は少し力が入るようになったが、右下肢は力が入らない。リハビリテーションは疲れる。車いすに早く自分で移れるようになりたい O：体位変換、寝返り、座位は自力で可能、ベッドからポータブル便器や車いすへの移乗は介助が必要	未充足
⑤睡眠と休息	S：夜中に目が覚めると寝つかれない。いろいろ考えてしまう。いつも何となく眠い、リハビリテーションをした後は夕方まで寝てしまう……。だから、夜目が覚めるのかな O：夜間の巡回時、目が覚えていることが多い。話しかけると大丈夫という。昼間にうとうとしている様子あり	未充足
⑥衣類の選択と着脱	S：着替えは家族が洗濯してもってきてくれる。右手に力が入らないのでボタンがとめにくい。誰かが助けてくれれば楽に着替えができる O：パジャマの上着は自分で更衣可能、ゆっくりとボタンもかける。ズボンは着脱困難	未充足
⑦体温の保持	S：寒がりなので、できたらズボン下もはきたいけれど、脱ぐのが大変だから我慢する O：体温36.6℃、風邪症状なし	充足
⑧身体の清潔、身だしなみ	S：お風呂はあまり好きでない。家でも2日に1回しか入らなかった O：シャワー浴（2回/週）、髪もそのとき洗う。皮膚が少し乾燥気味、髪が伸びている。髭も少し伸びている。ときどき看護者が髭そりをしている	未充足

表５　基本的欲求の状態（つつぎ）

基本的欲求	情報	充足or未充足
⑨危険因子を避け、また他人を侵害しない	S：車いすやポータブルトイレに移るのが大変だ、転びそうでこわい。リハビリでも転ばないかといつもひやひやしている O：ベッドからの移乗時、ベッド周囲に物が多くて整理するのに時間を要する。床頭台にも雑然といろいろな物が置いてあるが、食事関係の物とそれ以外の物が入り混じっている。車いすで移動、移乗は要介助	未充足
⑩他者とのコミュニケーション	S：隣の人も年寄りで、少しぼけているから話はしない。たまにばあさんが来て世間話をするのが楽しみだ。嫁や息子はめったに来ないし、嫁は洗濯物を置いたらすぐ帰る O：２人部屋でもあり、隣の患者も軽い認知症があり、ほとんど寝たきりなので、話はしていない。１人でテレビをみていることが多い。右耳が難聴、軽い構音障害あり、じっくり聞くと聞き取れる。夜間はときに見当識がない様子あり	未充足
⑪自分の信仰にしたがって礼拝する	S：あまり信心はない O：とくに熱心に信心している様子はない	充足
⑫達成感をもたらすような仕事	S：今年は刈り入れが終わったけれど、来年のための準備ができないな……。息子は仕事の合間に田畑のことをみてくれないし、荒れ放題だな。早く家に帰って畑仕事をしたい O：自分1人で田畑を管理していた様子	未充足
⑬レクリエーション	S：よくなっても釣りもできないな……。入院生活は退屈だ O：リハビリテーション、処置、食事以外はほとんどテレビをみて過ごしている	未充足
⑭学習と好奇心の満足	S：新聞は毎日ゆっくり読んでいた。入院してからは新聞も自由に買いに行けない。テレビはニュースと競馬を観るのが楽しみ O：家族が持参した新聞はゆっくり読んでいる。	未充足

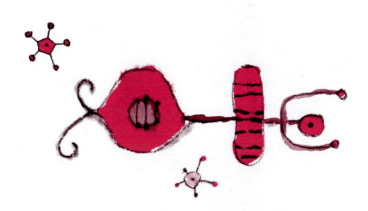

表６　情報の分析・解釈～看護診断、計画（「適切な飲食」）

注目した情報	分析・解釈	
1）未充足な基本的欲求に関する情報 S：味がなくておいしくない おなかが空かない。右手が使えないので不自由だから時間がかかる。入れ歯はやせたから合わない O：減塩食（7g）、半分摂取 総タンパク6.3g/dL、Hb 10.2g/dL 皮膚の乾燥あり　左手で食べるが、食べ終わるまでに30分以上かかる ときどき、こぼしている 2）病理的状態 40歳頃から高血圧　降圧薬でコントロール　脳梗塞のために右半身麻痺で、リハビリテーション中 3）常在条件 身長167cm、体重50kg、75歳（高齢者）、総義歯	・患者の反応「味がなくておいしくない」から、食事に対する満足感がない状態であり、摂取量も少ないことから食事摂取量の不足した状態であると考えられる ・これは、高血圧であることや脳梗塞という病理的状態との関連があり、治療食として減塩食が処方されていて食事の味つけが薄いことが関係していると考えられる ・さらに、右手が麻痺のために不自由であり、食事時間がかかることや義歯が合わなくなっていることも、食事摂取量不足の原因になっているようだ 身長、体重、検査データからみると栄養状態もやや低下気味である（低タンパク傾向、貧血） ・このまま食事摂取量不足や食事への満足感がない状態が持続すると体力の低下をきたし、疾患への悪循環として易感染症、リハビリテーションが順調に進まないなどの影響が出てくることが予測される ・したがって、適切な飲食への援助が必要になってくると思われる	

	看護診断と解決目標	計画
	《看護診断》 食事の味つけ、右上肢の不自由さなどに関連した食事摂取量不足 ↓ 《目標》 ①食事摂取量が増加する（1週間後までに） ②体重がいまよりも増加する	OP ①食事の摂取量の観察（下膳時）および摂取状況、摂取に要する時間などを摂取時に訪室して観察する ②食事環境の観察（ベッド周囲の整理整頓、臭気、騒音、室温など） ③検査データ（総タンパク、貧血データ、電解質など）、体重 TP ③配膳・下膳を行い、自分で摂取できるように食事をセットする。その際、励ましの声かけを行う ②主治医に食事の摂取状況を報告し、相談する ③栄養士へ調理の工夫について相談する（味つけ） ④食事前に車いすで散歩し、気分転換をはかる ⑤食欲が出るような環境を整える ・ポータブルトイレの中身は片づけて、臭気を残さない ・床頭台の上を整理整頓し、花を飾る ・必要な物はすぐ取れるような位置に置く ⑥食前に口腔を清潔にする ⑦適切な自助具を使用する ⑧多く摂取できた場合はほめる ⑨主治医に相談して、適切な義歯に変更するため、歯科受診を考えてもらう EP ①リハビリテーションを頑張ってみること、リハビリテーション以外に軽い運動をベッド上でもすることなどを勧める ②焦らないでゆっくり食べるのもリハビリになることを説明する

第3章

アーネスティン ウィーデンバック
Ernestine Wiedenbach

臨床看護における援助技術

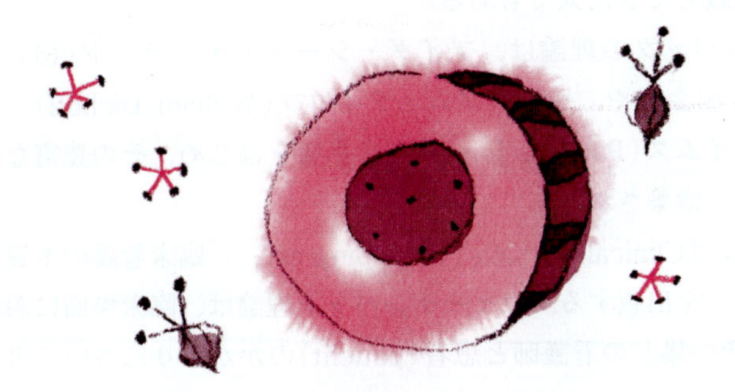

はじめに

アーネスティン・ウィーデンバック（Ernestine Wiedenbach）は、1900年にドイツで生まれ、幼少期にアメリカへ移住した。子どもの頃に祖母の付き添い看護師との出会い、また姉の友人であるインターン医師から看護師の話を聞くことなどをとおして、看護への関心が高まっていったのではないかといわれている。

1922年、ウィーデンバックはマサチューセッツ州のウェリスリーにあるウェリスリー大学で一般教養の学士号を取得した後、メリーランド州ボルティモアにあるジョンズ・ホプキンス看護学校で看護を学ぶ。

1934年には、ニューヨーク州のコロンビア大学ティーチャーズカレッジで公衆衛生看護学の修士号を取得した後、さらに1946年、ニューヨークにある母性センター協会で助産師の認定を得る。1952年、エール大学「母性ケア・教育プロジェクト」に特別研究員として参加する。その後13年間、看護学部助手および准教授として研究活動にいそしんだ。

1958年、ウイーデンバックは『Family-centered maternity nursing』（『家族中心の母性看護』）を出版し、中央新生児室に新生児が収容される事態に対して、母子ケアの観点から母子同室の必要性を提案している。

助産師や保健師として働き、また多くの看護学校で教育にも携わってきた。「看護は、母のように世話をするものである」というマザーリング的な考えを、実践してきた人でもある。

ウィーデンバックの理論は、アイダ・ジーン・オーランド（Ida Jean Orlando）との出会いや、ウィリアム・デイコフ（William Dickoff）、パトリシア・ジェイムズ（Patricia James）らの影響をはじめ、その豊富な看護経験をとおして構築された。

1964年には、『Clinical nursing : A helping art』（『臨床看護の本質：患者援助の技術』）を出版する。ウィーデンバック理論は、臨床場面における「そのとき・その場」の看護師と患者（patient）のかかわりについて書かれたものである。

1978年、助産師養成機関であるAmerican College of Nurse Midwivesから、ハティー・ヘムシュマイヤー賞を受ける。その後、ウィーデンバックは退職し、フロリダ州マイアミで静かな余生を送った。

ウィーデンバックの看護理論

ウィーデンバックの看護理論の中心的な概念は、「人間」と「看護」である。看護師が存在するのは「援助を求めるニード」をもつ個人(患者)がいるからであり、そこから看護は出発し、看護師の思考と感情をとおして個々人との関係のもとに看護が展開されていくことについて述べている。

看護理論のベースはヘンダーソンの「ニード論」であり、ヒルデガード・E.ペプロウ(Hildegard E. Peplau)やオーランドの「対人関係論」の影響も受けている。

ウィーデンバックは、看護師は個人(患者)との相互の影響を認識しながら、その関係性のもとに個人(患者)によって認知され体験されている「援助を求めるニード」を満たしていき、個々の人の力・能力を回復させたり、増進させていかなければならないとしている。そしてその際、「看護の哲学」のもとに援助が実施されなくてはならないとしている。

理論の構成

ウィーデンバックは、健康問題の解決や健康の維持・増進に向け、看護師がどのような看護を展開しなければならないかについて、デイコフとジェイムズの状況産生理論(望ましい状況と、その状況をもたらすべきものとの両方を概念化したもの)を参考に、①看護の中心目的(中核的目的)、②処方(規定)、③実態(現実)という構成で理論を構築した(**図1**)。

看護の中心目的(中核的目的)とは、看護の哲学を土台とし、個人(患者)のケアに際しての目標や責任について具体的に示すものである。

処方(規定)とは、目標達成のための具体的な活動や計画で、「相互に了解された」行為、「受け手—指向」の行為、「実務家—指向」の行為という3種類の任意行為を指示する、としている

実態(現実)とは、看護を実践するうえで個人(患者)の置かれている特定の固有の状況や状態を考慮することを意味する。看護師と個人(患者)とが相互に、援助を求めるニードを明らかにし、ニードを満たしているか確認していくプロセスのなかで、看護師は看護の中心目的、つまり「目標」を

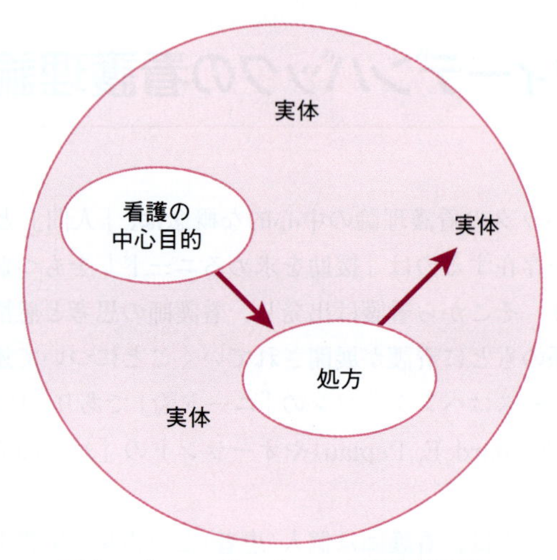

図１　ウィーデンバックの規範的理論

（ジュリア・B. ジョージ編、南裕子ら訳：看護理論集―より高度な看護実践のために、増補改訂版、p.179、日本看護協会出版会、1998より改変）

決定し、それを達成するための処方、つまり「計画」をつくり、実態のなかで実践していくのである。

目標や計画は、実態、つまり“そのとき・その場”の「いま・ここで」の個人(患者)の状況や状態を分析したり、看護師の思考や感情を吟味しながら、実践されなければならないとしている。

ウィーデンバックは、看護過程のなかでもとくにアセスメントと計画立案に焦点をあてているといえる。なお、看護過程の展開では、個人(患者)全般に関する情報が幅広く収集され、アセスメントされなくてはならない。

ウィーデンバックの場合は、看護のプロセスにおける個人(患者)の「援助を求めるニード」の明確化をアセスメントと考えている(**図２**)。その際、かかわりのなかで看護師が個人(患者)に関して認知したことや、看護師自身の行動を吟味することで、直感的なものからより的確で意識的な相互性に基づいたアセスメントができると考えている。そのうえで、“そのとき・その場”の援助を明らかにしていかなければならないとしている。そして、個人(患者)にとって役に立ったかどうかの確認が、看護過程の評価と考えることができる。

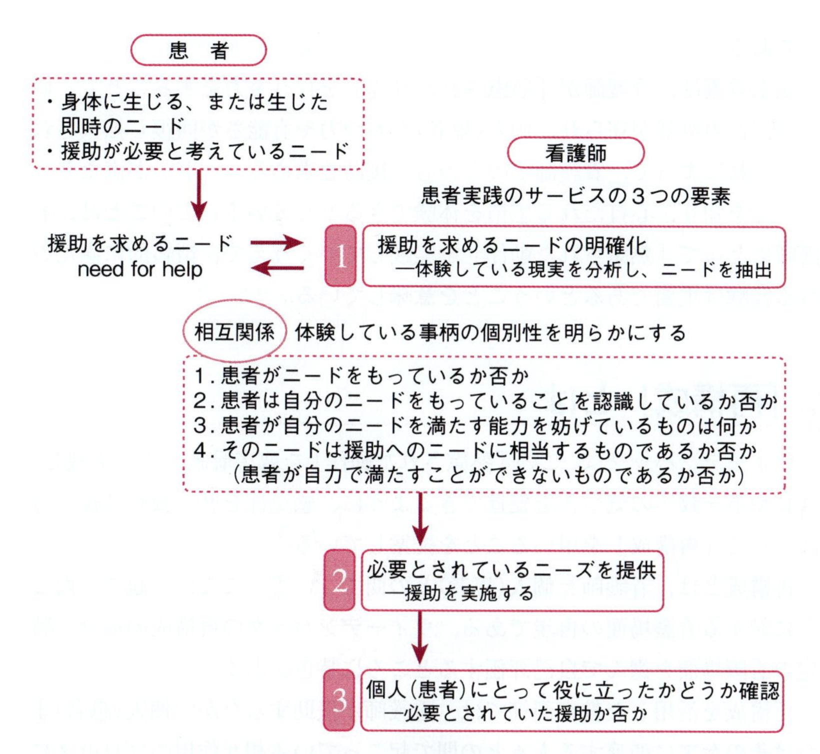

図２　ウィーデンバックがとらえる看護実践

ところで、この「援助を求めるニード」をもつ個人（患者）が存在するという背景には、人間のもつ力・能力や自己決定していく力に重きを置き、個人（患者）が自分の行動の意味を理解し意識化していけるような援助が大切であるという考えに基づいている。そして、“そのとき・その場”の患者のニードを、同一時間と同一場所のなかで、看護師は満たしていかなければならない。

さらに、臨床看護で援助していくうえでの必須事項として、①一致・不一致の原理、②目的に適った忍耐の原理、③自己拡張の原理の３つをあげ、「熟慮された動作」をめざさなければならないとしている。

「熟慮された動作」とは、単に看護師が知覚したことや感情での反応的・機械的な行為ではない。看護師は、個人（患者）との相互作用をとおして言語的・非言語的な行為の意味を分析し、「援助を求めるニード」を明確にしたり、ズレや不一致のない個々人の意に沿ったニードを満たしていくことである。

臨床看護は、看護師が「熟慮された動作」を行う努力をすることで、個人(患者)の尊厳が守られ、個人(患者)がもつ力や有能さが回復し拡大される。それによって、看護師そのものも「援助を求めるニード」が満たされたことを知り、心打たれる感情を体験できるとしている。このことは、看護師にとって「熟慮された動作」を実践していくうえで、情緒的に満たされる経験は重要であるということを意味している。

「再構成」とは

ウィーデンバックは、この「熟慮された動作」を臨床看護の場で実践し、ズレや不一致への気づきを促進できるように、感受性を磨く教育訓練の方法として「再構成」を用いることを提案している。

再構成とは、看護師と個人(患者)との間で「いま・ここで」起こったことに対する看護場面の再現である。ウィーデンバックの再構成の場合、特定の看護場面を選んで自己評価するところに特色がある。

再構成を活用した教育訓練では、看護師が援助するなかで個人(患者)またはそのケアに関連する人々との間で起こっている相互作用のプロセスに注目する。看護師自身の「知覚」「思考」「感情」が、看護師自身の言動や行為にどのように影響しているのかを洞察する。

私たちは、患者とかかわっていくなかで、つい援助場面における出来事や言葉に気をとられてしまい、その意味や真意について考えず既時的に対応したり、言動をとおして何らかのサインを出しているにもかかわらず見逃したりするときがある。そうしたときは、客観的に見直していく時間が必要になる。そこで、場面を再構成して自己洞察したり、意識的に自己のケアを見つめ直すことで、次のよりよい実践へとつなげていくことができるのである。

また、知覚するということは、五感をとおして感じとることであり、言語的・非言語的な出来事を思い起こし、意識に上らせていくことで、五感を鋭敏にしていくこと、ひいては悟性を磨いていくことにもつながってくる。

ウィーデンバックは、再構成を行う場合、①すっきりしなかった場面、②自分の働きかけが効果的ではなかった場合、③患者の反応が自分の予測していたものより大きくずれていた場合、などに絞るように述べている。

再構成は、エール大学看護学部の臨床実習で用いられ、教育訓練に使われた。そこでは、自己の看護行為を吟味し検討していくために、５項目の評価の視点をあげている。

①あなたはどんな理由で再構成のためにとくにこの場面を選んだのか
②患者の援助を求めるニードを見極めたり、患者の必要としている援助を与えるために、あなたは自分の知覚したこと、考えたり感じたりしたことをどのように活用したか
③あなたは自分がしたことを通じて、どんな成果を得ようと試みたか
④あなたが得たような結果に至ったのは何が原因か
⑤再構成を書き、振り返ってみることによって、どんな自己洞察を得たか

（アーネスティン・ウィーデンバック、都留伸子ほか訳：臨床看護実習指導の本質―看護学生援助の本質、現代社、1972）

ここでは、看護師または看護学生の立場から体験している要素を、①看護師（私）が知覚したこと、②看護師（私）が考えたり感じたりしたこと、③看護師（私）が言ったり、行ったりしたことの３つに分けている（**図３**）。

３つに分解することで、一つひとつの評価が明確にでき、自分自身がなぜその行為に至ったのか、また自己の言動の影響について吟味しやすい。

この追体験をとおして、相手（患者）の身に起こっていることを「どのように感じ、どのように考えているのか」についてみつめ返すことで、「相手の立場に立つことができているのか」「ニードへのズレや不一致はないのか」について気づくことができる。また、自分の感情を客観的にみつめることができる機会にもなる。

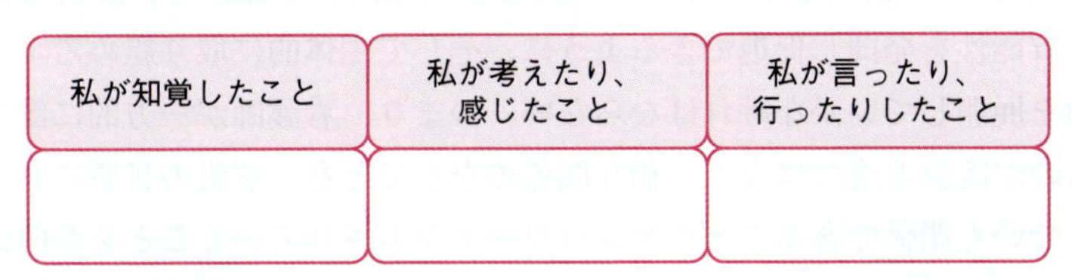

図３　再構成

ウィーデンバックの看護理論から得るもの

ウィーデンバックは、看護を実践するうえで重要なことは、まず「援助を求めるニード」、個人が求め、かつ要求しているニードを明確にしていくことである、としている。そして、この看護実践における段階を4つに分けた。

- **第一段階**：患者（個人）に期待される行動と実際の間に不一致がないかどうかについて、看護師が個人（患者）を観察しながら検討する。
- **第二段階**：看護師が不一致の意味を明らかにしようとする努力や理解を試みる。
- **第三段階**：看護師が種々の探索方法をとおして、その不一致の原因を突き止める。
- **第四段階**：看護師の援助が必要であるか、また看護師の解釈が適切であるかについて個人（患者）とともに確認する。

看護師はこうした段階を踏みながら、「いま・ここで」のかかわりのなかで、個人（患者）が置かれている状態、状況、ニードを理解する。看護師自身の思考と感情を吟味しながら、ズレや不一致がないか分析し、その妥当性について相互に理解していかなければならない。常に“そのとき・その場”において、この個人（患者）に確認していく行為が重要になってくる。

このような実践を積むことで、看護師は個人（患者）の意向に沿う「熟慮された動作」に基づいた看護が展開できるようになる。この背景にあるのは、個人を力や能力をもった存在としてとらえているからである。そして健康に関する問題解決をはかっていくのは看護師ではなく、「主役は個人（患者）である」という対等な関係に立った考えに基づいているからである。

看護師は、「援助を求めるニード」を個人（患者）が認識し、加えて個々人が有能性を発揮し促進できるように、そして主体的に取り組めるような援助を展開していかなければならない。つまり、看護師が一方的に働きかけるのが臨床看護ではなく、相互関係のなかでともに解決の目標に向けて歩んでいく関係であることやエンパワーメントされていくことを念頭に入れておかねばならないのである。ウィーデンバックは、そのことを示唆していると考える。

思考と感情を吟味する方法

では、相互のかかわりにおける看護師の思考と感情を、どのように吟味していけばよいのだろうか。

ウィーデンバックは、看護実践の時間の流れのなかで、「そのとき・その場」の気になる体験の一つひとつを、再構成という方法を用いて援助を振り返っていくことで、対象者の意向に沿ったズレや不一致のない看護を実践していくことができるとしている。

再構成では、単に１つの看護場面の体験だけを繊細に思い出すのではない。看護師自身の認知や心の動きをも思い出し、分析したり自己洞察していくものである。自己のかかわりや援助を振り返ることで、その曖昧さに気づいたり、援助の意味を確認したり、解明していくものである。つまり、個々人の意向に沿い、個々人のもっている力や能力を大切にした、「熟慮された動作」での看護を実践するための訓練方法であるとしている。

なお、ウィーデンバックの再構成では、書き手(看護師または看護学生)の立場から記録するようになっていて、書き手が主体的に取り組めるようになっている。さらに、なぜその場面を選んだのかについて理由を書くことで、自己評価をするときに絞り込みやすくなり、考察が明確になる。

また、ウィーデンバックのあげている自己評価項目に沿っていくと、「そのとき・その場」のニードへの知覚、必要な援助への判断と計画、実施とその結果に関する振り返りや評価、再アセスメントにもつながる。

看護学生や新人看護師が自己成長していくうえでの学習方法としては、最適であるといえるだろう。

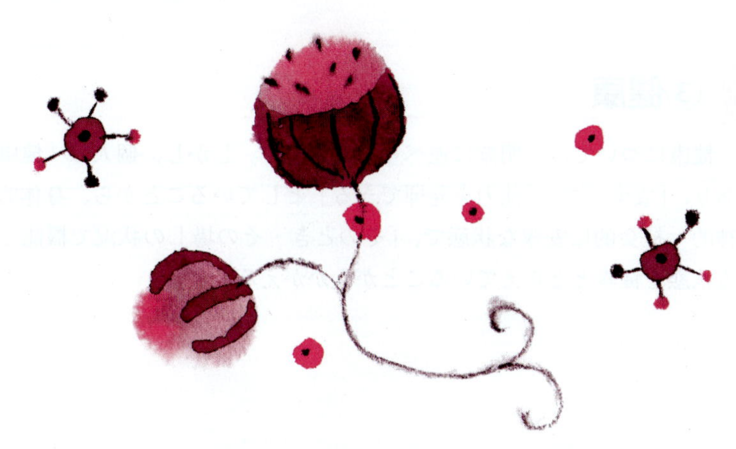

看護理論のメタパラダイム

①人間

人間は、力や能力をもつ個別の機能する存在であるとし、看護の対象を「援助を求めるニード」をもつ人と限局している。ウィーデンバックの著作のなかでは、人間について「健康で安楽で有能」「自立を求めてやまない」「自己の責任を果たす」「自己決定する力をもつ」「固有で独自の可能性を所有する」「自分のニードを満たすための絶えざる努力を満たす力をもつ」「機能的存在で、機能を果たす能力が備わっている」「もっている機能を発揮し続ける」「自己を保持・保護する潜在能力は一人ひとり異なる」「物理学的・生理学的・心理学的な反応をする」と述べている。

②環境

環境については明確に述べられていない。しかし、環境は障害に反応する個人の能力に影響すると述べていることから、人間、健康、看護を含めたものであり、同一場所と同一時間、そして個人が直面している「そのとき・その場」の状態や状況、そして看護師をも含めて環境ととらえていることがうかがえる。

③健康

健康については、明確に述べられていない。しかし、個人は「健康」であり、「安楽」で、「能力を発揮できる」としていることから、身体的・精神的・社会的に安寧な状態で、「そのとき・その場」の状況で機能している状態を健康ととらえていることがうかがえる。

④看護

看護とは、「援助を求めるニード」として体験していることを満たしていくことである。

個人が「援助を求めるニード」を体験している「いま」という時間に、「ここで」という場所、つまり同一時間と同一場所で、明確な看護の哲学に基づき、特定の目的達成をめざして、看護師の思考と感情をとおして患者とのかかわり合いのなかで行われるものとしている。

そして、個人により進んで利用され、自分の状況や状態への適応、能力が妨げられている場合には、克服していけるようにすることが、看護なのである。

看護とは思いやりと理解と技術をとおして、健康問題領域においてケアや相談、自信の回復を必要としている人々にサービスを提供することであり、「熟慮して行う動作」によって実践されなければならないのである。

なお、ウィーデンバックは、技術をartととらえ、看護の技術をnursing artとしている。看護の技術とは、患者が体験している「援助を求めるニード」を満たすために、知識と技能を適用することであり、患者との一対一の関係のなかで看護師によって行われるものである。そして、患者の「そのとき・その場」の状況における独自性(specifics)に対する看護師の意識的な反応から成り立つとしている。

用語

- ニード：個人(患者)がある状況や状態に置かれたときに、自分自身を心身ともに安楽で有能に保持していくために必要な個別の何らかのもののこと。
- 援助を求めるニード(need-for-help)：「援助を要するニード」「援助へのニード」とも訳される。個人(患者)が自己の機能を有効に維持していくための能力が妨げられ、何らかの援助や能力を高める手助けを必要としていることを自覚している状態のことで、個人(患者)が他人への援助を求め、要求している方法や行動のこと。
- 援助：ある状況や状態において、その個人(患者)が有効に発揮する能力や機能を妨げているものに打ち勝てるようにするための手段や行為のこと。
- 一致・不一致の原理：ズレが生じたとき、その原因を突き止め、観察をとおして問題の改善をはかろうとすること。
- 目的に適った忍耐の原理：忍耐強く「援助を求めるニード」を明らかにしていくこと。

要　旨

①まず個人(患者)がいて、看護師が存在する。個人(患者)は、力や能力をもつ存在である。個人(患者)の「援助を求めるニード(need-for-help)」を明確化していくことから援助が始まる。

②看護実践は、「援助を求めるニードを明確にする」「必要とされる援助の提供」「個人(患者)にとって役に立ったかどうかの確認」の３つからなる。

③ペプロウやオーランドの看護師―患者関係論の影響を受けており、「いま・ここで」の相互関係のなかで、看護師の知覚・感情(考えたり感じたこと)をもとに援助が行われる。

④看護師の知覚・思考・感情を吟味し、ズレ・不一致に気づいていき、個人(患者)が置かれている状態や状況を観察し確認していくことが、「熟慮された動作」への看護実践につながる。

⑤看護の哲学に基づき、目標に向かって臨床看護は実践されなければならない。

⑥看護師と個人(患者)は、「援助を求めるニード」を明確にし、ニードを相互に満たしていくプロセスのなかで看護師は看護の中心目的(目標)を決定し、それを達成するための処方(計画)をつくり、実態のなかで実践されていかなければならない。

⑦再構成とは、個人(患者)とのかかわりで気になる看護場面の再現であり、プロセスレコードでかかわりや援助を振り返り自己洞察することである。熟慮された動作に基づく看護を実践していくうえでの教育訓練になる。

用語

・自己拡張の原理：臨床実践における特定の状況に際し自己の限界について知ること。

・再構成：患者とのかかわりや援助で気になった場面を後に再現して自己洞察すること。

・プロセスレコード：再構成の活用に際して相手との相互作用のプロセスを明らかにし、自己の言動を分析・考察する振り返りのための記録のこと。

・看護の哲学：①賜物としての生命への畏敬の念、②人間一人ひとりの尊厳・価値・自立性・独自性への尊敬の念、③自己の信念に関してダイナミックに振る舞う決断力、の３つのこと。

看護理論に基づく事例展開

ウィーデンバックの理論は、看護過程のなかのアセスメントと計画の立案に焦点をあてている。看護師は、「いま、ここで」の個人(患者)との相互のかかわりのなかで、常に「そのとき・その場所」における看護師の思考と感情を吟味しながら、個人(患者)の置かれている状況や状態を理解し、援助を求めるニードを明らかにして、それを満たし、援助していく。そのプロセスにおいてズレや不一致がないか確認していくとしている。

以下に、具体例をあげてみよう(**図4**)。

統合失調症で、3回目の入院のO氏は、服薬の中断が再発の原因であり、入院時から拒薬が続いている。錠剤では飲み込みにくいと話しており、口内に入れるもののトイレに行って薬を吐き出すということで、散薬が与薬されることになった。

最初は、散薬を服薬していたが、またトイレで薬を吐き出すようになった。O氏は、ほとんど看護師と会話をしようとはしなかった。

看護師たちは、服薬ができるようになって精神症状が緩和すれば、自宅に帰すことができると考えていた。拒薬は、病識の欠如が原因だと考え、服薬の必要性を説明したり、服薬を工夫するなどを行った。しかし、拒薬は続く。看護師たちは、O氏の態度にいらだち始めた。

そんななか、N看護師が風邪を引いて3日間休んだ。内科を受診し、散薬の風邪薬が処方された。子どもの頃から苦いものが苦手だったN看護師は、泣く泣く服薬し、やっと風邪が治って勤務できるようになった。

3日ぶりに会ったO氏にN看護師がしみじみと「散薬は苦くて飲むのが大変だよねえ」といった。すると「やっとわかってくれたなあ」とニコッとしてO氏はいった。

「舌がチカチカして飲めたもんじゃないよ。たまらないなあ、ヒリヒリするし、あの刺激は……」

この言葉を聞いて、N看護師はハッとした。O氏の拒薬の原因は、散薬の舌への不快な刺激が原因であるということにこの言葉で気づくことができた。それをきっかけに、散薬から飲み込みやすい小型の錠剤に変更してもらい、服薬後に蜂蜜水を用意した。その後、O氏は、服薬するようにな

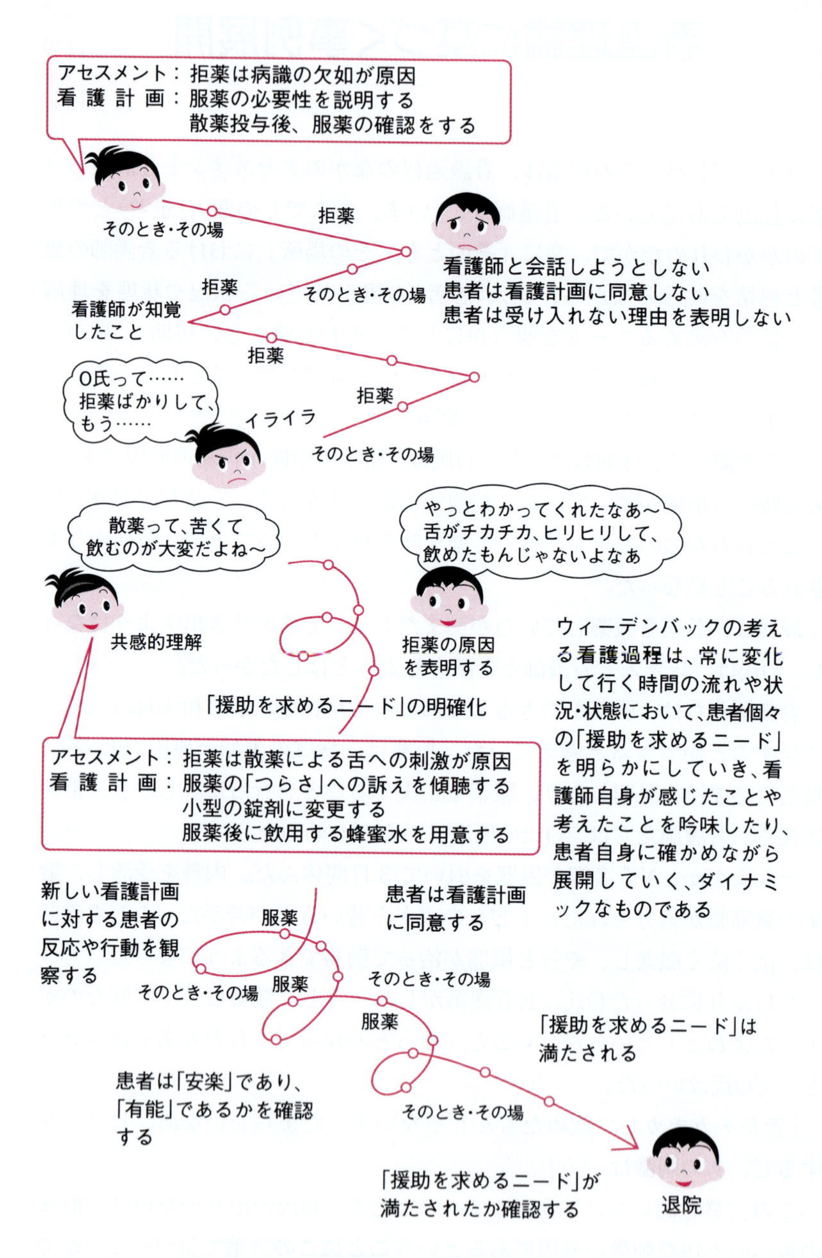

図4　ウィーデンバックの看護過程

ったのである。

O氏の「援助を求めるニード」は、症状緩和のための服薬ではなく、散薬に変更になって舌に感じる不快な刺激への共感的理解と、飲みやすい薬への変更であった。

しかし、看護師たちはO氏には病識がないことから拒薬が続いていると考え、「いかに服薬させるか」ばかりに目がいき、いらだっていた。O氏が何らかのサインを出していたのかもしれないが、「そのとき・その場」の状況に気づくことができなかった。与薬方法そのものや、なぜ薬を飲まないのか、飲むことができないのかについて、そのつどO氏に確認しなかったのである

プロセスレコードを活用する

ウィーデンバックは、患者とのかかわりやケアについて適切であったか、「そのとき・その場」のニードを的確にとらえているかどうかについて、再構成を用いて自己洞察していくことが大切である、といっている。

さらに、再構成を進める方法として、プロセスレコードで看護場面を再現して探っていかなければならない、ともいっている。

プロセスレコードを使って看護場面を再構成する場合、まず再構成する目的が明確でなければならない。そして、①なぜその場面を取り上げようとしたのか、②患者の言動とノンバーバルな部分(見落とされがちだが重要である)、③看護師が感じ・思い・考えたこと、④看護師の言動、を順次記入していく。このとき、各文頭に番号をつけて、横のラインを揃えることで一連の流れがわかりやすくなり、メッセージがみつめやすくなる。

最後に、⑤分析・考察していく。なお、⑥まとめを入れることで、再構成をした目的が再度吟味され、次にむけての援助が明確になると考える。

看護学生や新人看護師の場合は、看護教員やスーパーバイザーから評価やアドバイスを受けると効果的である。

その際、前述した具体例のようにケアの進展がみられない場合には、プロセスレコードをとって患者とのかかわりを振り返る。そうすることで、患者の行動をどのように認知し、それが自己の行動にどのように影響しているのかについて理解でき、ズレや不一致を明らかにすることができる。

事　例

Aさん、72歳、女性、家業は農業。長男夫婦と同居している。診断名はうつ病で、３回目の入院である。３年前に夫に先立たれ、その後からうつ状態になる。１年前に脳梗塞を併発し、後遺症として左半身麻痺が残っている。日常生活行動は時間がかかるが、一部介助すれば自分でできる。

「息子や孫に会いたいけど忙しいからねえ……」「家に帰っても農業の手伝いはできんし、家事もできんし……」「かわいがっている孫の結婚式には出られんかったなあ」

１人でポツンとしていることが多く、看護師ともあまり会話をしない。長男夫婦は、Aさんが軽快すれば面倒をみたいといっているが、病院のほうが安心するということで、退院に向けて準備の時期にあるものの拒否的である。

看護学生のB子は、３年次の精神看護学実習でAさんを受け持った。当初、訪室してもなかなか会話ができなかった。実習３日目、折り紙で鶴を折ったことがきっかけになり、折り紙をとおして少しずつコミュニケーションがとれるようになった。

Aさんを受け持って１週間が経過した。いつものようにB子が病室へ行くと、Aさんから突然「死ねたら……」などという思いがけない言葉を聞き、B子は戸惑ってどう対応していいかわからなかった。そこで、「そのとき」のAさんへの対応の場面を再構成し、どのような思いでそのような言葉を発したのかを理解したいと考え、プロセスレコードをとり自己のかかわりを振り返ることにした。

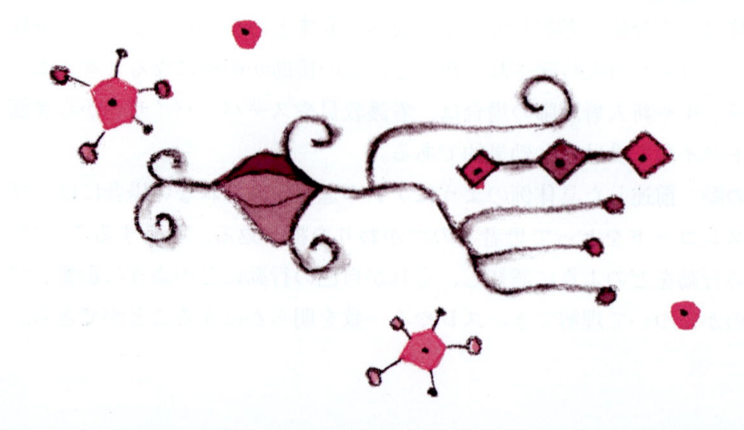

表1　AさんとB子のやりとりプロセスレコード

《その場面を取り上げた理由》
突然思いがけない発言があり、どう対応していいか戸惑ってしまった。どのように受け止めればよかったのかについて振り返り、今後のかかわりについて考えていきたいと思い、再構成する。

私が知覚したこと	私が考えたり感じたりしたこと	私が言ったり行ったりしたこと	分析・考察
①昼食後ベッドに座り、無表情で窓の外をじっと眺めている。	②昼食後でくつろいでいるのかな。声をかけてみよう。	③「Aさん、こんにちは。身体の調子はいかがですか」	
④「いいですよ」と低い声で言い、振り返る。	⑤本当に大丈夫かな。今日の申し送りでは、夜間ほとんど睡眠がとれていないということだったけど……。	⑥「本当に大丈夫ですか。いま、お話ししてもいいですか」	申し送りで睡眠がとれていないということだったので、③と⑥のような対応をしている。
⑦「いいですよ」と言い、学生の顔をじっとみる。	⑧うーん。何を話したらいいかなあ。そうだ、窓の外をジッとみていたけど、そのことを聞いてみよう。	⑨「窓の外をみていらっしゃったけど……、何をみていらっしゃったのですか」	外の秋景色を見ていたのは、元気で夫と農作業をしていた頃を思い出し、夫が生きていたらどんなによかっただろうかと思っていたのではないか。また家族に面会に来てほしいが農繁期で忙しいため、言えない寂しさを感じていたのではないだろうか。そのような状況のなか⑫の言動が刺激になり、たまらなくなって⑬のような言葉が返ってきたことが考えられる。
⑩無言。また外の秋景色をじっとみている。	⑪沈黙が続く。何か話しをしなくちゃ。どうしよう。	⑫「秋ですね。稲も黄色くなって……。ここからの景色はいいですね」	
⑬突然、「主人に、早うお迎えに来てと毎日言うとるんよ」	⑭えっ！どうしよう。	⑮「……」黙ってAさんの後姿をみつめる。	
⑯ため息をつきながら下を向き、「何の楽しみもないしね。何もできんしね。死ねたら……」	⑰なぜこんなことを突然言うのかな。困ったなあ。そうだ、この前折り紙を一緒にやった時楽しそうにしていたなあ。	⑱「折り紙は、手伝えば上手にやれたじゃないですか。また、一緒にやりましょう」	私は、会話が続かなかったことに戸惑いどのようにコミュニケーションをとるかばかりを考え、Aさんがなぜ⑬⑯のような言葉を発しているのかについて考えるゆとりをなくしてしまっている。
⑲顔を上げて「そうねえ、もうしばらくしてからね」沈黙……。	⑳よかった、少し時間をおいてから、折り紙を持って訪ねよう。とりあえず退室しよう。助かったなあ。	㉑「Aさん、それじゃ折り紙を持って後で来ますね。しばらく休んでいてくださいね」挨拶して部屋を出る。	折り紙のことを思い出し話題を変えることができ、退室することができホッとしている。

《B子のまとめ》

Aさんは、夫に先立たれた喪失感で抑うつ状態になり、また脳梗塞から左半身麻痺で日常生活行動が困難になったことも加わり、うつ病で入退院を繰り返してきたことが考えられる。外の秋景色から、元気で農作業をしていた頃や夫のこと、農繁期で忙しい家族を思い出していたことが考えられる。夫に先立たれたこと、家族に会えない寂しさや、家庭に帰っても家族の負担になるばかりだという思いから、孤独感が強くなって生きていることへの希望をなくしていることが推測され、「死ねたら」というような発言になったものと思われる。

私は、コミュニケーションをとることばかりにこだわり、沈黙に対しても息苦しさを感じている。Aさんは寂しい思いを誰かに受け止めて欲しいと考えていたのではないだろうか。

今後は、沈黙を大切にし、Aさんの寂しい思いを受け止めながら、かかわっていきたいと思う。

事例のまとめ

本当は、家に帰り息子や孫に囲まれて暮らしたいAさん。しかし、左半身麻痺が残っていることから、家事や農作業の手伝いはできない。家族の負担になるばかりだという思いや遠慮から、退院に向けての準備の時期にあるが、つらい気持ちになっている。

学生B子の「秋ですね。稲が黄色くなって……」という言葉が刺激になり、胸のなかにある孤独感や寂しさを⑬や⑯のように口に出した。しかし、B子はAさんの思いに気づくことができなかった。

学生の言葉がAさんの感情表出のきっかけになった。しかし、逆に学生はAさんの言葉に戸惑い、沈黙に対しても気まずい思いでいた。折り紙をとおしてコミュニケーションがとれていたことを思い出し、その場を切り抜けることができた。

B子は、プロセスレコードに記述することで、Aさんの寂しさやつらい気持ち、複雑な思いを理解でき、また単にコミュニケーションをとることばかり考えている自分自身や、沈黙の意味の大切さについても気づくことができた。なお、回復期にあることから希死念慮の出現も考えられるので、Aさんの言動に注意しながら学生はかかわっていくことにした。

第4章

フェイ グレン アブデラ
Faye Glenn Abdellah

21の看護問題

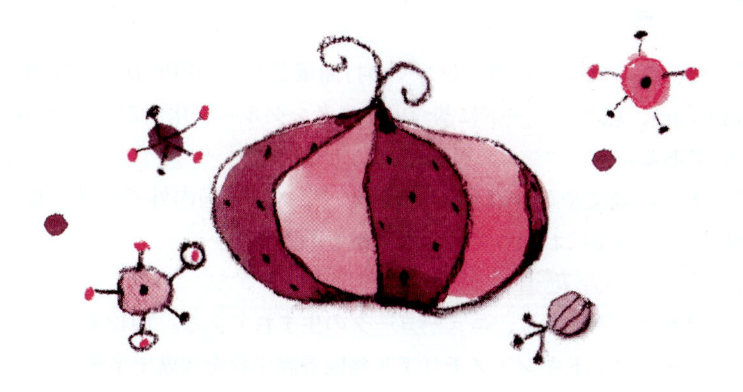

はじめに

フェイ・グレン・アブデラ(Faye Glenn Abdellah)は、その著書『Patient-Centered Approaches to Nursing』(邦訳『患者中心の看護』)や『Better Patient Care Through Nursing Research』(『アブデラの看護研究』)などをとおして、わが国でもよく知られる理論家である。

アブデラといえば「21の看護問題」だが、彼女がこれを初めて発表したのは、1960年の『Patient-Centered Approaches to Nursing』である。この看護理論は、わが国の看護界にも広く受け入れられ、看護師たちに大きな影響を与えてきた。ヴァージニア・ヘンダーソン(Virginia Henderson)も、影響を受けた看護理論の1つにアブデラの看護理論をあげている。アブデラ自身も、ヘンダーソンの看護理論を展開させたといえる。

アブデラの看護理論の中核である「21の看護問題」は、人々の健康上のニードに関して患者が提示した看護問題から、問題解決法を用いて抽出・集約されたものである。その後もアブデラは、看護についての考えをさらに発展させ、随時発表した。

アブデラが「患者中心の看護」の必要性を考えた背景には、1950年代のアメリカにおける病院体制がある。当時の病院では、何よりも効率が重視され、患者はその方針の延長上で機能的に扱われていた。看護師は、患者と過ごすことが必要と思っても時間がとれず、苦しい状況に置かれていた。

そこで、この機能中心のジレンマの打開策として、PPC方式(progress patient care、患者のニードに基づいて患者をグループ化する試み)を採用したのである。

アブデラの論文や著作は100点を超え、アメリカ国内外で看護、教育、看護研究のすべてにわたって大きな貢献を果たした。

アブデラの歩んだ道

アブデラは、アメリカ、ニューヨークの生まれである。1942年、ニュージャージー州フィトキン・メモリアル病院看護学校を次席で卒業し、その後、コロンビア大学ティーチャーズ・カレッジで理学士号(1945年)、文学修士号(1947年)、教育学博士号(1955)を取得した。

職歴としては、1943年から1945年にかけてコロンビア・プレビテリアン・メディカルセンターで看護師・師長を務め、1945年から1949年にはエール大学の看護学部で講師として教育に携わった。さらに、コロンビア大学ティーチャーズ・カレッジで特別研究員、コロラド大学、ワシントン大学およびミネソタ大学で客員教授などの仕事に従事し、1949年からは合衆国公衆衛生局に勤務し、重要な役割を果たした。1970年には、合衆国公衆衛生局の主任看護担当者に任命され、1982年に公衆衛生局副長官を兼務し、1989年に辞職した。

公衆衛生局勤務時代には、看護の領域はもちろん、在宅ケア、高齢化問題、長期ケア政策をはじめ、公衆衛生領域等、多方面で活躍し、足跡を残した。

アブデラの業績と活動

アブデラは、1955年にコロンビア大学のティーチャーズ・カレッジで教育博士号を取得した。その後、『患者中心の看護』の執筆やPPCの研究業績などから、1967年にはケイス・ウエスタン・リザーブ大学から名誉博士号(看護研究のパイオニア、Nurse-Scholarとして)、1973年にはニュージャージー州のラトガーズ大学から名誉法学博士号、1978年にはオハイオ州のアクロン大学から名誉理学博士号(ヘルスサイエンスの発展および看護研究への貢献など、全国的に行った看護研究に貢献した人として)を贈られている。

わが国では、日本看護協会のコンサルタントという立場で、大学教育プログラムにおける看護教育と看護研究に関する開発を援助した。

アメリカでは、健康政策および公共政策分野で国内有数の研究者として、健康問題に関しては、世界的エキスパートとしての活動を行った。

アブデラの活動は多岐の領域にわたる非常にスケールが大きいものであり、看護科学者として大きな足跡を残す活動をした。

アブデラの看護理論

アブデラは、看護は医学の支配下にあるものではなく、患者中心のものであるべきだと考えていた。そのためにも、看護は専門職であり、自立していることが重要であるとし、科学的な知識体系が必要不可欠とした。

彼女が打ち出した「21の看護問題」は、現在の看護診断につながっているといわれている。

アブデラは看護について「看護は、個人と家族に対するサービスであり、社会に対するサービスになるのである」(1963)と述べている。サービスの提供に必要な５つの基本要素として、①人間的技能と人間関係の習熟、②観察と報告、③徴候と症状の解釈、④看護問題の分析、⑤組織化をあげている。

21の看護問題

アブデラに患者中心の看護に対する考えが芽生えはじめたのは、教育学博士号を取得した1955年であり、ちょうどアメリカ看護連盟の記録委員になった頃である。その後、看護学生のための臨床資料の整備をはかるべくつくられた小委員会が、アブデラの研究グループになった。

この小委員会は、①看護の定義がはっきりしていない、②看護教育原理について新しい考え方が芽生えているものの実践にはまだ移されていない、③現行の看護教育課程は患者中心ではない、という３つの問題点を発見した。

アブデラは、患者の健康上のニードが看護上の問題であるとみなし、「21の看護問題」を発表した。

1 個人の衛生と身体的安楽の保持
2 適切な運動、休息、睡眠の調整
3 事故、障害を防止し、病気の感染予防をとおして行う安全策の促進
4 良好な身体機能の保持と、機能障害の防止と矯正
5 身体各部細胞への酸素供給と保持と促進

6 身体各部細胞への栄養供給の保持と促進
7 排泄の円滑をはかる
8 体液および電解質のバランスの保持と促進
9 身体の病気に対する生理的反応(病理的、生理的、代償的)の理解
10 身体の円滑な機構組織と機能の保持と促進
11 身体の感覚的機能の保持と促進
12 有形、無形の意思の表現、感情、反応の認識と理解
13 臓器疾患と情緒の相互関連性の確認と理解
14 有効的な、有言、無言の意思疎通の理解と努力
15 建設的な人間関係の発展と努力
16 個人の精神的目標達成を促す努力
17 よき医療関係の創造と維持
18 身体的、情緒的、発展的ニードの多様性をもった個人としての自己を認めさせる
19 身体的、情緒的の制約内での最大可能な目標を理解させる
20 疾病からくる諸問題の助けとして、社会資源の活用を行う
21 病気の原因を起こす要素としての、社会問題を理解する

(フェイ・グレン・アブデラほか、千野静香訳：患者中心の看護、医学書院、1963より改変)

アブデラとヘンダーソン

同時期に活躍した看護理論家であるヘンダーソンは、著書『Basic Principles of Nursing Care』(邦訳『看護の基本となるもの』)のなかで、14項目をあげている。通称「14のニード」とよばれるものである。アブデラも、自著『患者中心の看護』のなかで21項目の「看護問題」をあげた。

前述したように、ヘンダーソンとアブデラは、お互いに相手の看護理論に影響を受けたと述べている。両者は、影響し合うことによって看護理論をお互いに発展させたことになる。

ヘンダーソンとアブデラの看護理論における相違点は、ヘンダーソンの項目は患者の行動について書かれているが、アブデラの問題点は患者を中心としたサービスという視点からあげられており患者のニードを決定するときに用いることができ、さらに看護技術のリストも示している点にある。

ライト州立大学看護理論検討グループは、心理学者マズロー(Maslow,

A.H.)とヘンダーソン、そしてアブデラと、ニード階層の比較を行っている(**表1**)。そのうえで、以下の点を指摘した(S.M.ファルコ、1998)。

①ヘンダーソンの項目内容は生理学的要素が中心であり、アブデラは心理的・社会的領域にも及んであげられている

②両者ともマズローのいう「自己実現のニード」を満たすものがないが、両者の看護要素が満たされることではじめて、患者は自己実現に向かうことになるだろう。

表1　マズロー、ヘンダーソンおよびアブデラの理論枠組みの比較

マズロー	ヘンダーソン	アブデラ
①生理学的ニード	①正常な呼吸 ②適切な飲食 ③排泄 ④移動、姿勢 ⑤睡眠と休息 ⑥衣類の選択と着脱 ⑦体温の保持 ⑧身体の清潔、身だしなみ	⑤身体各部細胞への酸素供給の保持と促進 ⑥身体各部細胞への栄養供給の保持と促進 ⑧体液および電解質のバランスの保持と促進 ⑦排泄の円滑をはかる ④良好な身体機能の保持と、機能障害の防止と矯正 ②適切な運動、休息、睡眠の調整 ⑩身体の円滑な機構組織と機能の保持と促進 ①個人の衛生と身体的安楽の保持
②安全性のニード	⑨危険因子を避け、また他人を侵害しない	③事故、障害を防止し、病気の感染予防をとおして行う安全策の促進 ⑪身体の感覚的機能の保持と促進
③所属と愛のニード	⑩他者とのコミュニケーション ⑪自分の信仰にしたがって礼拝する	⑭有効的な、有言、無言の意思疎通の理解と努力 ⑮建設的人間関係の発展と努力 ⑯個人の精神的目標達成
④尊重のニード	⑫達成感をもたらすような仕事 ⑬レクリエーション ⑭学習と好奇心の満足	⑲身体的、情緒的の制約内での最大可能な目標を理解させる ⑨身体の病気に対する生理的反応（病理学的、生理的、代償的）の理解 ⑫有形、無形の意思の表現、感情、反応の認識と理解 ⑬臓器疾患と情緒の相互関連性の確認と理解 ⑰よき医療関係の創造と維持 ⑱身体的、情緒的、発展的ニードの多様性を持った個人としての自己を認めさせる ⑳疾病からくる諸問題の助けとして、社会資源の活用を行う ㉑病気の原因を起こす要素としての、社会問題を理解する
⑤自己実現のニード		

（ジュリア・B．ジョージ編、南裕子ら訳：看護理論集―より高度な看護実践のために、増補改訂版、p.148、日本看護協会出版会、1998より改変）

看護問題と病状期の分類

「21の看護問題」は、「すべての患者にとって基本となるもの」と「維持的」「矯正期」「回復期」に分け、各期のケアごとにニードを分類した(**表2**)。

表2　看護問題と病期の分類

病状期	看護問題	看護介入方法
すべての患者にとって基本になるもの	①個人の衛生と身体的安楽の保持 ②適切な運動、休息、睡眠の調整 ③事故、障害を防止し、病気の感染予防をとおして行う安全策の促進 ④良好な身体機能の保持と、機能障害の防止と矯正	衛生、身体的安楽、活動、休息、睡眠、安全性、身体的構造の保持に必要な方法
維持的ケアのニード	⑤身体各部細胞への酸素供給の保持と促進 ⑥身体各部細胞への栄養供給の保持と促進 ⑦排泄の円滑をはかる ⑧体液および電解質のバランスの保持と促進 ⑨身体の病気に対する生理的反応（病理学的、生理的、代償的）の理解 ⑩身体の円滑な機構組織と機能の保持と促進 ⑪身体の感覚的機能の保持と促進	酸素供給、栄養、排泄、体液および電解質のバランス、調整機構、および感覚機能の保持に必要な方法
矯正期ケアのニード	⑫有形、無形の意思の表現、感情、反応の認識と理解 ⑬臓器疾患と情緒の相互関連性の確認と理解 ⑭有効的な、有言、無言の意思疎通の理解と努力 ⑮建設的人間関係の発展と努力 ⑯個人の精神的目標達成を促す努力 ⑰よき医療関係の創造と維持 ⑱身体的、情緒的、発展的ニードの多様性をもった個人としての自己を認めさせる	クライエントの病気に対し、情緒的反応を示す本人と家族への援助方法
回復期ケアのニード	⑲身体的、情緒的の制約内での最大可能な目標を理解させる ⑳疾病からくる諸問題の助けとして、社会資源の活用を行う ㉑病気の原因を起こす要素としての、社会問題を理解する	病気や必要な生活調整に対応するクライエントや家族を援助する方法

*編集部注：本文との統一をはかるため、表1と表2にある「21の看護問題」については、アブデラの著書訳本（1963）の表現に改変した。
（ジュリア・B.　ジョージ編、南裕子ら訳：看護理論集—より高度な看護実践のために、増補改訂版、p.151、日本看護協会出版会、1998より改変）

看護問題と看護処置の分類

アブデラは、1953年から1958年までの５年間に、看護問題と看護処置の分類を３つの段階に分けて行った。

①第１段階

まず、30の総合病院をサンプルとし、患者から出された一般看護問題の分類と整理を行った。さらにそれらを身体的、心理的、リハビリテーション的、診断時にみられる看護問題に分類した。

この作業でアブデラは、「看護師が看護問題を正確にとらえられなければ、看護問題やケアを細分化しても意味がない」(1963)ことがわかったと述べている。

②第２段階

次に、看護問題での「顕在/潜在」の規定を発展させるべく、主に看護問題を把握する方法を段階ごとにまとめた。

③第３段階

さらに、看護問題を精選・集約して21にまとめ、看護処置の分類作成に利用される看護技術リストを作成した。

これら①②③の段階を踏んで、最終的には次のようになった。

Ⅰグループ

すべての患者が必要とするもの。顕在的なもの・潜在的なものの両方がある。

1. 個人の衛生と身体的安楽の保持
2. 適切な運動、休息、睡眠の調整
3. 事故、障害を防止し、病気の感染予防をとおして行う安全策の促進
4. 良好な身体機能の保持と、機能障害防止および矯正

Ⅱグループ

生命維持に不可欠な生理的過程の正常と障害に関するもの。主に顕在的なものが多い。

5．身体各部細胞への酸素供給の保持と促進
6．身体各部細胞への栄養供給の保持と促進
7．排泄の円滑をはかる
8．体液および電解質のバランスの保持と促進
9．身体の病気に対する生理的反応の理解
10. 身体の円滑な機構組織と機能の保持と促進
11. 身体の感覚的機能の保持と促進

Ⅲグループ

情緒的、対人的な要素が含まれる。大抵は顕在的なものである。

12. 有形、無形の意思の表現、感情、反応の認識と理解
13. 臓器疾患と情緒の相互関連性の確認と理解
14. 有効的な、有言、無言の意思疎通の理解と努力
15. 建設的人間関係の発展と努力
16. 個人の精神的目標達成を促す努力
17. よき医療関係の創造と維持
18. 身体的、情緒的、発展的ニードの多様性をもった個人としての自己を認めさせる

Ⅳグループ

社会学的、社会的問題が含まれる。顕在的なもの・潜在的なものの両方がある。

19. 身体的、情緒的の制約内での最大可能な目標を理解させる
20. 疾病からくる諸問題の助けとして、社会資源の活用を行う
21. 病気の原因を起こす要素としての、社会問題を理解する

顕在的な看護問題と潜在的な看護問題

アブデラは「21の看護問題」としてあげたもののうち、大抵は顕在的な看護問題であると考えた。5～11番目の看護問題以外は、潜在的な面もあるだろうとした(1963)。

顕在的な看護問題とは、患者や家族の情報から直接目にみえやすく、観察できるものである。一方、潜在的な看護問題とは、患者や家族の情報のなかで隠れている状況の情報であり、患者とのコミュニケーション能力、

信頼関係などのお互いの相互作用が深く関係してくる。

問題解決過程

「問題解決」は、アブデラの著作の大きな柱だといえる。アブデラは、「看護師が専門職として質の高い看護を提供するためには、問題解決能力が大切である」(1963)と述べている。

問題解決過程とは、顕在的あるいは潜在的な看護問題を明確化したうえで解釈・分析を行い、それらを解決するための適切な方策を選ぶ過程である。

看護過程は問題解決であり、看護を行うためには、看護問題を的確に把握することが重要である。看護問題を的確に把握することではじめて、患者に適した看護を提供することが可能になるのである。

アブデラの看護理論から得るもの

アブデラの看護理論には、親しみやすさがある。ヘンダーソンやマズローの考えと比較するとアブデラが何をいいたかったのかがわかるように、ほかとの共通点が多い一方で、ほかでは触れられていないことにも気づかせてくれるからなのだろう。

患者のニードは多岐にわたる。それは人間が、身体的・感情的・社会的側面をもつ統合体だからである。アブデラはこの3側面に着目し、身体的な領域だけでなく社会・心理的な領域も含め、バランスのとれた看護問題を提示した。看護問題を正確に把握することで、私たちは偏りのない看護を患者に提供することができる。「21の看護問題」は、いわば看護の指針なのである。

またアブデラは、看護問題には顕在的なものだけではなく、潜在的なものもあるという指摘を投げかけている。私たちは臨床場面のなかで、目にみえないものの大切さについて頭ではよくわかっているものの、みえることだけで患者を判断してしまうことがある。アブデラの看護理論は、患者の表情や言動の裏に潜む事柄に気をつけなければ、患者がもつ看護問題を正確に把握することができないことを教えてくれる。

さらに、看護は「問題解決過程」であるとも述べている。問題解決能力は、適切なケア提供のために不可欠な要素であり、身につけていなければ看護の専門職とはいえない。

アブデラの看護理論には、看護問題や問題解決法などさまざまなエッセンスが詰まっている。これらを活用しながら、ダイナミックな看護の取り組みをめざしたいものである。

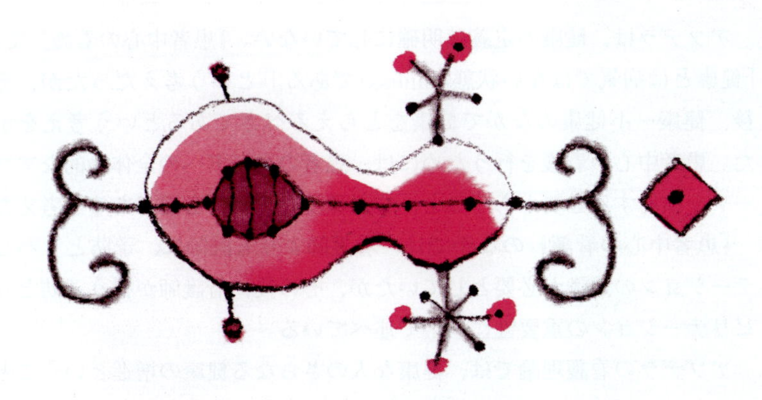

看護理論のメタパラダイム

①人間(患者/クライアント)

人間とは、身体的、感情的、社会学的ニードをもつ存在である。患者がもつ看護問題は、患者または家族が直面する問題である。看護師のケアが、その解決を助けることができる。看護問題には、顕在的なもの(身体的ニードなど)と、潜在的なもの(感情的、社会的ニードなど)がある。

アブデラは、1984年に「看護問題」から「患者/クライアントの結果」へのシフトを明らかにしている。

②環境(社会)

アブデラは、この概念についてはあまり論じていない。唯一、看護問題21項目のうち第17番目で触れている。

患者をとり巻く環境(社会)は、病院だけでなく、家庭や地域も含まれている。具体的にいえば、病室、自宅、患者の居住地区である。患者は、環境とも相互作用を行う。看護師も環境の一部としている。

③健康

アブデラは、健康の定義は明確にしていない。『患者中心の看護』では、「健康とは病気ではない状態(illness)である」という考えだったが、その後、健康―不健康のなかで健康をとらえるべきであるという考えを示した。患者中心の看護を行うためには、患者のニードへの全体論的なアプローチを検討する必要があること、また環境の理解が必要であると考えた。

『患者中心の看護』のなかでは、看護師よりも医師に、予防とリハビリテーションの知識が必要としていたが、その後に看護師が行う予防とリハビリテーションの重要性について述べている。

アブデラの看護理論では、健康な人のさらなる健康の増進ということについては述べられていない。

④看護

看護は、個人と家族に対するサービスである。看護ケアの実施に当たっては問題解決過程を活用する。看護とは健康—不健康を問わず、人々が自分自身の健康上のニードに対応できるように知識、技術、態度を生かして行うアートであり、サイエンスであると位置づけている。

看護問題は、顕在的なものと潜在的なものを見きわめることが大切である。また、身体的、感情的、社会的ニード、看護師と患者間の人間関係、患者ケアに共通する要素に分類できる。

要　旨

①アブデラの理論の中心概念は「21の看護問題」である。
②看護問題には、顕在的なものと潜在的なものがある。
③看護は、問題解決過程を活用する。
④アブデラの「21の看護問題」は、看護を中心に記載されている。
⑤アブデラの「21の看護問題」は、看護教育システムにも大きく影響を及ぼし、多くの看護教育過程で使用された。
⑥アブデラの看護理論は、看護、教育、研究の分野で活用されてきた。
⑦アブデラの看護理論の限界は、それがあまりにも看護中心の志向性が強いことである。よりクライアント中心の志向性に改善するために、看護問題を多少修正すると、専門的看護の実践に、看護理論を効果的に活用しうるようになるとの指摘がある。
⑧アブデラは、自らの看護理論に対する考えの変化を、随時発表している。

看護理論に基づく事例展開

アブデラの看護理論を看護過程に応用する場合は、アセスメントの段階で患者の問題点を、顕在／潜在と適切に選択しなければならない。

看護問題を決定することで看護ケアの目標が立ち、看護計画は実践に移され、患者の看護問題は解決される。

そして、そのことによってニードが満たされていくのである。

アブデラは、愛情と、看護の知識・能力・技術を持ち合わせたうえで、患者にサービスができる看護師であることを望んでいる。

事　例

Sさん、70歳、男性。銀行員だったが、現在は無職。妻は72歳で、長男夫婦、孫と一緒に暮らしている。

Sさんは、血尿があり、外来を受診した。検査の結果、膀胱がんの疑いがあり、外来で告知された後、精査のため入院中である。検査には協力的で、わからないことは説明を求め、早く手術をして家に帰ろうと思っていることや、医師を信頼していることなどを看護師に語っている。

家族には、あまり病院には面会に来なくてよいと話しており、面会は少ない。また、病室は４人部屋だが、ほかの患者と話すことも少ない。

Sさんには、現在とくに苦痛を伴う症状はないとのことだが、時折不安そうな表情をみせることがある。看護師は、Sさんがあまり入院生活に対しての希望を話さないこと、不安そうな表情の理由が何なのか気にかかっている。

Sさんの潜在的な看護問題発見のきっかけ

現在、Sさんに顕在的な看護問題は少ない。そこで看護師は、アブデラの「21の看護問題」をもとに再度アセスメントを行うことにした。

Sさんは、病名を告知されている。検査などでも積極的に説明を受ける姿勢がみられ、前向きな闘病生活を送っている。また、医師に対する信頼も語っており、医師が「一緒にがんばりましょう」といってくれたことを頼もしく感じていることが、Sさんの話からも理解できた。

それでは、Sさんの不安そうな表情や、あまり話さない原因は何だろうか。看護師は、その原因を探す必要があると考え、Sさんに面接をすることにした。

Sさんは、最初はあまり話さなかったが、静かな個室で看護師と話すうち、家にいる妻が数か月前から、物忘れや火の消し忘れなどの認知症の症状があり、入院するまでは自分が面倒をみていたが、いまはみられなくなったこと、長男夫婦は勤めに出ているため孫や長男夫婦が家に帰るまでは、妻が1人で家にいるので、実は心配でたまらないということがわかった。

病気を早く直して家に帰ろうということも、長男夫婦に面会に来なくてもいいといっていたことも、妻のことが心配で、長男夫婦には少しでも妻のそばにいてほしいというSさんの気持ちからだった。

長男夫婦は仕事に忙しく、以前Sさんが妻の様子を話したときには真剣に聞いてくれなかったとのことだった。

今回入院をして、自分のことでも迷惑をかけているのに、自分がみていたように妻をみてほしいということは言い出せなかったとのことであった。妻の姿をみない分、心配が増強していることが理解できた。

Sさんの潜在的な看護問題の解決

看護師は、Sさんがこれまで語らなかった心配と不安の原因を明確にし、Sさんの了解を得て長男夫婦と面接をすることにした。そして、現在のSさんの心配や不安を話すことにした。

本来は、Sさんと長男夫婦が話すことがいちばんよいのだが、コミュニケーションがあまりとれていないことが理由で、Sさんは話せないまま、今日を迎えていたのである。

話し合いの結果、長男夫婦はSさんの気持ちを理解し、今後は母親の情報をSさんに知らせてくれることになった。長男夫婦も、あまり話さない父親の気持ちがよくわからず、どのようにしてよいかわからなかったのである。長男夫婦は、Sさんが話さないのは、がんの告知を受けたからであると思っていたことが判明した。

現在、Sさんの妻は病院を受診し、家に1人きりでいることが少なくなるよう、近くに嫁いでいる娘や妻の姉妹なども交代で見守ってくれていること、デイサービスなどの社会資源も活用しはじめ、認知症の症状が悪化していないとの情報が明らかになった。

長男夫婦は、Sさん自身の病気以外のことでSさんを心配させてはいけないと思い、話さなかったのである。

評価

Sさんは、入院後、意欲的に治療に専念する、とくに問題のみられない患者であった。しかし、看護師はSさんの表情に目をとめ、看護理論を活用することによってアセスメントを行い、潜在的な看護問題を発見した。このことから不安の解消がはかられ、Sさんは安心して入院生活が送れるようになったのである。

顕在的な看護問題だけではなく、潜在的な看護問題にも目を向けることで、Sさんの妻への心配が軽減することになり、Sさん自身の治療にも効果が期待できることとなった。

また、Sさんと長男夫婦がお互いを思い合っていることも、今回のコミュニケーションがうまくいかなかったことの原因ということが明らかになり、Sさんと長男夫婦との間で、心配や不安があるときには、話し合う機会をもつことが提案され、双方が納得したことは、今後の闘病生活において看護問題が生じたときの解決の糸口がみつかったことになる。

アセスメントを行う際には、看護理論の枠組みを使うことが有効であることを感じさせられたSさんの事例であった。

第5章

ヒルデガード E. ペプロウ
Hildegard E. Peplau

人間関係の看護論

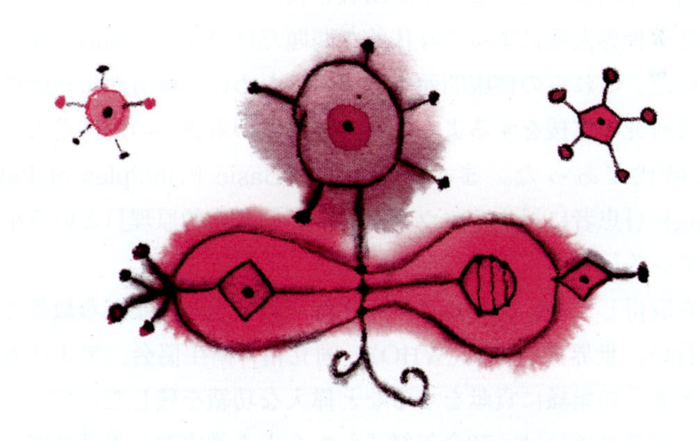

はじめに

ヒルデガード・E. ペプロウ(Hildegard E. Peplau、1909〜1999)は、看護実践のなかから看護師と患者の対人関係の看護理論をつくり上げた女性である。

彼女は、アメリカ、ペンシルバニア州の看護学校を卒業し、1931年から看護師として働き始めた。1943年にベニングトン大学で人間関係の心理学を専攻し、文学学士号を取得した。その後、1947年にコロンビア大学で精神科看護の修士号を取得する。さらに、1953年に同大学で看護教育学博士号を取得している。

ペプロウは、看護師として私立病院や公立病院に勤務したほか、２年間の陸軍での経験、看護学研究、精神科看護施設でのパートタイムの実務経験などがある。

このような豊富な臨床経験だけでなく、彼女は精神分析学や人格発達の理論、人間の動機づけ理論といった看護の関連学問領域の理論家や研究者とも交流があった。これらの学際的な交流が、彼女の看護理論に大きな影響を与えたとされる。

1952年にペプロウは、『Interpersonal Relations in Nursing』(『人間関係の看護論』)を出版した。この本が出版された時代は、アメリカ合衆国の人々が第２次世界大戦によって身体的な問題だけでなく精神的な問題も多く抱えていた。これらの健康問題を解決するために、政府が積極的に看護教育や看護研究の支援をするようになり、人々の看護への期待が大きくなっていた時代であった。また、彼女は『Basic Principles of Patient Counseling』(『患者に対するカウンセリングの基本的原理』)という小冊子を出版している。

博士号を取得した後、ペプロウは大学院で教鞭をとりながら数多くの講演活動を行い、世界保健機関(WHO)、国立精神衛生協会、アメリカ看護師協会など多くの組織に貢献をするなど偉大な功績を残した。

ペプロウの看護理論は、50余年経過した今も看護実践、看護教育、看護研究の方向性を示す重要な看護理論である。

ペプロウの看護理論

ペプロウの看護理論には、看護師―患者関係が対人的プロセスであるという考え方と、精神力学的看護という考え方という２つの基本的な考え方がある。

「看護師―患者」関係

ペプロウは、『人間関係の看護論』のなかで、「看護は〈人間関係〉のプロセスであり、しばしば〈治療的〉なプロセスである」(1973)と述べている。

彼女が看護を「プロセス」と表現するのは、看護が連続して行われるものであり、目的に向かって連続的に行われる活動だからである。

看護師と患者との関係は、１つのプロセスであり、あらゆる看護場面に存在する。また、治療的なプロセスというのは、患者や保険サービスを必要とする人間のニードに応えられるよう特別な教育を受けた看護師との間の人間関係のことである。そして、このプロセスは看護師と患者の共通目標によって方向づけられていくのである。

ペプロウは、「看護師―患者」関係は、方向づけ、同一化、開拓利用、問題解決の４つの段階があると述べている。この４つの段階について説明する。

1 方向づけ

看護師と患者は、見知らぬ者同士として出会い、患者の困難な健康問題の解決に向けて一緒に歩みはじめる。

2 同一化

患者は、自分のニードを満たしてくれそうな看護師を選択して反応するようになり、看護師も患者を理解するようになる。

3 開拓利用

患者は、自分のニードに応じてサービスを最大限に利用できるようになり、自信をもって問題に対処できるようになる。

4 問題解決

患者のニードが満たされて問題が解決すると、患者は看護師から独立した人間になり、看護師と患者の関係が解除される。

この４つの段階はそれぞれ独立しているが、重複することや繰り返すことがある。

看護師の役割

さらにペプロウは、この４つの段階の「看護師—患者」関係を通じて、看護師は患者に対して、６つの役割をとる、としている(**図1**)。

1 未知の人の役割

看護師と患者は、入院や通院時に互いに見知らぬ人間同士として出会う。初めての出会いでは、看護師は礼儀正しく患者にかかわっていくことが必要である。看護師は偏見をもたずに患者をみるようにし、患者のあるがままの姿を受容していく。

2 代理人の役割

看護師は、患者から代理人の役割を求められることがある。看護師は、患者を依存的な状態から自立した状態に導いていく。

3 教育者の役割

看護師は、患者に知識を提供するという教育者の役割がある。教育にあたって看護師は、患者の体験を教育にうまく活かしていく。

4 情報提供者の役割

看護師は、患者が必要としている健康に関する情報を提供するという役割がある。しかし、場合によっては患者に事実を伝えるべきかどうか検討する必要がある。

5 カウンセラーの役割

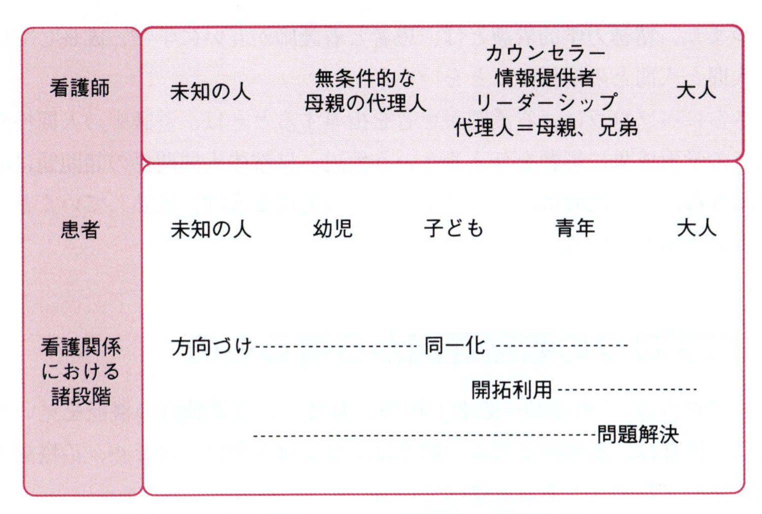

図１　「看護師―患者」関係における諸局面と役割の変遷

（ヒルデガード・E. ペプロウ、小林冨美栄訳：人間関係の看護論、医学書院、1973より改変）

看護師は、患者が今自分自身に何が起こっているかを十分に理解し、記憶できるように援助していく。また、看護師は傾聴などのコミュニケーション技術を獲得していく。

6 リーダーシップの役割

看護師は、人間の尊厳と価値を尊重する態度が求められる。看護師は患者を協力者とみなし、健康問題を解決できるように援助していく。看護師は、看護過程を展開する場面においてリーダーシップを発揮する。

精神力学的看護

ペプロウは、それまで漠然としていた精神科看護の実態を明らかにした第一人者である。

ペプロウが唱える「精神力学的看護」とは、患者とその患者を援助する看護師の感情や価値観、思考、行動が相互に影響し合って変化し、成長しながら援助したり、援助を受けていく過程のことである。患者は、病気の体験のなかで看護師から援助されたことから学び、看護師も患者への援助体験から学んでいく。

つまり、精神力学的看護とは、患者と看護師が互いに学び、成長していく人間と人間との関係のことをいう。

さらにペプロウは、看護師が患者を指導するときは、看護師の人間性が患者の学習成果に影響を与えるという仮説、日常の人間関係の諸問題に取り組むなかで看護師は、パーソナリティの発達を遂げ、成熟していくという仮説を示している。

ペプロウの看護理論から得るもの

ペプロウは、「看護師―患者」関係に着目し、看護独自の機能を見いだした。彼女は、看護師と患者の関係は単なる対人関係ではなく、治療的人間関係のプロセスであると述べている。

看護はその治療的プロセスのなかで行われ、患者のより望ましい状態に向けて、患者が健康問題を解決することを助け、パーソナリティの成熟を促していく。患者だけでなく看護師も援助体験から学び成長し、成熟していく人間と人間の関係なのである。

ペプロウは、質の高い看護の実践のためには対人関係の発展が重要なポイントになる、とみているのである。

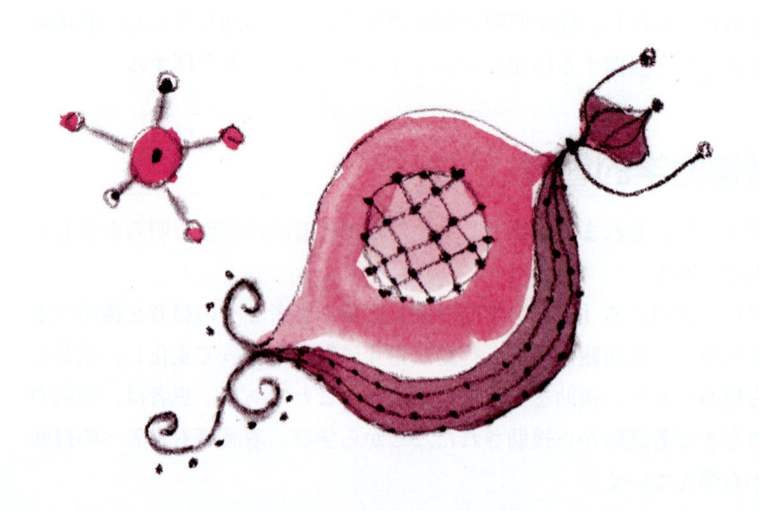

看護理論のメタパラダイム

ペプロウは、次のことを前提にして看護理論を展開している。

１つは、患者が看護を受けた体験のなかで何を学ぶのかは、看護師の人となりにかかっているということである。

もう１つは、看護はパーソナリティの発達を促進し、成熟させる役割があるということである。つまり、ペプロウは「人間関係のなかでパーソナリティは発達していく」という考え方を前提にして看護について述べているのである。

①人間

ペプロウは、人間を個人(individual)と定義している。家族や集団、地域社会はこの定義には含まれない。

人間は、常に不安定な平衡状態に置かれており、人間の生涯は不安定な状態から安定した状態をめざすという苦闘の過程にあると述べている。そのような不安定な状態に置かれているからこそ、人間はそのときどきのニードを追っているのである。人間は、安定した状態を得るために、ニードの充足のために行動する。人間のニードは段階があり、生命維持のために必要な基本的なニードがまず優先される。

このように、ペプロウの看護理論はマズロー(A.H. Maslow)のニード論の影響を大きく受けている。

②環境

ペプロウは、環境については明確に定義していない。ただ、患者を病院の環境に慣れさせるときに、看護師は患者の文化背景や価値観を考慮しなければならないと述べている。

③健康

ペプロウは、健康について次のように定義している。健康とは、１つの表象(知覚に基づいて意識に現れる外的対象の像)であり、創造的、建設的、生産的な個人生活および社会生活を目標にしている。また、パーソナリティの発達に焦点をあて、健康は生活を営むための基盤となるパーソナリティの成熟の過程であり、人間的成長の過程であると述べている。

この人間的成長の過程には、生物学的過程、成長発達の過程、社会的基盤をもつ過程がある。ペプロウは、健康を体験するために必要な２つの条件をあげている。それらは、生理的欲求が満たされるという生理的条件と、自由に自分を表現でき、生産的方法で能力を生かせるという人間関係の条件である。

④看護

ペプロウは、看護について次のように定義している。

まず看護とは、有意義で治療的な人間関係の過程であると定義している。看護は、治療のために重要な人間関係の過程であり、病気あるいはニードを感じている個人と、そのニードに気づいて対応していくための教育を受けた看護師との人間関係である。また看護とは、パーソナリティの成長を助ける教育的な手立てであり、パーソナリティの成熟を促す力であると定義している。

看護が必要な状況について、ペプロウは「その状況とは、患者が切実なニードをもっており、専門的援助を求めているということ」と述べている。

用語

・治療的人間関係：過去に充たされなかったニードを満足させて継続的な成長を可能にする関係
・看護過程：看護実践が、規則的にかつ系統的にアプローチできるように熟考された知的活動

要旨

①ペプロウの看護理論の基盤は、精神力動理論、ニード理論などの理論であり、ペプロウはこれらの理論と基礎的な看護実践理論を統合した。
②ペプロウの看護理論は、「看護師―患者」の関係が基本になっている。
③ペプロウの看護理論は、問題解決志向の理論である。
④「看護師―患者」関係は、治療的対人関係である。
⑤「看護師―患者」関係は過程であり、方向づけ、同一化、開拓利用、問題解決という４つの段階から成り立っている。
⑥「看護師―患者」関係の諸段階において看護師は、さまざまな役割を果たす。
⑦看護とは、看護師と患者が互いに学び、成長していく人間と人間の関係である。

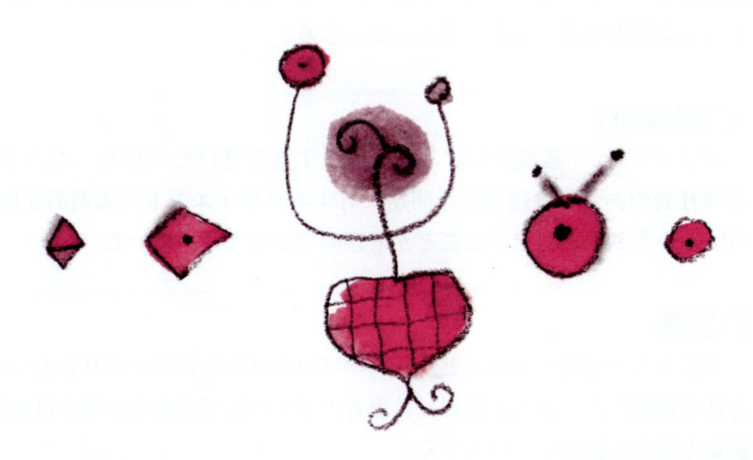

看護理論に基づく事例展開

ペプロウと看護過程

看護過程とペプロウの「看護師—患者」関係の４段階を比較すると、いくつかの類似点がある。

それは、看護過程とペプロウの４段階はどちらも継続していくものであるという点と、患者のニードの充足という最終目標に向かって協働していくという点である。

同時に、相違点もみられる。それは、看護診断についての考えである。

今日ではそれは看護師の業務になっているが、ペプロウは当面している問題を評価し、診断するのは医師の役割であると述べている。

1 アセスメント

ペプロウは、「不安はある種のエネルギーであり、不安そのものを直接調べることはできない。むしろ、その結果としての変化や行動をとおして調べることができる」(1973)と述べている。患者の不安は、具体的な行動を通じて明らかになってくる。

看護師は、患者が示すその行動に基づいてアセスメントしていくことが必要になる。看護師は患者と会話することや患者の行動を観察することによって必要な情報を収集することができる。

2 看護診断

ペプロウは、「地域における健康的な生活を妨げたり損なったりする、心理社会的あるいは精神的な問題に対するクライエントの人間的な反応」(1973)を診断し、対処することが看護師であると述べている。

3 計画

不安をもつ患者が多いことから、ペプロウは不安に対する具体的な介入方法を開発した。計画の目標は、患者の不安の軽減であり、その計画は看護師と患者が協働して作成する。

4 実施
ペプロウは、実施については正確に表現することが重要だと考えている。看護師は、実施した看護行為について正確に記録する必要がある。

5 評価
患者の不安がどの程度軽減したかを測定する。看護師が予想した結果と実際の結果を比較することによって、評価することができる。なお、どのような看護行為がどこまで実施されたのかを評価する。

事　例

Aさん、72歳、女性。無職。夫は30年前に病死。子どもはなく、アパートで一人暮らしをしている。２年前まで清掃会社のアルバイト職員として働いていた。隣人との交流が途切れ、遠方に住む姉がときどき会いにくるだけである。

昨年から被害妄想がひどくなり、現金を盗まれたとか隣人に悪口をいわれていると訴えている。悪性リンパ腫の治療のためにB大学病院に入院する。看護師が話しかけても、ひと言も話さない。4人部屋に入ったが、同室者とも会話せずカーテンを閉め切ったままである。落ちつかない様子で廊下を行ったり来たりしている姿がみられる。

1 アセスメント
Aさんは、被害妄想があり、周囲に対して懐疑的で、落ち着くことができない状況にある。このような状況のなかで、看護師や同室者との対人関係の形成が阻害されていることがうかがえる。入院前から自閉傾向がみられたAさんは、入院によってさらに孤立していくことが予測される。

現在、Aさんは自分のニードを表出できる人間が周囲におらず、信頼関係の構築という切実なニードをもっており、専門的な援助を探していると考えられる。

2 看護診断：「対人関係の形成の阻害」
Aさんは、被害妄想があり、環境の変化による混乱が起こる可能性がある。また、看護師や同室患者という新しい人間関係への適応困難が考えられる。これらのことから、このまま放置するとAさんが入院生活に不適応になる結果につながっていく。

この点に注目し、上記の診断がなされた。

3 計画・実施

(1) 信頼関係を構築する

・関心をもっていることを伝え、敬意をもってかかわる。

・受容かつ共感的態度でかかわる。

・妄想について否定せず、妄想の根底にあるニードを把握する。

・ニードを表出させてケアを提供する。

・言語的コミュニケーションを徐々に増やしていく。

(2) 一般状態の観察

・発汗、筋緊張など不安な症状を観察する。

・対人関係、攻撃的な言動、疑い深さ、敵意などを観察する。

(3) 現実との接触を保つ。

・同室患者との現実的な接触、相互作用をはかる。

・治療プログラムに参加する。

・姉との面会の場をつくり、患者の情緒的安定をはかる。

以上、今回の事例では、対人関係を構築し、切実なニードの表出を促進し専門的援助を行った。

4 評価

実施した内容を評価していく。

・Aさんは看護師に不安を表出することができるようになった。

・同室者との交流がみられるようになった。

・病棟で行われる治療プログラムに参加するようになった。

人間関係が、いかに人間に及ぼす影響が大きいかを示す事例である。

第6章

アイダ ジーン オーランド
Ida Jean Orlando

看護過程理論

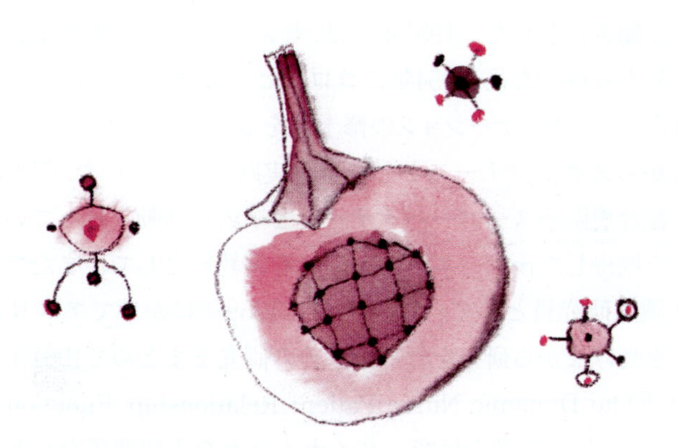

はじめに

アイダ・ジーン・オーランド(Ida Jean Orlando)は、数多くの看護理論家のなかでも、とくに豊富な臨床経験をもつ人である。彼女は、病院スタッフナース、管理者、研究者、教育者、コンサルタントとしての活動を幅広く行ってきた。これらのことは、彼女の看護理論に深く関係している。

彼女の看護理論の大きな特徴としては、臨床現場での看護実践と、その観察結果を看護理論にまとめたことである。その豊富な臨床経験から看護理論を構築し、実際に臨床現場で活用していった。彼女の願いは、看護理論を実際の看護に活用して看護を高めることにあった。

アメリカの看護を学問的に高めることに尽力した彼女は、看護の発展に多大な貢献をした看護理論家の１人として位置づけられている。

オーランドの理論は、実践性と具体性に富んでおり、今日の看護でも十分活用することができる。また、私たちに重要な気づきを与えてくれる看護理論でもある。さらに、エール大学で同僚であったジョイス・トラベルビーの看護理論に大きな影響を与えたことでも知られている。

オーランドの歩み

オーランドは、1926年の生まれである。ニューヨーク医科大学フラワー五番街病院の看護学校を卒業して看護師資格を取得した後、1947年から看護師として働きはじめた。1951年には、セント・ジョンズ大学で公衆衛生看護の学士号を取得した後、1954年にコロンビア大学ティーチャーズ・カレッジで精神衛生コンサルテーションの修士号を取得した。オーランドは、大学で学びながらスタッフナースとして看護実践を続けていた。そのほか、看護教員や総合病院のスーパーバイザーなど幅広い活動を行っていった。

修士号を取得した後は、エール大学の看護教員として、またプロジェクトの主任調査研究員として、1954年から1959年にかけてアメリカから研究助成金を受けながら研究を行った。その研究をまとめて1961年に発表したものが『The Dynamic Nurse Patient Relationship: Function, Process and Principles』(『看護の探究　ダイナミックな人間関係をもとにした方法』)であり、オーランド最初の著書である。この考えが、オーランドの看護理論の基礎になった。

1961年、オーランドは結婚してエール大学を去り、さまざまな病院や地域で教育者、管理者として活躍した。

オーランドの看護理論

オーランドの看護理論は、「人間関係論を基盤にした看護過程論」といわれている。オーランドの看護理論を理解するには、まず看護活動とはどういうものかについて考える必要がある。

看護過程での３つの要素

オーランドの理論は、３つの要素、すなわち①患者の行動、②看護師の反応(患者の行動の解釈)、③看護師の行為、から成り立っている。

これらの構成要素が互いに絡み合うことによって成り立つのが看護過程であり、それが反復しながら展開されるのが看護活動である。

では、オーランドは看護の専門機能についてどうとらえていたのだろうか。彼女は「看護の専門的機能は、患者のそのとき、その場の援助を要するニードを見いだし、満たすこと」(1964)としている。これが、臨床の現場でどのような流れによって達成されるかについて考えることにする。

①患者の身に無力感、苦しみ、苦痛が出現する。患者の行動はニードの表現であり、これには言語的なものと非言語的なものがある。

②看護師は、患者が自分の援助を要するニードを認識できるよう積極的に援助し、ニードが充足できるように妥当な援助方法を一緒に見いだす。

③看護を実施し、ニードの充足状態を確認する。看護師の行為は、患者の行動の解釈に基づく。これには、意図的なものと非意図的なものがある。看護過程は、患者の状況の変化に応じた動的な活動である。訓練により、積極的に訓練された行為(問題解決的な行為)をとることが重要になってくる。

④評価には、患者の苦悩や苦痛がどのように変わったか、患者の行動に改善がみられたかという視点が大切になる。

看護実践の理論

また、オーランドの看護理論は、「効果的看護実践の理論」とよばれる面ももつ。彼女の看護経験は精神衛生と精神科看護などによるものであった。臨床の看護師であり、また研究者でもあったオーランドは、実践で活用でき、かつ看護を学問的に高められるようにという視点で看護理論を構築していった。

彼女は、医学とは異なる看護の専門性、独自性が必要であると考えた。自らの豊富な臨床経験から考え出した看護理論は、具体性と実践に富んでおり、臨床現場でも受け入れやすい看護理論であった。また、実践と看護理論のつながりが明確である点も、オーランドの看護理論の特徴である。

オーランドの看護理論は、1950年代後半に開発されたものである。当時の看護理論がそうであったように、オーランドの看護理論もまた、前提や概念、命題については、明確には書かれていない。しかし、今日の看護に十分に通じるものがあり、忘れがちになる看護の相互作用に関する多数のデータから分析され、導かれてつくり出された。豊富な臨床経験をもとにつくられた看護理論であるため、看護実践にとって具体的な指針としての役目も果たしている。

また、基盤になった研究で使われた研究方法も、1950年代に社会学で発展した象徴性相互作用論の質的研究方法が使われており、当時では目新しい研究方法であったといえるだろう。

またオーランドは、医学は患者の病気を確定するものとする一方で、看護は病気の人にケアを提供するという、「看護の専門性・独自性」も視野に入れた。そして、看護師は自動的、受け身的な行為ではなく、訓練をとおして問題解決的に、かつ熟練した行為を習得することが必要であると考えた。

看護師と患者の相互作用

オーランドの基本的な考えのなかでもとくに重要な点は、「看護師と患者の相互作用」だといわれている。では、両者の相互作用がどのように看護の機能に結びついていくのだろうか。

患者が一般に不安や苦痛から援助を求める原因として、オーランドは

「身体上の制約」「医療における否定的反応」「ニード伝達の不能力」という３点をあげている。

なかでも看護師と患者の相互作用という観点から、「ニード伝達の不能力」についてとくに強調している。

患者がニードを伝達するために看護師が行う重要な機能は、看護師が常に患者と情報や行為のやりとりを行うことである。これは患者の行為に始まり、看護師の反応と行為につながり、最後に患者の行動に戻るという、一連の看護過程のなかで繰り返されていく「相互作用」と説明することができる。

オーランドの看護理論から得るもの

オーランドは、容易に実践できる看護理論をめざして成功した。ほかのどの看護理論家よりも、容易に実践に応用できることは、評価されるべきだろう。

一方で、オーランドの看護理論にも限界があることを知っておく必要がある。たとえば、長期的な計画を立てる場合や、患者自身にニードが知覚していないなかで健康改善に向けて動機づけしなければならない場合には、オーランドの看護理論を活用するのは難しい。

オーランドの看護理論は、相互関係理論に最も一致するものであり、看護に対して直感的というよりも論理的な実践へのアプローチを提供するものだといえる。相互作用を活用した思考のプロセスが、看護過程そのものであるといえる。

オーランドは、看護の知識体系化に寄与し、看護の学問性を高め、今日の看護に通じる大きな功績を残した。具体的には、

・看護のもつ専門性、独自性の探求
・看護師のもつ専門性、独自性の探求
・患者個人に焦点をあてた看護活動

などがあげられるだろう。

看護理論のメタパラダイム

①人間

オーランドは、人間について定義していない。そこで、ここではまず人間という存在について考えてみる。

人間は言葉を使う一方で、言葉を使わない非言語的な行動をも示す存在でもある。人間の住んでいる世界では、日々さまざまな変化が起こっている。その変化に対して人々は、状況に向かって対応しようとする。

人間は元来、このようなさまざまな状況に対し、ニードをもち、それに対する行動ができる力のある存在である。

オーランドの看護理論では、自分でニードが満たされない人を対象にしている。ニードは人間を発達・成長させるものであり、ニードが満たされないときには、苦悩や苦痛が生じるという考えをもつ。

また彼女は、患者だけでなく看護師も含めた人間像を提示し、人間の個別性を重視するということを、とくに強調している。

これらの考えは、ダイナミックな人間関係をもとにしたオーランドの看護理論の基礎をなす考え方といえるだろう。彼女の看護理論では、人間は相互作用をもとに変化するものであるととらえられており、それが看護師の役割を考える基盤にもなっている。

②環境

オーランドは、環境や社会については言及していない。環境については、看護師と患者の間での相互作用という概念において、間接的に言及されている。

看護師あるいは患者の行動が環境のなかでどのような影響を受けるかについては、明確な定義はされていない。

③健康

健康についても、明確に論じられてはいない。まずはオーランドが、看護師の責務についてどうとらえていたかを考えることから始めよう。ここでは、「ニード」がキーワードになっている。

ニードというものは人の発達・成長を促すと前にも述べたが、オーランドは看護師の責務は「患者のニードを満たすこと」といっている。

看護師の責務が患者のニードを満たすことであり、自力でニードが満たされている場合には、看護師の助けはいらないと考えている。オーランドが、ニードというものを主軸にとらえていることがよく理解できる。オーランドの看護理論のニード志向性は、「病気」に焦点を置くことで強化されている。

オーランドは自力でニードが満たされること、かつニードが満たされることによって苦痛や不安のない状態になることが、健康にとって重要な要件であると考えている。

彼女の看護理論から考えると、健康とは精神的・身体的な不快がない状態で、さらにつけ加えれば、その個人にとっての満足感、充実感、快適さがある状態、とみていたのではないだろうか。

④看護

オーランドの考える看護の目的は、「患者のニードを満たすために、患者が求める助けを与えること」である。

では彼女は、看護をどのようにとらえていたのだろう。要約すると、自力では解決が困難な心身両面の問題を援助する行為が、すなわち看護であるととらえていた。

一方で、オーランドは看護は専門職として自立的に機能することが、あるべき姿だととらえていた。つまり彼女は、看護を医学の実践から区別していくことが非常に重要であると考えていたのである。つまり彼女には、看護は独立して機能する１つの専門分野であるという思いが強かったといえる。

医学とは異なる看護の専門性・独自性を、オーランドは常に追求していた。つまり、患者が自分で苦痛を表現でき、看護師は患者がニードを認識できるように積極的に援助し、相互作用を活用しながらニードが充足できる妥当な援助方法を一緒に見いだしていく。そして実施し、ニードの充足状態を確認していく。

看護師はそのとき、受け身的な行為ではなく、訓練を重ねて熟練した行為をすることが、必要であり、重要なのである。

これらのことを踏まえて考えると、オーランドは看護の独自性を常に考え、看護の本質を患者の心身両面の安楽を保つため患者のニードを充足することに見いだしていると考えられる。彼女の発想は、今日の看護を考えるうえで、忘れがちになっている大切なものを思い出させてくれるものである。

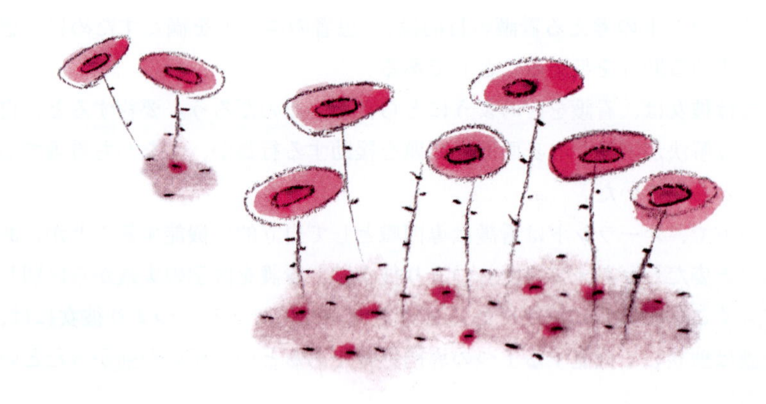

要　旨

①オーランドの看護理論は、患者が「そのとき・その場」の苦痛を表現でき、看護師は患者が自分の援助を必要としているニードを認識するという、「看護師と患者の相互関係」をもとにした看護過程を記述するものである。

②オーランドの看護理論は、患者と看護師の相互作用を理解することに焦点をあてている。これは、オーランドの理論の３つの要素─①患者の行動、②看護師の反応(患者の行動の解釈)、③看護師の行為、から成り立っている

③オーランドは、看護機能について「援助を必要とする患者のニードが、看護師自身の行為によって、もしくはほかの人々の援助によって、満たされたかどうかを確認する直接的責任」(1964)である、と定義する。これは、看護が患者の行動に始まり、看護師の反応と行為につながり、最後に患者の行動に戻ることからも重要である。

④オーランドの看護理論は、看護師と患者の相互作用をとおしての一連の「過程」として説明される。これは、看護の特徴を「過程」というものから論じているためである。

⑤オーランドの看護理論は、「相互作用」で表される。患者と看護師の間で取り交わされる情報と行為のやりとりが常に行われることが必要であり、患者の状況に応じた動的な活動といえる。

⑥オーランドの看護理論は、援助が必要なのかどうかを見定めることを必要とする。それはニード志向性と関連があり、「病気」に焦点をあてることで強調される。

⑦オーランドの看護理論では、看護師が必要なこととして、自動的な行動ではなく、訓練をとおして問題解決的であり、かつ熟慮した行為をとることが必要であると考えている。これは、看護のダイナミックさを表している。このような経験をとおして看護を学問的に高めることが大きな目的といえる。

用語

・志向性：ある方向をめざして向かう性質・傾向
・相互作用：互いに働きかけること
・ダイナミック：躍動的で力強さを感じさせる様子。動的

看護理論に基づく事例展開

オーランドと看護過程

オーランドの看護過程は、「そのとき・その場」で、１人の看護師と１人の患者が相互関係をもつ、ということに根差したものである。ここで、一連の流れを述べることにする。

⑴　患者が「そのとき・その場」の苦痛を表現でき、看護師はそれを患者行動としてとらえることができる。オーランドによれば、看護過程は患者の行動によって始まる。患者の行動はニードの表現であり、言語的なものと非言語的なものがある。

↓

⑵　患者の行動と看護師の反応の一連の相互作用は、患者が自分の援助を要するニードを認識できるよう積極的に援助する。看護師の行為は、患者の行動の解釈に基づく。これは、意図的なものと非意図的なものがある。

↓

⑶　看護師は、ニードが充足できるように妥当な援助方法を患者と一緒に見いだす。看護を実施し、ニードの充足状態を確認する。

↓

⑷　ニードが満たされたかどうかの評価が、患者が表す行動上の変化に基づいて行われる。患者の行動に始まり、看護師の反応と行為を経て、最後に患者の行動に戻る、とするからである。

↓

⑸　看護過程（看護師と患者の相互作用）によって、患者の不安や苦しみ、無力感を解消したり、精神的・身体的な不快感を解消するという目的が達成されれば、看護過程は終結する。

1 アセスメント

患者をめぐる人間関係が患者に及ぼす影響をみていく。そのためにまず行うことは、患者がいま必要としているものは何かを確認することである。

確認のため、患者への質問を行うことも重要である。患者の気持ちが十分に表出できるような雰囲気づくりや気配りも大切になってくる。患者が自分の行為の特別な意味を表現できることと、患者がどんな援助を求めているかをはっきりと確かめることが重要である。

ただし、患者が自分の援助を必要とするニードを認識できていない場合もあるので、患者自らが自分のニードを認識できるようにすることも大切である。

2 看護診断

看護師として重要なことは、よい人間関係を保ちながら、患者の反応をみていくことである。

看護診断は患者が自分の気持ちを表出でき、看護師も自分に求められていることを自覚し、看護師・患者の相互作用が患者にとってよい影響を及ぼしているかをみる。

よい影響とは、たとえば患者の不安や心配が消失または軽減することで、病気の改善がみられることなのである。また、患者の満足感を高め、行動および自助能力の改善が目標とされる。

3 看護計画立案

患者が安心して療養でき、療養生活を意欲的に過ごすことができるように必要な看護を計画する。つまり、病気に反応する患者の能力を高めるために、看護師との相互作用の効果があるように計画を立案することである。

ここでは、看護過程の目的をしっかりともち、計画立案をしていくことが必要である。看護過程で患者の無力感、苦しみ、苦痛からの解放、精神的・身体的な不快感を解消することが目的になる。

4 実施

患者の潜在的なニードを明確にし、オーランドの３つの要素に基づく一連の行動を行っていく。これは、患者の状況の変化に応じた動的な活動である。

5 評価

・看護過程(看護師と患者の相互作用)によって、患者の無力感、不安、苦しみが解消したか。
・精神的、身体的な不快感は解消したか。
・援助を要するニードが満たされたか。
・患者の満足感、充実感、快適さが得られたか。
・患者の行動が改善されたか。

という点から評価を行っていく。

事　例

Aさん、24歳、女性。専業主婦。夫(28歳)は、大手企業のエンジニア。現在は夫との二人暮らし。出産を機会に夫の両親と同居する予定である。結婚生活2年目の出産であり、初産である。出産は、経腟分娩で、2700gの男児。AP9点。

義父母は、毎日のように面会に訪れ、「跡取りができた」「よい子に育てなくては」「この子は○○家の宝」というような言葉かけを、Aさんにしている。

とくに義母は、元教員で几帳面な性格であり、療養中のAさんの過ごし方や産まれた児の抱き方などにも、つきっきりでこと細かく指導している。

現在出産3日目で、傷の回復は順調であるが、出産後の生き生きした表情は消え、気分的に落ち込んでいるのがわかる。ときどき窓の外をぼうっと見ていたり、夫との会話も弾まない。とくに、義母が面会に来る時間が近づくと落ち着かなくなったり表情も暗くなっている様子がみられる。

赤ちゃんのことも、「慣れていないので怖いから」とだんだん触れるのを避けるようになった。夫は妻の変化に気がついてはいるが、何が原因かわからず困っている。

1 アセスメント

まず、Aさんに影響を与えている要因を確認する。

義母との関係が、Aさんの行動上の変化に影響を及ぼしていることがうかがえる。次に、患者の心身の状況から、いま患者がとくに必要としているものは何かと考えてみる。

さらに、Aさんの性格、夫との関係、義父母との関係など、情報の不足もあると考えられるので、必要な情報はできるだけ早く収集する。看護師の反応（患者の行動の解釈）によって看護師の行為が決まってくる。

2 看護診断：「義母の過度の期待と介入による育児に対する自信喪失」

初めての出産は、患者の環境を大きく変える。大役をなし終えたという大きな充実感とともに、今後の育児への不安も大きくなる。

そのようななかで、義母によること細かな指導はかえってプレッシャーになり、患者の自信を喪失させる結果に結びついたと考えられる。また、日頃から同居しているわけではなく、義母—嫁間のコミュニケーションが十分とられておらず、人間関係上の希薄さも、それを助長しているように思われた。

この点に注目し、上記の診断がされた。

3 計画・実施

(1) 一般状態の観察

(2) 患者の気持ちをよく聞く

なぜ、気持ちが落ち込んでいるのかを患者自身の言葉で表出できるように働きかける。不安の原因を自分で自覚でき、どうしたいのかというニードを表出することができるようにする。看護師は、患者が自分の援助を要するニードを認識できるように、積極的に援助することが必要である。

(3) 看護師は夫や義父母とも話し合いをもつ

夫や義父母の気持ちを大事にしながら、現在の状況を話し協力を得る。面会の回数、言葉かけについても話し合う。

(4) 看護師は、赤ちゃんがかわいいという気持ちがもてるように、患者の気持ちに寄り添いながら、自分が抱いているところをみせたり、ゆっくりと過ごしてもらう時間をつくった。指導というかたちではなく、赤ちゃんとの自然な触れ合いがもてるように配慮した。

以上、今回の事例では、看護師と患者の相互行為により、患者の気持ちの安定につながるように援助を行った。

4 評価

実際に実施したことが患者によい影響を及ぼしたか、患者の行動が変わったかなどについて評価を行う。

援助を要するニードの把握

・看護師はAさんの気持ちをよく聞いた。義母から細かくいわれることから、自分に対して自信を失い、これからの育児に対しても大きな不安を抱えていることがわかった。

・本来Aさんはおっとりした性格であり、義母の性格とは合わず、出産後の同居に対しても不安を抱いていることがわかった。

相互作用による行動の変化

・Aさんは、看護師に悩みや不安を話し、気分的にすっきりしたようである。今後のことについては、「夫とじっくり相談してみます」という声が聞かれた。育児についても、積極的にかかわっていき、母親としての役割を果たしたいという希望も話すことができるようになった。

・看護師の働きかけもあり、ゆったりした時間のなかで児との触れ合いの時間をもったことで、児に触れることも自然にできるようになった。これからの育児に関しても徐々に自信をもてるようになったようである。

・看護師が、家族(夫や義父母)との話し合いをもち、看護師がとらえた患者の状況を説明し、協力を得ることができた。面会回数や言葉かけについても家族の変化がみられた。

・Aさんと家族(夫や義父母)とのコミュニケーションに変化がみられた。ぎこちなかった会話が少しずつ改善され、Aさんからも家族への自然な話しかけがみられるようになり、その結果Aさんに笑顔がみられるようになった。

看護師は、患者が「そのとき・その場」の苦痛を表現でき、患者のニードを表出できるようにかかわり、看護師が自分に何を求めているのかを自覚し積極的に援助を行っていった。その結果、患者が苦しみや不安から解放され、満足感、充足感、快適さが得られ、患者の行動が改善された事例である。

第7章

ジョイス トラベルビー
Joyce Travellbee

人間対人間の
関係モデル

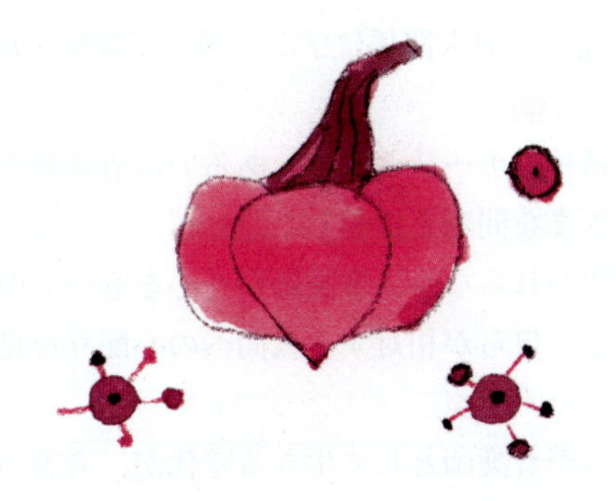

はじめに

ジョイス・トラベルビー(Joyce Travelbee)は、1926年、アメリカに生まれ、1946年にニューオーリンズ州の看護学校で看護基礎教育を修了した。その後、精神科の看護師として、また精神科看護の教育者として活躍した。

1952年、ニューオーリンズにあるディポール病院付属学校で精神科看護を教えたことをスタートとして、チャリティ病院看護学校、ルイジアナ州立大学、ニューヨーク大学、ミシシッピ大学で教鞭をとり、1970年、ニューオーリンズのホテルデュー看護学校でプロジェクト・ディレクターになった。

一方、1956年には、ルイジアナ州立大学で学士号を、1959年にはエール大学で修士号を取得している。1971年にはルイジアナ州立大学に再入学し、1973年にはフロリダで博士課程の勉強を始めたが、その年の暮れに47歳の若さで亡くなった。ルイジアナ州立大学看護学校の卒後教育の指導者として活躍しているときであった。

著作活動を始めたのは1963年からである。1966年と1971年には『Interpersonal Aspects of Nursing』(『人間対人間の看護』)が、1969年には『Intervention in Psychiatric of Nursing』が出版されている。1979年にはドーナ(Doona, M. E.)によって『Travelbee's Intervention in Psychiatric Nursing』(『対人関係に学ぶ看護』)が編集・出版されている。

理論が生まれた背景

トラベルビーは精神科ナースとして、あるいは看護教育者としての自身の経験から、さまざまな問題を提起した。

看護の専門性が問われるなか、看護師が「心をもつ人間」を相手にしているのだということ、自らが相対する人間への心配りを見つめ直す必要があることを強く訴えた。

また彼女は、自らが看護師として生きる時代が、看護の歴史において非常に重要な転換点であると考えてもいた。

影響を受けた人々

トラベルビーの理論に大きな影響を与えた看護理論家は、アイダ・ジーン・オーランド(Ida Jean Orlando)と、ヒルデガード・E. ペプロウ(Hildegard E. Peplau)である。

エール大学修士課程でトラベルビーを指導したオーランドは、看護は患者と看護師の力動関係―患者の行為が看護師の行為に影響し、看護師の行為が患者に影響を与える相互関係―のうえに成り立っていると説いた。

そして、この看護の過程を「患者の言動」「看護師の反応」「看護師の活動」の３要素に分け、それらがお互いにかかわり合っている関係が看護過程であるとした。

一方、ペプロウは、看護を人間関係の側面からとらえ、看護師と患者との関係を治療的な対人的プロセスであると最初に打ち出した看護理論家である。ペプロウは、著書『Interpersonal Relations in Nursing』(『人間関係の看護論』)のなかで、看護援助のプロセスを明確にし、看護の独自な機能を示すことによって、専門職としての看護を確立しようとした。

トラベルビーの看護理論は、オーランドとペプロウの対人関係論の延長線上にあるといわれる。この２人の考え方を、彼女独特の方法で統合することで、看護師と患者の関係に関する自らの看護理論を開発している。

また、トラベルビーは、ヴィクトール・E.フランクル(V. E. Frankl、1905～1997)やロロ・メイ(R. May)、カール・ヤスパース(K. Jaspers)らに代表される実存主義思想にも強く影響を受けている。

フランクルは、強制収容所での体験を綴った『夜と霧』によって世界的にその名を知られた精神医学者であり、哲学者である。この著書のなかで彼は、「人生には幾多の困難や苦悩があるにもかかわらず、かぎりない意味がある」ということを具体的に示そうとした。苦悩のなかで人間を支えるのは「自分の人生を意味ある人生にしたい」という「意味への意思」であるとし、それを呼び起こす方法を「ロゴセラピー(logotherapy)」とよんだ。

フランクルは次のように述べている。

「医師が人生の意味を処方できるわけではない。しかし、患者が自分の人生に自分で意味を見出せるように働きかけることは、医師の使命の１つである」ロゴセラピーはさまざまな側面をもつが、その１つとして「態度変更への援助」がある。

「我々の人生の質は、さまざまな苦悩や出来事ではなく、それらに対する自分自身の態度によって決まる」

トラベルビーの看護理論には、これらの概念が強く反映されている。

トラベルビーの看護理論

トラベルビーは、看護を次のように定義している。

"Nursing is an interpersonal process whereby the professional nurse practitioner assists an individual, family, or community to prevent or cope with the experience of illness and suffering and, if necessary, to find meaning in these experiences,"

「看護とは、専門的な看護実践者が、個人・家族・あるいは地域社会が病気や苦悩の体験を予防し、あるいはそれに対処し、そして必要であればその体験のなかに意味を見いだせるように援助する人間関係のプロセスである」(1971／脇本訳)

トラベルビーの看護理論は、対人関係のプロセスを基本としており、「人間対人間の関係モデル」としてカテゴリー化されている。看護師は「患者—看護師」という関係ではなく、「人間—人間」の関係を確立しなければならないと主張し、1対1の対人関係に終始こだわり続けた。

人間対人間の関係

「人間対人間の関係は、基本的に1人の看護師とそのケアを受ける人との間に起こる1つのあるいは一連の体験である。これらの体験の主な特徴は、個人(あるいは家族)の看護上のニードが叶えられる、ということである。人間対人間の関係は専門的な看護実践者によって、意図的に確立され、そして維持されるものである」(1971)

人間対人間の関係(human to human relationship)は、一方通行ではなく、相互的なプロセスである。両者の関係は、看護師だけによって確立されるわけではない。両者が関係性をつくり、その共通体験の結果として看護上のニードを満たしていくのである。しかし、その関係性を確立して維持していく責任は、看護師に課せられている。

人間対人間の関係は、"偶然に生じる"ものではなく、看護師によって慎重に、意識的に計画されて築き上げられるものである。

では、「人間対人間の関係」はどのような過程を経て確立されるのだろうか。

1 人間対人間の最初の出会い

人間対人間の最初の出会い(phase of the original encounter)とは、お互いが知覚や言語的・非言語的コミュニケーションを通じて相手を観察をし、「第一印象」つくる段階である。

ある人が、出会った人に対してどんなことを感じ、知覚するかは、相手に対してのその後の行動や反応の仕方を決定づける傾向にある。

この段階で、看護師は自分が他の人をどのような方法で知覚しているのかということを自覚しなければならない。その相手が「一患者」として知覚されるか、「1人の人間」として知覚されるかは、その後の関係性の確立を左右する。看護師がこれまでにも出会ったタイプの「患者」として相手を知覚した場合、人間対人間の関係確立は不可能なものになってしまう。

最初の出会いの段階では、患者はもちろん看護師を「看護師さん」として知覚する。そのステレオタイプの知覚を修正しながら、関係性を確立していくのは、看護師の役割である。

「自分は確かに看護師ではありますが、あなたと同じように1人の人間です」と表現し、伝えていかなければならない。もし両者が「患者—看護師関係」に止まってしまっているとすれば、それは看護師の責任である。

2 アイデンティティの出現

アイデンティティの出現(phase of emerging identities)とは、最初の出会いで、お互いを1人の人間として知覚した後、相手が自分の状況をどのように感じ、考えているのかを察知し始める段階である。反対にケアを受ける人も、看護師を1人の人間として知覚し始める。

お互いに自分自身と似ているところとそうでないところを認識し、そして理解できるようになり、人間関係の絆が形成されはじめる過程である。

トラベルビーは、「自分があなたの立場だったらどんな気持ちがするか、私にはわかります」という看護師は、相手の独自性を知覚できていないと述べている。その看護師は、「患者をとおして、自分自身をみているだけである」というのである。

他人との相互のつながりはもちろん大切である。しかし、同じように体験を分離し、独自性を見いだすことも重要である。他人の独自性を知覚する能力は、「自分自身を基準にして他人を評価すること」によって妨げられてしまう。看護師は「患者を評価」するのではなく、「自分自身と相手との間の差異を評価」しなければならないのである。

3 共感

共感(phase of empathy)とは、個人が他の人の心理状態を理解できるようになる過程のことを指す。共感のプロセスは、対象になっている人の行動を予測する能力に通じる。共感は偶然に起こるのではなく、それが発展していくためには以下の２つの必要条件があるとされている。

①相互の類似性

共感は、関与した人同士の類似体験に左右される。体験したことがないことを理解したり、予測したりすることは難しい。他人の独自性を理解することができても、看護師のなかに類似の背景や体験がなければ、共感はできない。この前提に立つと、看護師がすべての相手との共感を得ることを期待することは難しい、ということになる。

しかし、トラベルビーはどんな人間関係のなかにでも存在する類似性として、「それぞれの人は、人間であるということ」、そして「人間として同一の基本的ニードをもっていること」をあげている。

看護師は、共感の範囲を広げるために自らの引き出しを増やしていけるように学習することが求められる。体験をとおした深い人間関係の構築への努力を惜しんではならない。

②他人を理解したいという願望

他人を理解したいという願望そのものが、共感への動機づけになる。さらに、以下の２つの特性を通じて、共感のプロセスは高められていく。

・共感は、それ自体が関係性の確立に導くのではない。そこに至る重要な段階である。

・共感するということは、他人を知的に理解し、行動を予測することであるが、それだけでは十分ではない。共感は、次に続く同感への先駆けである。

4 同感

同感(phase of sympathy)は、共感を超えた段階である。同感には「その人の苦悩を和らげたい」という基本的な願望がある。

「協力あるいは助力の願望が加わったとき、共感は同感になるのである」(1971)

sympathyは「同情、哀れみ」とも訳され、専門職としての看護師がその感情をもつことはふさわしくない、という風潮があった。同感の重要な要素である「emotional involvement」(情緒的関与、感情的に巻き込まれること)をタブーとする雰囲気は、現在の臨床現場にも存在しているのではないだろうか。

専門職として患者とかかわる過程には情緒的関与はふさわしくない、とする風潮がある。そうなると、情緒的にかかわり合わないことが「専門職としての看護師と患者の関係」であると誤解されてしまう。

トラベルビーはこのような誤解の原因を、「看護師が自分自身を防衛するために、不安の根源(主として患者)から距離を置こうとすることにあるではないか」(1971)と述べている。

確かに、合理化や知性化という防衛機制は、看護師の不安レベルを軽減させる。しかし不安を回避するのではなく、それを直視し、成長のために役立てることが必要である。自らの不安を直視することが、成熟した情緒的関与の方法を身につけるための学習なのである。

同感によって専門職としての看護が揺らぐことはない。むしろその専門性が高まり、看護師の人間としての成長につながっていくことになる。「同感するとき、人は巻き込まれてはいるが、それによって無能力になっているわけではない」(1971)のである。

もちろん、患者の問題に情緒的に関与するなかで、相手の態度に一喜一憂し、相手が憂うつになれば自分も憂うつになってしまう、というような態度などは、「同感しすぎている」ととらえられることもある。しかし、これは「同感」ではなく、むしろ「最初の出会い」の段階で失敗し、相手の独自性を知覚できていないのである。

援助的関係を確立すべきときには、看護師は情緒的に関与しなければならない。ケアを必要とする人との関係のなかで、自分が何を感じ、何を考えているかを知り、また看護場面で達成すべき目標を理解することができていれば、情緒的関与が看護行為を妨げることはない。

同感は、「関心や個人的配慮、あなたの苦痛を和らげたいという気持ちを伝達すること」である。

その体験の結果として、ケアを必要とする人は看護師を「自分を援助してくれる人」「自分に独自の人間として関心をもっている人」、そして「自分を手助けする術を知っている人」として信頼しはじめる。そこで、看護師は援助的な看護行為を創造していくのである。

5 ラポール

ラポール(phase of rapport)は、“関係性”の同義語として、これまでたどってきた対人関係の4段階を超えたものである(**図1**)。「看護師と看護を受ける人とが同時に体験する、プロセス、出来事、体験」と定義づけられる。相互に関係のある思考や感情から成り立っており、その思考、感情、態度は、人から人へ伝達されるものである。

ラポールとは、人間対人間の関係の経験的な側面である。言い換えれば、人間対人間の関係は、看護師と看護を受ける人とが、①最初の出会い、②アイデンティティの出現、③共感、④同感、という段階を経て、ラポールの段階に達したときに確立されるのである。

患者を援助する際に看護師が必要な知識や技能をもっていなければ、いくら親密な関係を結ぶことができたとしても、ラポールとはいえない。人間対人間の関係は「看護の目的を達成するために」確立するものであり、関係を築くこと自体が目的ではないのである。

人間関係の発展に伴い、看護師と患者との間には治療的関係に向かっていく力が蓄えられていく。ラポールには達したけれども、患者の苦痛は緩和されなかった、ということはありえないのである。

また、お互いに好意をもつことがラポールの条件ではない。もちろん、看護師も人間なので、自分たちのしたことを認めてほしいという気持ちをもつのは当然である。しかし、自分のしたことに感謝の気持ちを示してくれたからといって、それをラポールとはいえない。

ラポールとは、ただ単に他人とうまくやっていけるかどうかの問題ではない。お互いの協力の問題でもない。

看護師は、単に「患者から感謝されたい」という欲求以外の看護活動の

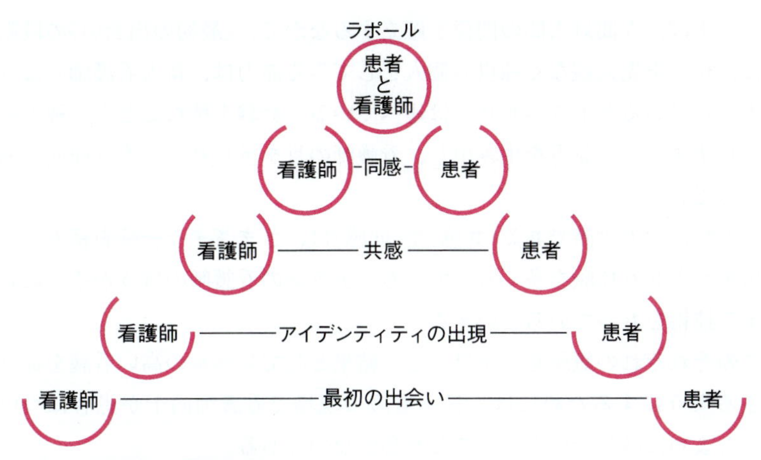

図1　人間対人間の関係

（アン・マリナー・トメイ編著、都留伸子監訳：看護理論家とその業績、第３版、p.429、医学書院、2004より改変）

動機をもたなければならない。看護師は、人々をケアし、その人たちやその人たちの健康について考える存在であるのだから。

ラポールに達するためには、看護師は①患者の援助に必要な知識をもち、②患者の独自性を知覚し、それに反応し、③その人がかけがえのないただ１人の人であることを認める能力をもたなければならない。

ラポールに達した結果、看護師と患者は病気による苦悩を共有し、それに対処するための希望や勇気をもつことができる。そしてその体験を通じて、互いに人間的な成長を遂げることができるのである。

6 コミュニケーション

人間対人間の関係を確立するためには、看護師はコミュニケーションを利用する。コミュニケーションとは、看護師が人間対人間の関係を確立することができるようにし、そのことによって看護の目的を実現させるプロセスである。コミュニケーションの技法については、『Interpersonal Aspects of Nursing』のなかで詳しく説明されている。

7 看護師同士の話し合い

トラベルビーの看護理論を実践するうえで、カンファレンスは非常に重要になる。

たとえば、人間対人間の関係を確立するなかで、《最初の出会い》の段階では、相手を先入観なく独自の個人としてみる能力は、新人看護師のほうがすぐれているとトラベルビーは述べている。経験を積むことが、種々のステレオタイプの見方を生み出し、看護師の目を曇らせてしまう傾向にあるからだ。

一方で、次の段階である《共感》や《同感》は、さまざまな経験を積み、引き出すべき共有体験を多くもっているベテランの看護師のほうがそこに到達する技術をもっているといえる。

このそれぞれの短所をフォローし、結果としてレベルの高い看護を提供できるようにするためには、日々看護の現場で看護師同士が患者について、こまめに話し合いをすることが必要なのである。

また、《同感》の過程で、情緒的関与は必要不可欠であるけれども、看護師自身は自分が何を感じ、どう考えているのか、そしてその看護場面における看護の目標は何なのかということを意識していなければならない。

人間が最も理解しにくい相手は自分である。一緒に看護を展開する仲間に対し、その人が感じていること、陥っている状況を客観的にみて助言するのも、看護師の重要な職務である。

看護師同士が、患者一人ひとりについてだけでなく、看護師一人ひとりについても、十分な話し合いをもつことは、看護の過程において非常に大切なことなのである。

トラベルビーの看護論から得るもの

トラベルビーは、「患者」「看護師」というカテゴリー化をせず、どちらも「ただ1人の人間」であることにこだわり続けた。彼女は、援助を必要とする人の独自性を知覚することが看護のプロセスの始まりであると説いている。人間対人間の関係を確立する責任を負う看護師の資質を厳しく追及した看護理論に触れると、身の引き締まる感がある。

一方でトラベルビーは、看護師自身も1人の人間である、と訴えている。人間対人間の関係性は、援助を必要とする人だけでなく、看護師自身にとっても非常に重要なものなのである。

勤務している間、看護師は人間ではなくなっているわけではない。援助を必要とする人との関係、ともに援助をする看護師の仲間との関係などをとおして、看護師自身がもつニードを満たしていくことも不可欠だといえる。

臨床の現場で、私たちは患者の思いが理解できないことに戸惑い、懸命に行う援助が報われないことに呆然とする。そしてそのような思いをもったこと自体に、専門職としての資質のなさを痛感し、自信を失ってしまう。

しかしトラベルビーは、そのような思いをもたないように仕事をするのではなく、その苦悩を体験することでしか看護師としての成長はありえない、と強調している。

患者だけでなく、看護師の人間性の追求にも言及したトラベルビーの看護論の根底には、看護の効率化、マニュアル化のなかで迷い、立ち止まってしまう現代の看護師たちへの強いエールが流れている。

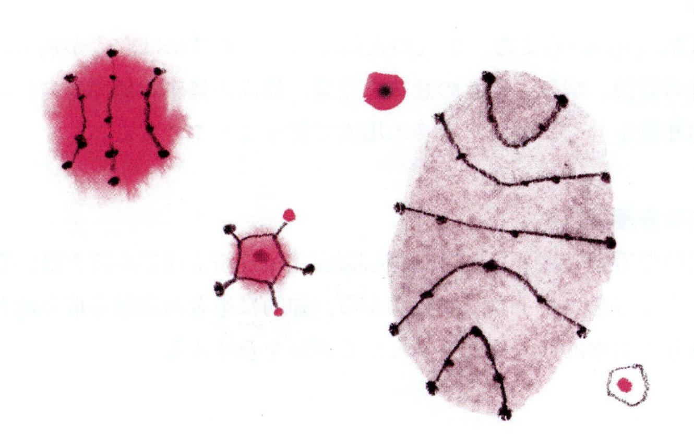

看護理論のメタパラダイム

①人間

人間(human being)は、唯一でかけがえのない個人として定義される。

いま、この世界においてただ一度だけの存在であり、過去に存在した、あるいはこれから存在するであろうどんな人とも、似ているけれども同じではありえない存在である。

人間とは、他人を知る能力をもっていながらも、決して他人を完全に理解することのできない存在である。

すべての人間は、その存在だけで価値をもつ。ほかの人を評価する基準や知識をもっている人はいない。

患者

患者(patient)という言葉は、ステレオタイプであり、実際に「患者」というものは存在しない。存在するのは、その人にふさわしい援助を与えることができる人間からのケアやサービス、援助を求めている個人としての人間である。

看護師

看護師(nurse)もまた、1人の人間である。看護師は、人が病気の予防や健康の回復、病気のときの意味を発見、最高の健康状態の維持に必要な専門的知識をもち、それを看護の場面で使うことができる。

専門的な看護実践者

専門的な看護実践者(the professional nursepractitioner)とは、自分の行動ややり方をコントロールしながら、知的に患者の問題を取り組む方法と、自分の治療的な利用とを学んだ看護師を意味する。

②環境

トラベルビーは、環境(environment)を明確には定義していない。

③健康

健康(health)には2つの異なる基準がある。主観的健康と客観的健康である。

主観的健康とは、個人的に定義づけられる。すなわち、自分の身体的・情緒的・精神的状態について、それぞれの人が受け止める評価そのものである。

客観的健康とは、診察や臨床検査による測定や、心理カウンセラー等の評価によって明らかにされる病気や身体障害、苦痛や苦悩を与える症状がないことを指している。

病気

トラベルビーは、"病気(illness)"を健康でない状態の定義としては用いず、病気という人間の体験を追及した。

病気の主観的基準は、人間が病気をどのように自覚するかによって評される。客観的基準は病気が個人に与える外面的影響によって定められる。

苦悩

苦悩(suffering)とは、不快の感覚のことである。単なる一時的な心理的・身体的・精神的不快から、極度の苦しみまで、そして苦しみを超えた絶望的無配慮という悪性の段階、さらには無感動的無関心という末期的な段階まで広い範囲に及ぶ。苦悩は1つの連続体である。

希望

希望(hope)とは、目的に到達したい、あるいは目標を成就したいという欲望に特徴づけられた精神状態である。そのなかには、その目的や目標は達成できるというある程度の期待が伴っている。

希望は、他人への依存、選択、願望、信頼と忍耐、勇気と関係をもち、未来志向的なものである。

④看護

看護(nursing)の定義については、前述のとおりである。看護の機能については

(A) 病気や苦難を予防したり、あるいはそれに対処できるように、個人・家族・あるいは地域社会を援助すること

(B) 病気や苦難のなかに意味を見いだすよう、個人・家族・あるいは地域社会を援助すること

と定義されている。

看護上のニード

看護上のニード(nursing need)とは、専門的な看護実践者によって満たすことができ、看護実務の法規定の範囲内にあるような、患者(あるいは家族)の何らかの要求である。

要　旨

①看護とは、人々が病気や苦悩を予防し、それに対処できるように、またそのなかに意味を見いだせるように援助することである。

②看護の目的は人間対人間の関係の確立をとおして達成される。

③人間対人間の関係は、1.最初の出会い、2.アイデンティティの出現、3.共感、4.同感の段階を経て発展し、5.ラポールで人間関係の確立に至る。

④ラポールを体験するなかで、看護師は看護行為を創造し、患者は苦痛を緩和することができる。さらにこの体験をとおして、両者はお互いに人間的に成長する。

⑤ラポールは変化のきっかけである。人間は常に生成・進化・変化のプロセスのなかにいるため、ラポールへの努力は継続的でなければならない。

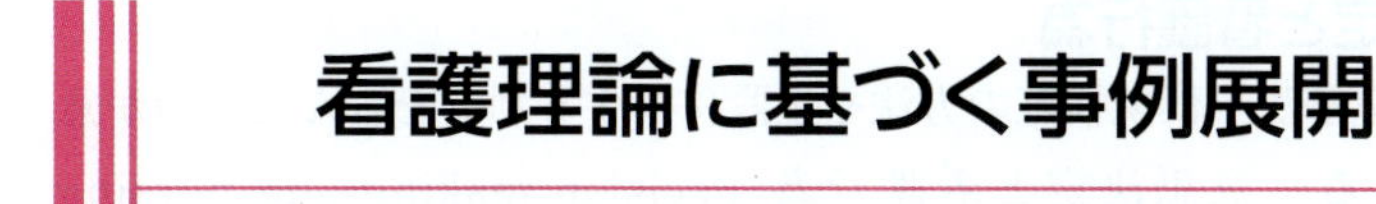

看護理論に基づく事例展開

トラベルビーの専門分野は、精神科看護であった。したがって、彼女の理論では人間の身体的側面よりも精神的側面に焦点をあてて展開されている。

しかしトラベルビーは、『Intervention in Psychiatric Nursing』のなかで、「看護の目的を達成するために、対人関係のプロセスを利用するという点では、精神科看護もほかのあらゆる分野の看護も変わらない」と述べている。

プロセスとは、広義に看護の体験的側面、つまり「看護師―患者間に起こること」と定義されている。看護過程とは、ある目標へ導く一連の行為、あるいは作用である。この行為あるいは作用は、①観察、②解釈、③意思決定、④看護行為、⑤評価、であるとされている。

それぞれのプロセスには重なり合いがみられるため、現実に各段階の境界ははっきりしていない。プロセスという用語はバラバラの事象ではなく、むしろ流れを意味しているのである。

1 観察

観察（observation）とは、感覚器官および患者に対する直感的反応によって収集される生のデータを指す。体験することは観察の１つの側面で、看護師はデータの解釈や分析をする前に、体験しなければならない。

観察はそれ自体が目的ではない。「疾病の兆候を観察する」のではなく、特定の疾病の症状を体験している人間を観察し、（できれば患者とともに）その主観的体験を確かめる。

2 解釈

解釈（interpretation）とは検証すべき問題や仮説を確認することである。専門職看護師は観察したことの意味について解釈し、その妥当性を確認する。観察は両者のかかわりのなかで行われるため、解釈には自分自身に関する看護師の知識も重要になる。

3 意思決定と看護行為

解釈に問題解決・仮説検証の方法や手段に関する判断を含んだものが意思決定である。意思決定と看護行為(decision making and nursing action)は不可欠に結びついている。

看護行為とは意思決定を実行に移すことである。行為とは看護介入のことで、看護師が行う行動や目標達成の方法を指す。

4 看護行為の評価

看護行為の評価(appraisal of nursing action)とは、看護の質と有効性を判断し、特定のケアの目標が達成されたかどうかをみることが中心である。看護行為とその効果に関する綿密で分析的な観察である。

事　例

Aさん、13歳、女性。5歳のときに1型糖尿病を発症し、初めて入院した。それ以来、1日4回の血糖測定と、インスリン自己注射を行っている。血糖コントロールが安定しておらず、これまでに何回も、血糖コントロール不良によるケトアシドーシスを起こし、緊急入院をしている。

入院中は、規則正しく生活でき、血糖測定とインスリン注射を行うことができる。しかし、退院して自宅に戻ると、面倒になって何日も血糖測定とインスリン注射をせず、コントロール不良になってしまうことを繰り返している。中学2年生だが、家庭の事情で転校が多かったことと、不規則な生活リズムが影響し、学校は欠席することが続いている。

人懐っこい性格で、友人をつくることは得意である。

—場面1—

今回の入院は、不規則な食生活のうえ、ほとんど血糖も測らず、インスリン注射も行わなかったことにより、高血糖からケトアシドーシスになったためである。

Aさんと初めてかかわりをもつB看護師は、これまでの病歴を振り返り、Aさんには自分の病気をもっとよく知ることが必要だと考えた。そのため、小学校高学年向けの糖尿病についての本を準備し、Aさんに「よく読んでおいてね」と手渡した。Aさんは、「わざわざ本を借りてきてくれたの？ありがとう。読んでみる」と答えた。

翌日、B看護師がAさんに「あの本読んだ？」と尋ねたところ、Aさんからの答えは「ちょっと読んだけど、何だか難しかったからやめた」というものであった。

B看護師「えっ？Aちゃん、中学２年でしょ？あれは小学校の子ども向けの本なんだから、読めるでしょう？」

Aさん「そんなこといったって、難しいものは難しいもん。無理！」

B看護師「そんなこといっていたら、いつまでたってもちゃんとできるようにならないよ」

Aさん「いいもん、別に」

B看護師「Aちゃんより、もっと重い病気の子はここの病棟にいっぱいいるよ。その子たちががんばっているのに、Aちゃんができないはずないよ、ね？」

Aさん「でもなぁ……」

その夜、Aさんが病棟の隅で泣いているのを、夜勤の看護師が発見した。

場面１のなかでみえてくるもの

◎最初の出会いの段階

B看護師はAさんについて、過去の病歴を調べている。生活が不規則であること、血糖コントロールが不良であることなどから、糖尿病に対する病識に乏しいと判断した。Aさんについて「独自の人間」として知覚することができず、先入観をもった出会いになってしまった。

最初の出会いの段階で、お互いをどのように知覚するのかについては、看護師に責任がある。患者のこれまでの経過を知ることと、人間としての出会いとは切り離して考えなくてはならない。

◎観察の不十分さ

B看護師は、「Aさんは、中学２年生なのだから、小学生向けの本なら読めるだろう」と判断している。

しかし、実際にAさんとコミュニケーションをとり、糖尿病についてどのくらいの知識をもっているのか、文章を読む能力はどの程度なのか、学習したことを実践していく能力はどの程度あるのか、などについての「生」のデータを集めることを怠っている。

◎「ほかの人」を自分の物差しで評価していること

上記にも関連するが、B看護師は、自分自身を物差しとしてＡさんを評価している。

「自分が中学２年生のときは、これくらいの本なら読めた」「このくらいの内容なら理解できた」という尺度をとおして、Ａさんの理解力を評価している。

自分がそうだったから他人もそうだろうという安易な推測や、自分ならできていたのにこの人はできないから努力が足りないのだとする判断は、人間対人間の関係への深まりを著しく障害する。

◎１人の人間としてではなく疾患別のグループとして見ていること

B看護師は、「もっと重い病気の子もいっぱいいるのに、頑張ろうよ」とＡさんを励ましている。しかし、Ａさんの疾病やそれによる苦難の体験はＡさん独自のものであり、決して病気の種類によってひとくくりにできるものではない。

疾病をどのように受け止め、体験するかはその人自身によるものであり、ほかの疾病を体験している人と比較できるものではない。

このように、場面１のなかでは、人間対人間の関係の確立には至らず、Ａさんの苦痛を緩和したり、苦痛の中に意味を見いだしたりするように援助するという看護の目的を達成することはできていない。

ここで注目したいのは、ＡさんとB看護師との関係は、必ずしも悪くはないということである。B看護師はＡさんに感情移入し、疾病による苦痛を軽減できるよう援助したいという動機をもっていた。また、Ａさんは、「私のために本を借りてきてくれたの？」とB看護師の行為に感謝している。

しかし、このプロセスのなかでは、B看護師のかかわりによって、Ａさんの精神的苦痛はかえって増してしまった。

―場面２―

Ａさんの事例で、C看護師とのかかわりをみていくことにする。

C看護師は、Aさんとのかかわりを自己紹介から始めた。①自分はこの病棟に勤務する看護師であること、②Aさんと会うのは初めてなので、いろいろ話をして、Aさんのことをよく知りたいと思っていること、③自分のことも、知ってほしいと思っていること、などを話した。

Aさんは、5歳のときに初めて糖尿病と診断され、突然入院になった日のことや、その後、血糖コントロール不良を繰り返していることを話し出した。「自分でも、どうして家に帰ると（血糖測定やインスリン注射が）できなくなってしまうんだろう、と思う。いつも退院するときは、今度こそ家でもちゃんとやろうと思うけど、家に帰って何日かすると、面倒になってしまう」と打ち明けた。また、昼間の血糖測定やインスリン注射があり、同級生の目も気になってしまい、ついつい学校に行けなくなってしまうことも話し出した。さらに、「Cさんは、学校行きたくなくなることはなかった？」とC看護師に尋ねることもあった。

C看護師は、Aさんについてのカンファレンスをチーム内で開催し、まず血糖コントロールがうまくいかなくなる原因をAさんと一緒に考えていこうという計画を立てた。看護師が毎日少しずつ糖尿病についてAさんに質問をするという方法で、Aさんが糖尿病という疾病をどのように受け止めているかを確認した。

また、生活パターンを振り返り、Aさんがいま楽しいと思っていることは何か、どのような希望をもっているか、さらに、糖尿病によってどのような苦痛を感じているかを話し合った。

そのことをとおして、Aさんが考えていることについて、以下の内容が浮かび上がってきた。

・最も大切に思っているのは、いまの友人関係を続けていくこと
・現在、強い身体的苦痛は感じていないこと
・インスリンをいちいち打たなくてもよい治療法が、そのうちできるだろうと考えていること
・眼科の診察結果から「将来失明してしまうのではないか」という大きな不安を抱いていること

これらのことから、現在糖尿病による身体的苦痛を感じていないAさんが、規則的な血糖コントロールなどを身につけるためには、情報の伝達よりも、むしろ糖尿病とそれに伴う生活改善に意味を見いだすような援助が

必要であると考えられた。Aさんにとって血糖測定やインスリン注射、生活の改善は、糖尿病によってもたらされた“面倒なこと”でしかなかったのである。

C看護師をはじめとする看護師たちは、Aさんが不安に感じている「失明」という事態は、血糖をきちんとコントロールできれば予防できるということを、Aさんに繰り返し説明した。また、友人と食事を摂るときも好きなものを食べていいことを話し、しかしそのためには、そのときの血糖を知り、正しくインスリン注射することが必要であることを話した。

「糖尿病食は、バランスのとれた食事だから、友だちにも献立をアドバイスしてあげられるよ」という看護師の提案に、Aさんは「そうか！じゃあ夏休みの自由研究は『バランスのとれた食事』にしよう。これならもう何年も聞かされているから、すぐにできるよ」と答え、取り組んだ。

Aさんにかかわるなかで、C看護師は「何にも心配しなくてもいいよ」「そんなこと大丈夫よ」とは決していわなかった。

しかし、以下のように話していた。

「Aちゃんの気持ちはちょっとしかわかってあげられないかもしれないけれど、いつでもそばにいるからね。私たちは、Aちゃんの手助けをするためにいるのだから、しんどいときには頼ってね。ずっと血糖コントロールするのは難しいけれど、どうしたらできるか一緒に考えていこうね」

それから数日してから、AさんはC看護師にこういった。

「骨折していた同室の子が、退院した。みんなに『元気になってよかったね、頑張ったね』といわれていた。でも、自分の病気はいつまでたっても『頑張ったね』といわれることはない。これからもずっと『頑張って』といわれ続けるのだと思うと、悲しくなった」

その後、Aさんは退院した。それからも何度か入院しているが、確実に血糖コントロールを良好に維持できる期間は延びてきている。

場面2のなかでみえてくるもの

①人間対人間の出会い

Aさんとのかかわりの前に、C看護師は経過を知ろうとしてはいるが、出会いの場面では、まずAさんに知ってもらおうという意思表示をしている。

自分はAさんに人間として興味があるということを伝える努力をした結

果、Aさんも「Cさんは学校に行きたくなくなることはなかったの？」と人間としてC看護師に関心を示している。

②同感への段階

C看護師を中心として、看護師らはAさんの人となりを知りたい、そして糖尿病という疾病を体験することのなかに意味を見いだせるように援助したい、という思いをもった。これらは看護師であるということに由来する欲求である。

Aさんをただ評価するのではなく、Aさんの置かれている状況や受け止め方を観察し、そのどこに意味を見いだすかということをともに考えていく過程を共有していた。

③Aさんの気づき

退院前にAさんは、「自分は一生『頑張ったね』といってもらえない」と訴えている。これは否定的な感情ではある。しかし、別の側面からみると、糖尿病が慢性疾患であることをAさんなりに受け止めはじめているということである。

事実を受け止めることが、それに意味を見いだすことへの第一歩になるのである。

おわりに

トラベルビーが活躍したのは、いまから40年以上前である。彼女は、無感動的無関心を示している状態の患者は、大出血しているのと同じくらい緊急の援助を必要としていると説いた。苦しむ人の最も近くにいるのは看護師であるとし、その責務と必要な資質について言及した。

彼女は、最初の論文を発表してからわずか10年あまり後にこの世を去っている。看護理論とは、実践していくなかで、検証され、さらに深まりや拡がりをもっていくものである。彼女自身がこの「人間対人間の関係モデル」をさらに深く追及する時間がなかったことは、非常に残念である。

しかし、「看護師が、どんな体験のなかにも意味を見いだすことができると信じていなければ、どうやってほかの人々を援助できるのか」と訴えていたトラベルビーの言葉を借りるならば、彼女が若くして亡くなったことも、後世を生きる私たち看護師にとって何らかの意味をもっているのだろう。

その意味を見いだし、いまだ多くの看護現場で達成されていない「人間対人間の看護」を確立することが、私たち看護師に課せられた課題である。

第8章

シスター カリスタ ロイ
Sister Callista Roy

適応モデル

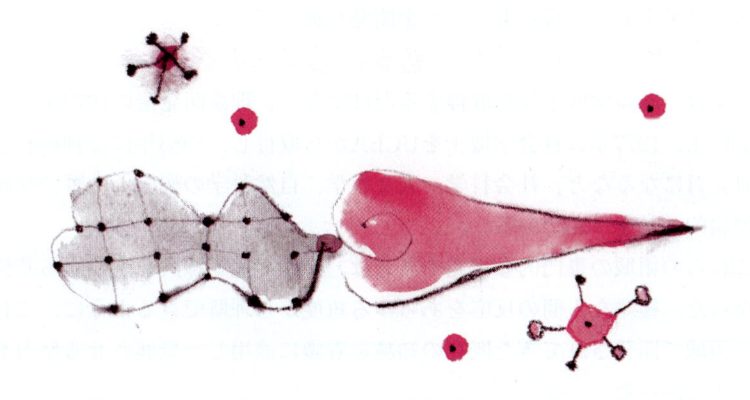

はじめに

シスター・カリスタ・ロイ(Sister Callista Roy)は、1939年にアメリカのロサンゼルスに生まれた。

現在は、東部にあるボストン・カレッジ看護学部の大学院の教授(1987〜)で、カトリックの聖ヨセフ・カロンデレのシスター(修道女)でもある。

若い頃からの看護の定義や理論開発に対する熱意

ロイは、1963年にロサンゼルスにあるマウント・セント・メリーズ(Mt. St Mary's)大学で、看護学士号を取得し、小児看護領域で臨床看護を経験した。また、1966年にカリフォルニア大学ロサンゼルス校(UCLA)で看護学修士号を取得し、1982年まで母校の教員をしている。

20歳代前半から「看護とは何か」を追及することに情熱を傾け、31歳のとき(1970年)に雑誌『Nursing Outlook』でロイ適応モデルを発表した。

ロイは、理論開発にいちばんの影響を受けた人物として、大学院の時期に出会ったドロシー・E. ジョンソン(Dorothy E. Johnson)をあげている。ジョンソンからは、システム論の考え方だけでなく、「『看護とは何か』という看護の定義を示す点に、もっとエネルギーを集中すべきである」と教えられた。このことが20歳代前半から理論開発に取り組む熱意になった。

その後50年にわたって、臨床での実践や教育、研究に理論を適応し、それらの結果をもとに現在もモデルを開発し続けている。

心理学・生物学・社会学・哲学の看護への適応

ロイは、看護学博士号を取得するだけでなく、理論開発後の1973年に社会学修士、1977年に社会学博士をUCLAから取得し、1983年には神経科学の研究員になるなど、社会科学、人文科学、自然科学の幅広い分野で学問の理論的背景を学んでいる。

これらの領域の専門的な理論や概念は、ロイの適応様式を説明する基盤になった。複雑な人間の反応をあらゆる角度から理解できるように、これらの領域で開発されてきた既存の知識を看護に適用し、発展させる努力を惜しまなかった。

精力的な著作・教育・研究活動

ロイは、著作活動も看護の本質を伝えて進展させる重要な要素であるという信念をもち、大学院終了後も、毎年少なくとも１冊は執筆している。

一方で、彼女は臨床での看護活動も継続している。理論を実践に根差した形で普及させ、実践を理論に反映させる努力も惜しまなかった。

加えて、NANDA（北米看護診断協会）の看護理論家グループの委員長を10年間務めた。現在はボストンで、モデルに基づいた看護実践の促進、ネットワークづくり、ワークショップの開催などに尽力している。

人間に対する暖かい眼差し

ロイは、シスターである。彼女のもつキリスト教的価値観が、人間や健康の見方に影響を与えている。人間がもつ潜在的な能力に寄せる、暖かい眼差しを感じることができる。

さらに、1999年に出版された『The Roy Adaptation Model（2nd ed.）』（『ザ・ロイ適応看護モデル』）の前書きで、執筆の間に脳腫瘍による2回目の開頭手術を受けたことを記している。ロイ自身の長年の闘病生活における「Sick role」が、モデルに与えた影響は計り知れない。

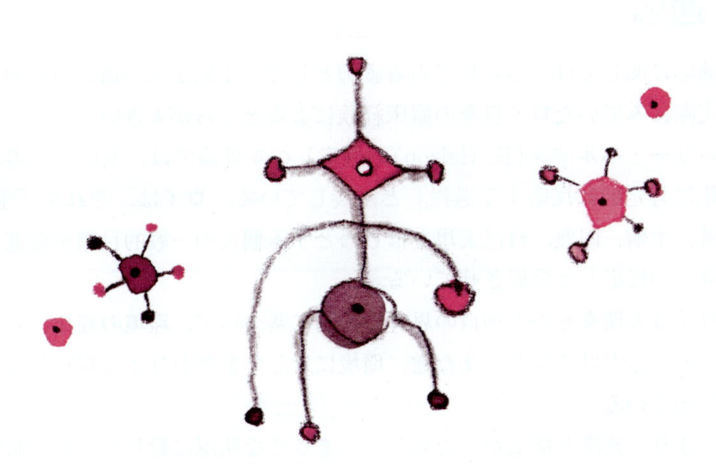

ロイの看護理論

ロイの適応モデルで中心になる概念は、「人間」と「看護」である。人間を「全体的適応システム」としてとらえ、看護の目標を「適応を促進し、生命・生活過程を整え、人間の健康、生命・生活の質、尊厳ある死に貢献すること」(1999)としている。

したがって、ロイの適応モデルを理解するためのキーワードは、「適応」と、システムとしての人間がもつ「全体性(holistic)」と複雑な「対処プロセス(coping process)」であると考える。

また、ロイの看護理論の特徴は、その方法論である看護過程を看護理論のなかに明確に含めている点にある。

ロイの看護理論の科学的前提として、「適応レベル理論」と「システム理論」があげられる。一方、哲学的前提には「ヒューマニズム」と「ヴェリティヴィティ(真実性：veritivityはロイの造語)」がある。

当初、ロイの理論は個人を対象にした看護モデルとして開発されたが、最近では集団の視点を取り入れて展開されている。

ここでは、個人のレベルにとどめて述べる。

適応

適応に関しては、小児科での看護師として、小児がもつ適応力や回復力を実際にみていたロイ自身の臨床経験によるところが大きい。

ハリー・ヘルソン(H. Helson)の適応レベル理論では、適応を「環境の変化に肯定的に反応する過程」と定義している。ロイは、それを「生存、成長、生殖、円熟、自己実現をはじめとする個人の一般的目標を促進する環境への反応」と発展させている。

ロイは人間をその人独自の思考や感情に基づいて、環境の変化に効果的に適応するだけでなく、また逆に環境に対して影響を与える存在としてもとらえている。

つまり、健康と病気がもたらしたさまざまな状況に対して、ある面ではその状況を受け入れ、ある面では取り巻く状況に積極的に働きかけ、目的をもって自ら変化をつくり出し適応する能力を、人間は潜在的にもっていると考えているのである。

複雑な「対処プロセス」をもつシステムとしての人間

人間は、一般システム論でいわれている「入力(input)」と「出力(output)、「制御(control)」とフィードバックの過程をもつ(**図1**)。

1 入力

人間は、変化する環境と絶えず相互に作用し合う、開かれたシステムである。入力は、内的外的刺激と適応レベルによってもたらされる。

まず、刺激には3つの種類がある。

・**焦点刺激**：最も直接的に直面する内的・外的刺激
・**関連刺激**：焦点刺激以外の行動に影響を及ぼすすべての刺激である
・**残存刺激**：人間の内部または外部にある環境要因で、現在の状況ではその影響が不明確なもの

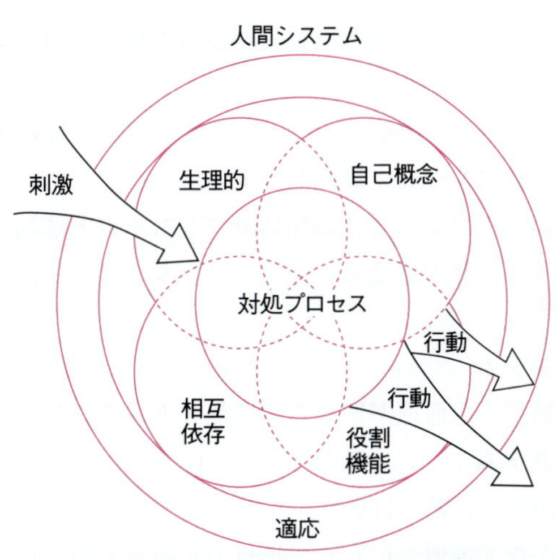

図1　適応システムとしての人間の略図
(シスター・カリスタ・ロイ、松木光子監訳：ザ・ロイ適応看護モデル、医学書院、2002より改変)

適応レベルとは、ある状況に対してその人が肯定的、適応的に応答できる範囲(ゾーン)をいう。同じ刺激を受けても、その人の適応レベルによって対処できる能力が異なるため、一人ひとりが異なる行動をとる。

適応レベルは、それまでの経験に左右され、希望や夢、達成への動機づけによってこれからも変化し続ける。その関連を見極めることが重要である。

2 対処プロセス

人間は、入力された刺激に対し、２種類の複雑な対処プロセス(coping process)を働かせてコントロールする。このコントロール過程は、システム機能の中心になるものである。

対処プロセスは、変化する環境と相互作用し、生命・生活過程の統合を維持するために働く先天的・後天的方法である。それは、調節器サブシステムと認知器サブシステムの２つに分けられる。

・**調節器サブシステム**：刺激が感覚器をとおして入力され、神経・化学・内分泌系の経路を通じて、自動的・無意識的に反応する対処プロセスであり、先天的な相互作用である。

・**認知器サブシステム**：認知・情報処理、学習、判断、情動という４つの経路をとおして、意識的、無意識的に反応する対処プロセスである。これまでの学習や経験によって後天的に獲得された相互作用である。

大学生の花子さん(19歳)が風邪を引いた場合の２つの対処プロセスに生じていることを定義に基づいて展開してみる。

風邪のウイルスの入力によって、調節器サブシステムと認知器サブシステムでは、次のような活動が始まる。認知器サブシステムの働きは、**図2**のようになる。

調節器サブシステム：

・免疫能が作動し、白血球が増える。発熱メカニズムが作動する

認知器サブシステム：

・認知：のどが痛い、熱っぽい

・判断：風邪かな？練習が忙しくて抵抗力が弱っていたせい？

・情動：明後日、テニスのサークルの試合がある。仲間に迷惑をかけることになる。どうしよう？

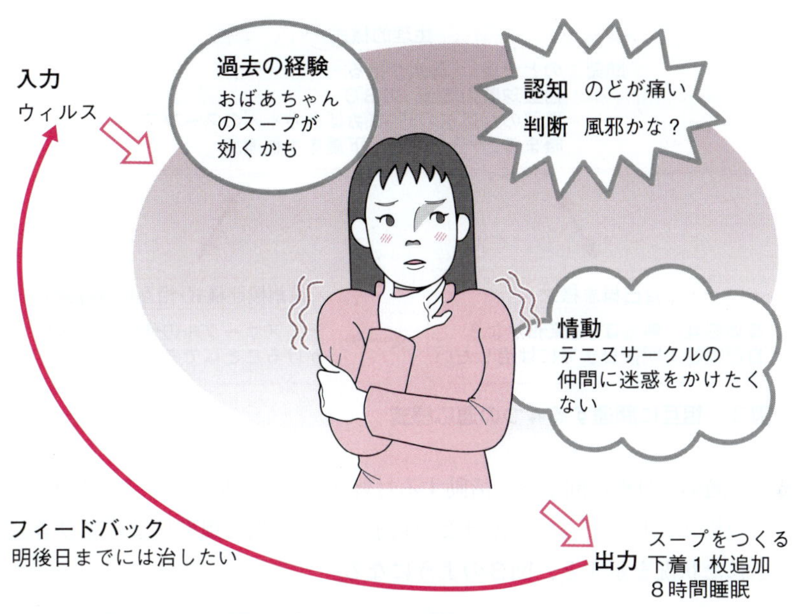

図２　風邪による認知器サブシステムの活動

・学習（過去の経験）：おばあちゃんがよくつくってくれたネギとショウガたっぷりのスープでも飲むといいかも

このような身体の内部で行われている複雑な調節器と認知器の対処プロセスを、外部から直接観察することはできない。しかし、ロイは複雑な対処プロセスであるこれらの活動を観察するアセスメントの枠組みとして、具体的に使えるツールを開発した。

臨床で帰納的な研究方法を用いて患者の反応を分析し、４つの適応様式（生理的、自己概念、役割機能、相互依存）を導き出したのである。

４つの適応様式は、簡単に説明すると次のようになる。

①**生理的様式**：身体的に生じた変化・反応。９つの構成要素をもつ。

②**自己概念様式**：精神的な不安や自己の身体や性格、自分らしさなどのイメージや自己期待、価値観の変化・反応である。

③**役割機能様式**：家族内や社会での役割の変更、経済状況の変化・反応である。

④**相互依存様式**：人間関係を及ぼす変化・反応である。

ロイは、これらの適応様式を通じて表現される行動を観察することによ

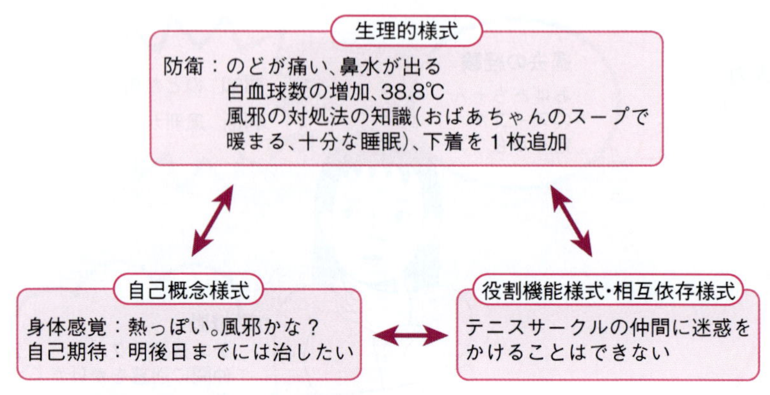

図３　相互に関連する４つの適応様式

って、適応の目標に向かって活動する対処プロセスを把握できると考えた。

この様式にしたがって、先ほどの花子さんの事例で風邪によってひき起こされた状況を示すと、**図３**のようになる。

3 出力

対処プロセスの結果として、人はさまざまな反応や行動を出力する。行動には、適応反応(適応の目標を促す反応)と非効果的反応(適応の目標に役立たない反応)がある。

行動は、問題やニーズ、障害につながる反応だけでなく、その人の能力や長所、知識、技能、意欲や思い入れなどを含む幅広いものである。

4 フィードバック

これらの反応の一部は、フィードバックとして、刺激として作用する。適応できるように、入力から出力のプロセスを繰り返している。

「全体性」をもつ存在としての人間

一般システム理論において、システムとは、ある目的のために1つの全体(whole)として機能するよう、各部分が相互に作用し、関連づけられたまとまりになったものをいう。

システムとしての人間は、相互に依存し合う各部分が、ある目的のために統合に向かってコントロールされ、全体として機能する。そのため、1

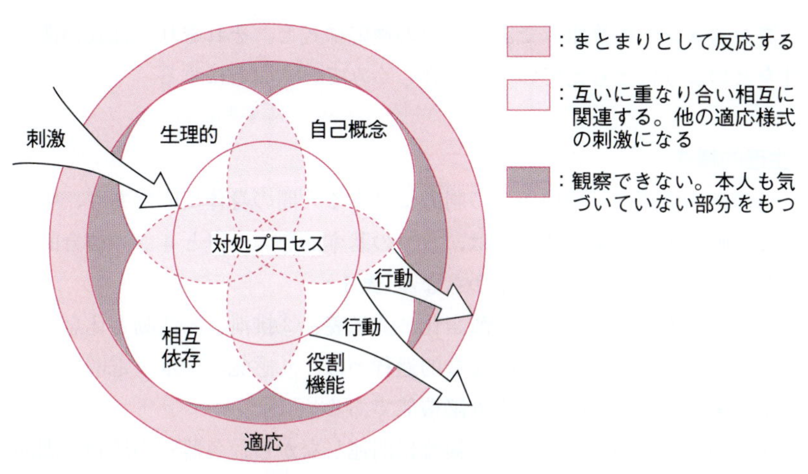

図４ 「全体性」をもつ人間としてとらえるポイント
（シスター・カリスタ・ロイ、松木光子監訳：ザ・ロイ適応看護モデル、医学書院、2002より改変）

つの部分に起こった現象は、ほかに影響を及ぼし、相互に関係し、重なり合って、全体としての人間に複雑な現象をひき起こす。そのことが、今までの“その人のあり様”や“その人らしさ”を維持することに影響を及ぼすのである。

また、この「全体性(holistic)」をもつ存在として人間をとらえる考えは、哲学的仮説にも基づいている。単にまとまりをもって機能するだけでなく、目的に向かって創造的に行動し、全体としての統合性を維持しながら人間関係のニーズを実現するために努力する存在である。

ロイの理論を理解するには、４つの様式の一つひとつを注意深くみるだけでなく、相互の関連性や部分の総和状態である「システムとしての全体」に焦点をあてることが必要である。現在把握している４つの様式による行動以外に、まだみえない(観察できない、本人も気づいていない、意識していない)部分をもっている複雑な存在として、人間を理解していくことが重要なのである(**図４**)

４つの適応様式

ロイは、私たち看護師が対象の「全体性」を意識してとらえていることを、観察可能なかたちで表現し、共有するにはどうすればよいか、その方法を４つの適応様式を用いることによって、具体的に示している。

アセスメントの枠組みである４つの適応様式と、それぞれの様式の関連性をどのようにとらえていくか、詳しくみていくことにする。

《生理的様式》

この適応様式は、環境からの刺激に対する人間の身体反応であり、生理的な活動を示す。生理的様式は、５つの基本的なニードと４つの複合的過程を合わせた９つの構成要素からなる（**表１**）。

５つの基本的ニードは、①酸素化、②栄養、③排泄、④活動と休息、⑤防衛である。さらに、４つの複合的過程とは、⑥感覚、⑦水・電解質・酸塩基平衡、⑧神経機能、⑨内分泌機能である。

４つの複合的過程は、互いに複雑に関連しながら、各器官の活動を調節したり、身体機能を統合して協働させたりする機能をもつ。複合過程の機能に障害をもつ糖尿病や脳血管障害、腎不全、更年期障害などでは、ほかの構成要素への影響も関連させて、アセスメントする必要がある。

《自己概念様式》

自己概念とは、「ある時点において個人が自分自身について抱いている感情や信念の合わさったもの」である。

自分自身の内面の知覚だが、他者の反応に基づく経験が、その人の自己

表１　生理的様式

基本的ニード	①酸素化	・酸素需要と換気、ガス交換、ガス運搬にかかわる心機能
	②栄養	・身体の機能の維持、成長の促進、創傷の治癒に必要な食物の摂取・吸収、代謝の生理的過程
	③排泄	・腸と腎臓を通じての代謝産物の排出にかかわる生理的過程
	④活動と休息	・生理的機能を最大限に発揮されるための必要な活動と睡眠のバランス
	⑤防衛	・非特異的防衛過程と特異的防衛過程 ・皮膚や粘液のバリア、免疫能など
複合的過程	⑥感覚	・必要な入力（刺激）を得るための経路としての役割をもつ。感覚器（視覚、聴覚、触覚、味覚、嗅覚）の働き、痛みなどの感覚の障害
	⑦水・電解質・酸塩基平衡	・体液、電解質、酸塩基平衡の維持にかかわる
	⑧神経機能	・各器官の活動を調節したり、認知をコントロールし協働させたりする働き ・認知（人間の思考や感情・行為の能力を包括する）と意識（自己・価値観・行為の重要性に対する理解・解釈）
	⑨内分泌機能	・ホルモンの分泌を通じて、神経機能とともに身体機能を統合して協働させる働き

概念の形成に強い影響を及ぼす。また、その人の行動を方向づけるものである。

自己概念様式は、身体的自己と人格的(個人的)自己という、2つの構成要素からなる(**表2**)。

ロイは、身体的な自己についてアセスメントすることは、適応を促進するうえで最も重要だとしている。なぜなら、健康が障害されることで、それまで当たり前と思っていたことができなくなった状況に置かれた自分をどのようにとらえているかという問題は、患者の治癒力や健康を維持増進していく能力にも影響を及ぼし、阻害することがあるからである。

この身体的な自己についてのイメージの変化は、自分自身の人生の意味や価値などに対する見方である人格的自己を変化させることにもなる。

人は統合感(sense of unity)をもち、自分らしさを失わず、「こうありたい」と描く自分であり続けたいと願う。人格的自己への影響をアセスメントし、できるだけそれまでの自己のイメージに近づけて心理的安定が得られるようにサポートすることが重要になる。

《役割機能様式》

役割機能で焦点になるのは、個人が社会のなかでとる役割である。特定の役割や立場をもつ人は、自分の役割は何であるかを知り、社会的に期待される行動をとることが必要である。役割機能は、発達段階によって異なり、影響を受ける。ロイは、役割を次の3つに分類している(**表3**)。

表2　自己概念様式

身体的自己	身体感覚、ボディ・イメージ	・当面の体調をどう感じているか ・自分の身体（病気・手術・出産をしなければならないことなど）についてどのようなイメージを抱いているか
人格的自己 (個人的自己)	自己一貫性	・自分らしいというイメージ（性格や振る舞いなど）からの逸脱の程度と評価
	自己理想	・こうありたい自分・目標
	道徳的・倫理的・霊的自己	・自分の価値観や善悪に対する基準からの逸脱の程度と評価

表3　役割の分類

1次的役割	年齢、性別、発達段階によって決定される役割
2次的役割	発達段階と1次的役割に伴う課題を達成するための役割（夫・父親・部長などの地位）
3次的役割	一次的で自由に選択できる役割（趣味なども含む）

また、それぞれの役割をどのように果たしているかを示す「道具的行動」と、どのようにその役割を受け止めているかを示す「表出的行動」の両面からとらえていくことで、適応状況をアセスメントできる。

病気や健康を増進する必要性が生じたとき、これらの役割遂行にどのような影響を及ぼすのか、家庭内・社会での役割や経済状況の変化をとらえることによって逆に役割をもっていることが回復への何らかの動機づけとはならないかをアセスメントすることが重要になる。

とくに役割移行が必要な場合は、こうありたい自分のイメージと相容れないことも多い。そのため、自己概念との関連を常にみていく必要がある。また、健康—疾病役割については、道具的行動と表出的行動およびそれらに相違がないかについてアセスメントする必要がある。

《相互依存様式》

相互依存様式で焦点になるのは、他者との深い密接な関係である。その相互依存関係は、愛情や尊敬、価値、療育、知識、技能、時間などを他者に与えたり、受けたりという相互作用である。

①やり取りをする相手として、重要他者とサポートシステムを特定する。重要他者は、その人にとって最も重要な人で、サポートシステムは、愛情などの相互依存のニードを充足させるために、その人のかかわりをもつ個人・集団・組織である。これらの関係には、医療従事者との関係も含まれる。

②それぞれの関係における愛や尊敬、価値を受ける行動(受容的行動)と与える行動(寄与的行動)をアセスメントする。

③受容的行動と寄与的行動のバランスが、病気や健康を増進する必要性が生じたことによって、どのように変化しているか、それをどうとらえているかなどをアセスメントする(**図5**)。

ロイの看護理論から得るもの

◎いまここでの反応と、過去の経験と未来への希望をつなぐその人固有の反応を見逃さない目が養われる

ロイの看護理論は、「どのような境遇に置かれても、人間はそれに適応

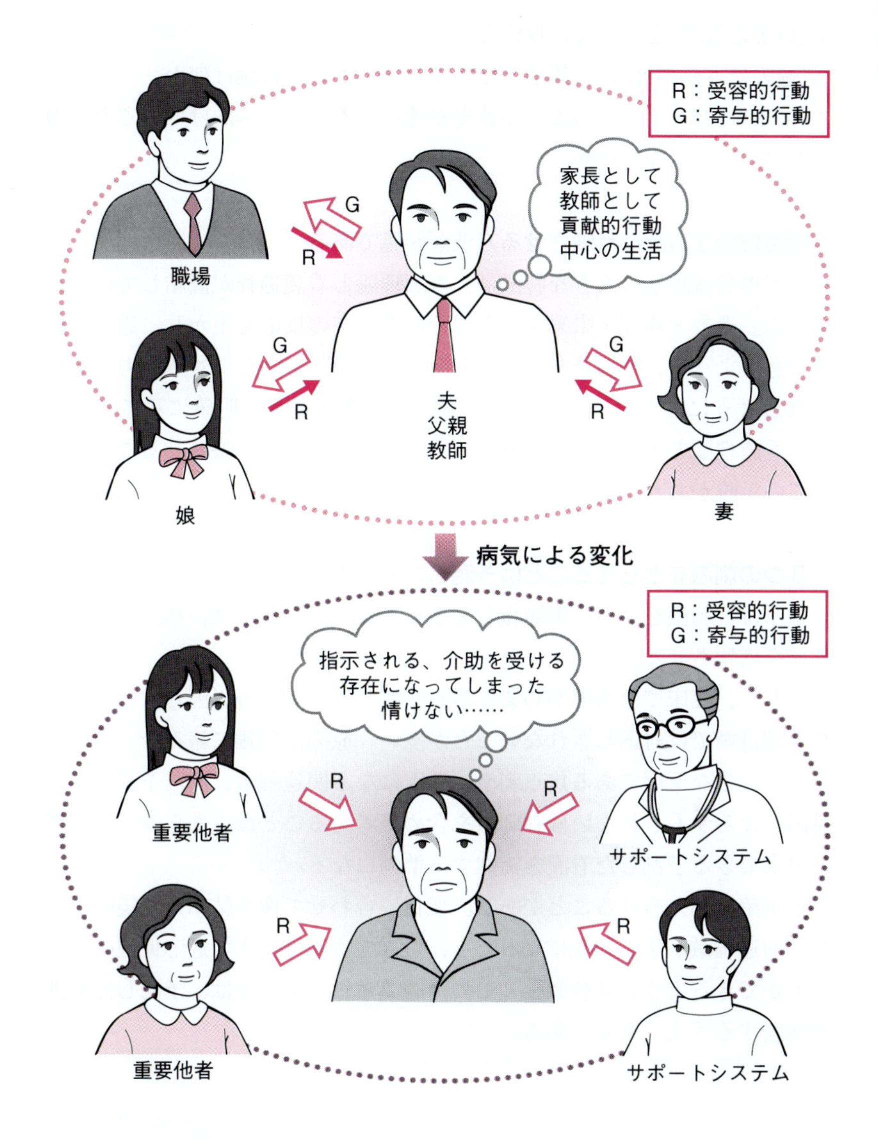

図５　相互依存様式の変化に関するアセスメント

できる潜在的な能力をもつ」という、人間に対する深い信頼を基本に、適応を促進するために反応を見逃さず観察する視点を与えてくれる。

それは、刺激に対するその人固有の反応を、次の３点から潜在能力を含めてアセスメントする独自の視点である。

①（いまここで）どのように反応しているか。
②（過去にさかのぼって）適応していくことに役立つ経験は何か。
③（未来に向かって）どのような希望や達成動機が適応へ向けていく力を引き出すことになるのか。

◎看護理論を実践に反映させる方法が明確である

ロイの看護理論の大きな特徴は、看護理論と看護過程が直結している点にある。過去・現在・未来をつなぐその人固有の反応を生かし、適応を促進できるように、目標を共有して刺激をマネジメントし、対処能力を高められるようにアプローチしていく方法が、看護過程に明確に示されている。看護理論と実践のつながりや、看護理論を実践に反映させることについての示唆がちりばめられている。

◎３つの刺激をとらえることは予測した看護につながる

ロイは、刺激を３つに階層化してとらえる。このことは、私たちの苦手意識を増幅させる。

しかし、臨床では事態がめまぐるしく変わり、１つの原因だけを特定した看護計画では対応しきれないことが多い。原因が複雑に絡み合っているなかで、主な原因である焦点刺激、誘因になる関連刺激、今後予測される原因になるかもしれない残存刺激を含めて考えることは、あらゆる可能性に対応できる予測した看護を実践する準備になる。

万華鏡に例えられることがある。変化に合わせて像を結ぶ万華鏡のように、関連刺激が焦点刺激になっても、焦点を次々に変えて適応促進のサポートができるように３刺激を３つの階層でとらえることは、予測した看護を展開するうえで重要である。

看護理論のメタパラダイム

①人間

変化する環境と絶えず相互に作用し合い、効果的に適応する能力をもち、成長・発達する存在である。

人間は、1つの開かれた全体的適応システムである。複雑な認知器・調節器サブシステムをもち、その活動は4つの適応様式(生理的、自己概念、役割機能、相互依存)を通じて表現される。

②環境

人間の内部からの刺激、および人間の外部からの刺激が重要な環境の要素である。人間の発達や行動に、影響を及ぼすあらゆる条件・状況が、影響要因となる。

③健康

健康とは、環境と相互に作用し合い、統合体として、全体としてのまとまりをもった人間としての状態、またはそうなろうとするプロセス(生成過程)である。自分の可能性を最大限に生かし、その人個人の目標を達成している状態である。

④看護

看護とは、4つの適応様式における適応を促進し、生命・生活過程を整え、人間の健康、生命・生活の質、尊厳ある死に貢献することである。行動や適応レベルに影響を及ぼす要因のアセスメントを行い、刺激をマネジメントし、対処能力や環境との相互作用を高めるように介入する。

要　旨

①ロイの看護理論では、人間を「全体的適応システム」としてとらえる。
②ロイは、適応を「生存、成長、生殖、円熟、自己実現をはじめとする、個人の一般的目標を促進する環境への反応」と定義している。
③人間は、環境からの刺激に対して適応を維持するために、調節器と認知器からなる複雑な対処プロセスを働かせる。
④刺激には、焦点刺激、関連刺激、残存刺激がある。
⑤対処プロセスは、４つの適応様式（生理的様式、自己概念様式、役割機能様式、相互依存様式）を通じて表現される行動を観察することによって把握することができる。
⑥看護の目標は、「適応を促進し、生命・生活過程を整え、人間の健康、生命、生活の質、尊厳ある死に貢献すること」である。
⑦看護の目標を達成するために、看護理論のなかに看護過程を明確に包めている。
⑧ロイの看護過程は、行動のアセスメント、刺激のアセスメント、看護診断、目標の設定、介入、評価の６段階からなる。

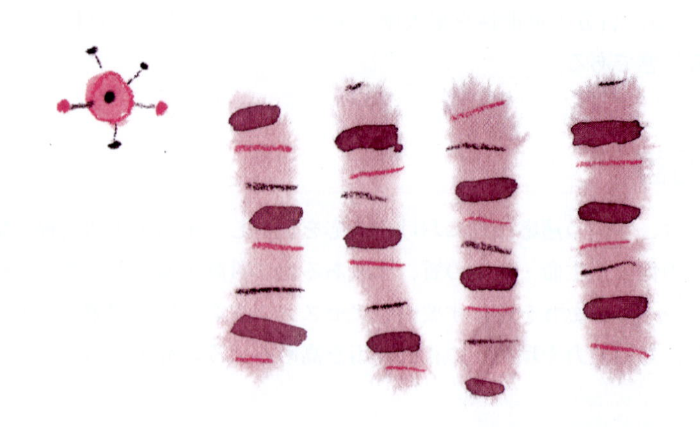

看護理論に基づく事例展開

ロイの看護過程

ロイの看護理論は、その方法論である看護過程を明確に包めている点を特徴としている。

適応システムとして人間をとらえること、適応を促進するために必要な看護とは何かを明確にしながら、適応を鍵にして看護過程が展開されている。アセスメントは、行動と刺激の２段階で行い、適応状態を診断し、目標設定、介入、評価のプロセスをたどる。

1 第１段階：行動のアセスメント

健康状態の変化に対する適応状況を示す行動に焦点をあて、アセスメントの枠組みである４つの適応様式に沿ってデータを収集する。

健康問題を示す情報だけではなく、どのように反応しているか、過去に対処能力に関してどのような経験をもっているか、未来に向かってどのような希望や達成動機が適応を促すことに貢献するか、についても焦点をあてる。それらの情報をもとに、その人の行動が適応行動か非効果的行動かを、一次的なかたちで仮に判断する。

2 第２段階：刺激のアセスメント

第１段階で明らかになった非効果的行動に影響を与えている内的・外的刺激を特定する。それらを焦点刺激、関連刺激、残存刺激に分類する。焦点刺激は、一般的にいわれる原因で、関連刺激は誘因、残存刺激はまだ確認できていないものである。

健康を維持・増進するために必要な刺激もアセスメントする。

3 第３段階：看護診断

適応状態に関する判断の記述である。第１段階のアセスメントで評価した行動と、第２段階で特定した行動に影響を及ぼす焦点刺激・関連刺激とを関連させ、一定の形式で記述する。

4 第４段階：目標の設定

適応を促進する看護ケアを行うことによって期待される成果を、行動レベルで明確に記述したものである。目標を達成するまでの時間枠、観察や測定、主観的な言動など、確認可能な変化を含めて記述する。

5 第５段階：介入（ケアの選択と実施）

刺激を変化させたり、刺激に対処する能力を高めたりすることによって、適応を促進するために選択した看護ケアを実施する。具体的には、焦点刺激、関連刺激をマネジメントする。マネジメントには、変化させる、強化する、減少させる、除去する、維持する、などが含まれる。

6 第６段階：評価

計画して実践した看護ケアに対し、クライエントがどのように反応したか、クライエントの行動がどう変化したかを観察し、第４段階で設定した目標が達成されたかどうかを判断し、ケアの有効性を評価する。

事　例

Aさん、60歳、男性。妻と息子（28歳）の三人暮らし。元市会議員。娘は結婚して車で20分のところに住んでいる。15年前から２型糖尿病である。

心筋梗塞で緊急入院した。入院は８回目である。心臓リハビリテーションが開始されたがクリアできず、室内とトイレのみ移動可能の行動制限が２週間続いている。糖尿病と心不全による食事制限（18単位、減塩７g）と、水分制限（700mL）がなされている。食欲不振も続いている。

病気に対して、「糖尿病や心不全はすべて完治しない病気だ。治るものならそれに向かって頑張るが、治らないものには何を目的としてよいのかわからない」「今回がいちばん落ち込んでいる。気力がなくなり、誰とも話をしたくない」と話している。

妻からみたAさんは、「弱みをみせることができない性格」だという。

1 アセスメント

行動のアセスメント	刺激のアセスメント
自己概念様式 「糖尿病や心不全は、すべて完治しない病気だ。治るものならそれに向かって頑張るが、治らないものには何を目的としてよいのかわからない」 「今回がいちばん落ち込んでいる。気力ながなくなり、誰とも話したくない」	・完治しない病気 ・無痛性の胸痛発作のため、突然死の可能性がある ・８回目の入院 ・入院後２週間経っても安静度に改善がみられない ・食事制限・水分制限
役割機能様式 60歳、男性、妻と息子の三人暮らし、元市会議員、現在無職	
相互依存様式 重要他者：妻 妻にも弱みをみせることができない 以前：寄与的行動中心 現在：受容的行動中心	

2 看護診断

行動のアセスメントであげた自己概念様式の「治らないものには何を目的としてよいのかわからない」「気力がなくなり、誰とも話したくない」など非効果的行動がみられる。適応問題を「疾病の予後に関連した無力」とした。

3 目標の設定・実施

①自分が置かれている状況に対する感情をありのまま言える。
②車いすによる散歩を行い、気分転換ができるようにする。
③食事に対して自分でコントロールできるという気持ちがもてるように、栄養士と相談して制限範囲内で好きなものを組み合わせたメニューを工夫する。
④重要他者である妻の協力を得る。
⑤自分自身の目標を言語化できる。

4 評価

自分自身が参加して食事メニューを考えたこと、嗜好を生かした食事でおいしいと満足して食事ができたことから、「医療者から指示されるだけでなく、自分自身で決定して取り組むことができてうれしい」という反応がみられた。

重要他者である妻から、「私に感情を吐き出し、整理する機会にはなったようです」という反応があった。

これらの反応から、医療者との相互依存関係も無力に影響を与えていたことがわかった。

第9章

ドロセア E. オレム
Dorothea E. Orem

セルフケア不足理論

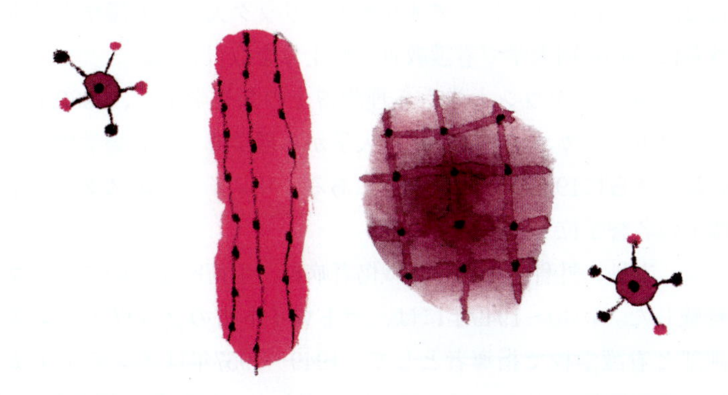

はじめに

ドロセア・E. オレム（Dorothea E. Orem）は、わが国でもよく知られている看護理論家である。彼女の名前は知らなくても、「セルフケア理論」という名で知っていることだろう。

オレムが、自身の考えに影響を及ぼした人物としてあげているのは、偉大な教師であり友人でもあるユージニア・K. スポルディング（E. K. Spaulding）である。また、オレム本人の看護者としての経験や、教育者としての経験も、その理論に大きな影響を与えている。

オレムは、理論のなかでフローレンス・ナイチンゲール（Florence Nightingale）をはじめとしてフェイ・グレン・アブデラ（Faye Glenn Abdellah）、ヴァージニア・ヘンダーソン（Virginia Henderson）、アイモジン・M. キング（Imogene M. King）、アイダ・ジーン・オーランド（Ida Jean Orlando）、ヒルデガード・E. ペプロウ（Hildegard E.Peplau）など13名の看護理論を引用すると同時に、多くの心理学者や社会学者、経営学者、細菌学者の文献を引用しながら論述している。

オレムの歩み

オレムは、アメリカのメリーランド州ボルチモアで生まれた。ワシントンD.C.のプロヴィデンス病院付属看護学校で学び、1930年代初頭に看護師資格を得た。その後1939年に、アメリカカトリック大学で看護学士号を取得し、さらに1945年同大学で看護教育の修士号を取得した。

1976年、ジョージタウン大学から理学博士の名誉学位を、1980年サンフランシスコ市インカネイト・ワード大学から理学博士の名誉学位を授与されている。さらに1988年イリノイ州にあるイリノイ・ウエスタン大学で人類学博士の名誉学位も授与された。

臨床では、内科、外科、小児科、戦傷者病棟、手術室などのスタッフナースを経験した。1940～1949年には、デトロイト市のプロヴィデンス病院の看護部と看護学校で指導者として、1949～1957年はインディアナ州保健委員会の病院施設内サービス部門に従事した。1958年～1960年には、合衆国保健教育福祉省の教育部局でカリキュラムのコンサルタントとして、実践的な看護師訓練を向上させるプロジェクトに参加した。

1959～1970年は、アメリカカトリック大学の看護教育准教授、次いで看護学部長代理、准教授を務めた。

1970年に大学を離れ、コンサルト事務所「オレム・アンド・シールズ社」を設立し、『オレム看護論』の発展のための活動を行った。1992年には、アメリカ看護学術学会の名誉会員になった。2007年、ジョージア州の自宅で逝去した。

著述活動としては、1958〜1960年の間に『Guides for developing curricula for the education of practical nurses』(『実務看護師の教育カリキュラム開発のためのガイドライン』)を著し、1962年には『The hope of nursing』(『看護の希望』)をジャーナル・オブ・ナーシング・エデュケーションに発表した。『Nursing : Concepts of practice』(『オレム看護論―看護実践における基本概念』)は、1971年に初版を刊行した後、第2版(1980年)、第3版(1985年)、第4版(1991年)、第5版(1996年)、そして2001年には第6版が刊行された。

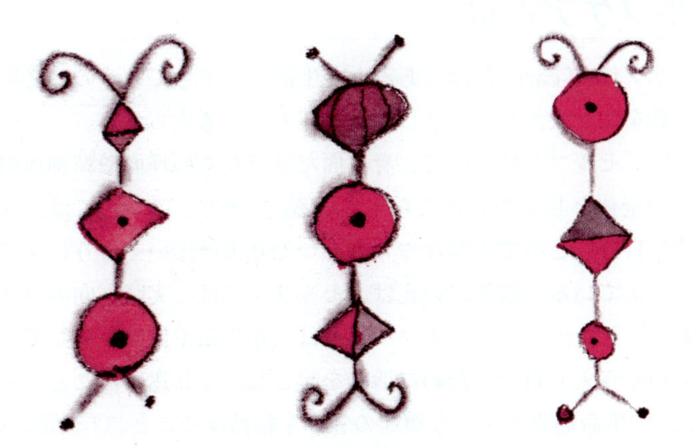

オレムの看護理論

オレムは、さまざまな経験をとおして、また看護の実践者として、看護師は何をしなければならないのか、看護師は自分たちのしていることをなぜしているのか、看護の働きかけの結果はどのようなことか、について考え続けてきた。それは、自著の『オレム看護論』を何度も改訂し続けていることからもうかがえる。

オレムの看護理論は、看護実践や看護管理、看護教育をどのようにとらえるかの枠組みを示し、看護実践者が看護ケアを改善するためにこのモデルを使う意図を示している。看護実践の目標や構造について総体的な見方を提供する看護理論であり、看護実践、とりわけ臨床領域でセルフケアを強調しているため、慢性疾患患者に対する看護現象をみていくのに有用である。

オレムの看護理論は、「セルフケア理論」「セルフケア不足理論」「看護システム理論」の３つで構成され、セルフケア（self-care system）という５つの主要な概念が組み込まれている。

セルフケア理論

セルフケアとは

セルフケア（self-care）とは「ある人が生活し、生きていくのに必要なあらゆる活動を個々人が意のままに行える能力」と考えられる。

オレムは「セルフ」について、身体面だけでなく心理面や精神面のニードを含めた全体としての人ととらえている。「ケア」については、人が生命を維持し自分にとって正常なやり方をつくり上げていくようにする活動全体ととらえている。端的にいえば、セルフケアは「実践志向の意図的行為」である。したがって、セルフケアとは人が生命や健康、そして幸福を維持していくうえで自分のために活動を起こし、やり遂げることである。

とくに、①生命過程と正常な機能の営みを維持すること、②正常に成長・成熟・発達していくこと、③疾病と傷害を予防する、あるいはコントロー

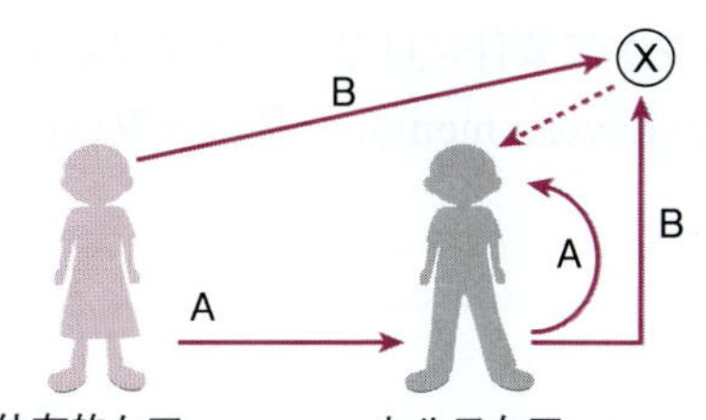

図1　セルフケア・エージェント

（ドロセア・E. オレム、小野寺杜紀訳：オレム看護論—看護実践における基本概念、第4版、医学書院、2004より改変）

ルすること、④障害を予防する、あるいはほかの方策で補うこと、⑤より幸福になることがうまくいけば、セルフケアができるとみなされる。

Self-care is the practice of activities that individuals initiate and perform on their own behalf in maintaining life, health, and well-being.

「セルフケアとは、個人の学習された目標志向的活動である。それは、生命と健康と安寧にかかわる発達と機能に影響を及ぼす要因を調整するために、具体的な生活状況のなかで自己または環境に向けられる行動である」(2001／竹村訳)。

セルフケアは、自分の健康状態を理解するための理性と、適切な行為を選択する意思決定の技術が要求される、能動的な現象と考えることができる。

慢性疾患患者の場合は、健康の維持・増進のために患者自身の生活態度や習慣を改めなくてはならないことが多い。そこでは、個人の決断と責任が重要になる。すなわち、自己決定に基づく自己コントロールによって、「自分の健康は自分で管理していく」という概念が重視されるのである。

セルフケア要件

セルフケア要件(self-care requisites)は、オレムのモデルの主要構成要素であり、患者アセスメントの重要部分も構成している。なお、「要件」という言葉は、「人がセルフケアをするために行わなければならない活動」

という意味で用いられている。セルフケア要件には3つのタイプがあり、それぞれ普遍的(universal)、発達的(developmental)、健康逸脱(health-deviation)とされる。

1 普遍的セルフケア要件

普遍的セルフケア要件(universal self-care requisites)とは、その人の健康状態や年齢、発達レベルあるいは環境の相違にかかわりなく、すべての人に共通なものでセルフケアの達成に不可欠なものである。普遍的セルフケア要件とは、次の8つのものを示す。

①空気を十分とり入れること
②水分を十分とり入れること
③食物を十分とり入れること
④排泄の過程と排泄物に関するケアを行うこと
⑤活動と休息のバランスを保つこと
⑥孤独と社会的交わり(社会的相互作用)のバランスを保つこと
⑦生命や人間としての機能遂行、人間としての幸福に対する危険を防止すること
⑧人間の潜在能力やすでに知られている人間の限界、そして正常でありたいという願望(正常希求)と調和した社会集団内での人間としての機能を増進させ、発達を促すこと

正常性(normalcy)とは、本質的に人間であるという意味で、また個人の遺伝的・体質的特性と才能に調和しているという意味である。

これらの行動は、人間の構造と機能を維持し、その結果、人間の発達と成熟を支持する内的・外的諸条件をもたらすものである。これらが効果的に提供されると普遍的セルフケア要件をめぐって組織化されたセルフケア、あるいは依存者ケアは、積極的な健康と安寧を強化する。

空気や水、食物を十分に維持し、排泄することは、生命過程を営む基準になる。この領域に問題が生じることは、生命を脅かされる状況に至る危険をはらむ。活動と休息のバランスは、消耗や疲弊、有害なストレスになる危険性などの問題を避けるうえで重要である。

社会との交わり(社会相互作用)は、考えや意見を交換する機会にもな

る。そのことが人の社会化を促すことになり、正常な人間発達にとって重要である。適度な孤独は、自分の存在や他者の存在についてなどを考える機会をもたらす。

生命に対する危険を防止することは、生命を保つのに不可欠なことであり、人間発達的な観点からすれば、どんな状況が危険をはらんでいるか学習し、自分でそのような環境を避けることができなければならない。

人間は誰しも、「正常」であることを望む。オレムは、この傾向を「正常希求」と表現している。現実的な自己概念をもち、自分自身の発達を促進できること、仲間集団や社会に受け入れられることを意味している。

これらの要件は、個々に独立したものではなく、相互に影響し合っている。**図2**で示すように、危険の予防と正常性への促進という要件は、ほかの6つの要件それぞれと関係づけられなければならない。

十分な空気、水分、食物摂取の維持という要件と、人間の生命、機能、安寧に対する危険の予防との結びつきは、摂取する水や食物が身体に害を及ぼすような状況でないかどうかを確認すること(そのための知識が必要になる)、危険であると判断したら摂取しないこと、というようになる。

ケア提供者からすれば、摂取された空気、水分、食物中の有害物質は、どのように排除あるいはコントロールできるか、ということになる。

十分な空気、水分、食物摂取の維持という要件と正常性の促進の要件との結びつきは、健康を維持するために、摂取する食物にはどんな栄養素が含まれ、どんな効果(栄養価)があるのかを知って摂取する、などである。

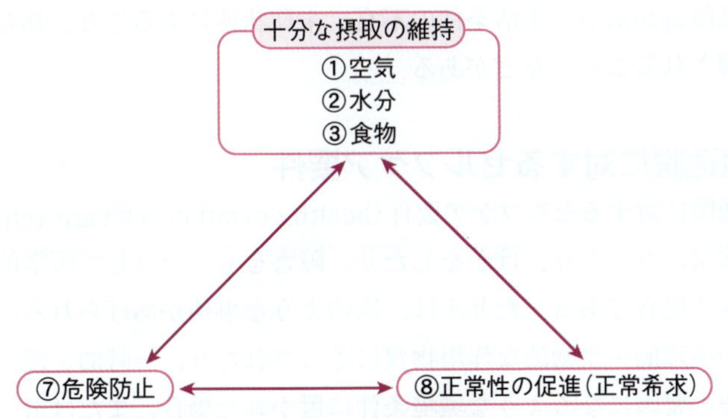

図2　普遍的セルフケア要件の相互関係

(ドロセア・E. オレム、小野寺杜紀訳：オレム看護論—看護実践における基本概念、第4版、医学書院、2004より改変)

2 発達的セルフケア要件

発達的セルフケア要件（developmental self-care requisites）とは、生命と成熟の過程を助長し、発達を阻害する諸条件を予防したり、それらの影響を軽減するものとして２つのタイプ（カテゴリー）を示している。

◎特定の発達段階に関連するもの

人間がより高いレベルの有機体としての形態と成熟をめざして発達するために、特定の発達段階における生命過程を支え、発達を促進する条件を生じさせ、それを維持していくことに関連したものである。

たとえば、新生児はあらゆる機能が未熟であるため、ニードを満たすために助けがいる、などである。

◎人間発達に影響を及ぼす条件に関連するもの

①好ましくない条件の有害な影響が起こらないように予防する。たとえば、妊娠中には十分な栄養をとるなどのほか、喫煙をしない、あるいは分煙を吸わないなどのような環境のなかの有害物質を避けること、などがある。

②特別な条件あるいは生活上の出来事が有害を及ぼしている場合、あるいは危険性がある場合は、その影響を軽減したり克服したりする。教育の機会が与えられないこと、社会適応上の問題、親族や友人・仲間を失うこと、財産を失ったり失業したりすること、住居変更など生活条件に急激な（突然）変化が起こること、地位に関連したこと、健康状態の不良あるいは障害がある、生活条件の不良、末期状態にあること、あるいは死が予測されること、などがある

3 健康逸脱に対するセルフケア要件

健康逸脱に対するセルフケア要件（health-deviation self-care requisites）とは、病気になったり、けがをしたり、障害をもったりして医学的ケアを必要とする場合である。たとえば、次のような事柄があげられる。

①特定の物理的・生物的な作用物質にさらされたり、一時的・慢性的な病的状態の要因になるような環境条件に置かれた場合、または遺伝的・生理的・心理的な条件が病的状態を生じたり、要因になることが認められた場合に、適切な医学的援助を求め、確保すること

②病的条件や病的状態が及ぼす影響とその結果を知って注意すること
③特定の病的状態の予防や、病的状態そのもの、人間として完全に機能するよう調整すること、障害の代償をめざした診断・治療およびリハビリテーションのための医学的支持を効果的に実行すること
④医学的処置による不快な悪影響を知って、注意したり調整したりすること
⑤自己概念を修正して、自分が特別な健康状態にあって特定のセルフケアを必要としていることを受け入れること
⑥自分の発達を継続させる生活様式を保って、病的条件と病的状態が及ぼす影響、医学的な診断・治療的処置の影響をもって生きることを学習すること

健康逸脱によるセルフケア要件の主要な前提は、健康状態が変化して自分のセルフケアニードをうまく満たせない状況では、適当な人の助言や助けが必要になる。患者は、自分に提供される適切な治療的な働きかけに対して守ることを期待される。

これら3つのセルフケア要件が効果的に充足されるとき、つまりセルフケアをうまく行える人は、次のことができる。

①生命過程を支える。
②人間の構造と機能を正常の範囲に維持する。
③その人の潜在能力に応じて発達を促進する。
④損傷および疾病の影響を調整もしくはコントロールする。
⑥疾病過程の治療もしくは規制に寄与する。
⑦一般的な安寧を増進する。

オレムは、モデルの不可欠な構成要素として、予防的ヘルスケアの重要性を強調している。その予防的ヘルスケアの観点からすると、普遍的セルフケア要件と発達的セルフケア要件の効果的な充足は、疾病および不健康の一次予防になる。健康逸脱に対するセルフケア要件の充足は、初期段階での疾病をコントロールし、疾病の悪影響や合併症あるいは障害の遷延を避けることにつながる(二次予防)。また、変形あるいは障害の後につながるリハビリテーションにも役立つ(三次予防)。

セルフケア不足理論

さまざまな原因により、自分の面倒をみるのにさらにほかの能力が必要になることがある。たとえば、長期にわたって健康を害すること、自分の面倒をみるために新たな手段が必要になったり、他者に援助を求めなければならなくなる。

人間には自分自身の変化、自分を取り巻く環境の変化に適応する力が備わっている。しかし、どんなに適応しようとしても、自分の能力を超えるような状況もある。このような場合は助けが必要である。

助けが必要であるということを言い換えれば、「セルフケアの不足」ということになる。セルフケアの不足では、その人が行動する能力とその人に求められる事柄との関係を示す。

セルフケア不足理論で使用される用語

◎治療的セルフケア・デマンド

治療的セルフケア・デマンド（therapeutic self-care demand）とは、人間の機能と発達に影響を及ぼす要因をコントロールするうえで、妥協性と信頼性があると判断されるひとまとまりの行為を、一定の時間枠を決めて算出することである。わかりやすく説明すると、たとえば下肢骨折のためギプス固定され、ベッド上で臥床している状態でセルフケア要件をすべて充足するために必要なケアの方策の総和のことである。

構造的・機能的・発達的に個人を描写する情報に客観的基礎を置く、人間的全体像のことである。「個人が生命、健康、安寧のために成し遂げられるセルフケア活動は何か」という質問に答えることで示される。

個人が患者となり、自分で満たすことができないときには看護介入して援助することになる。

◎セルフケア能力

セルフケア能力（self-care agency）とは、セルフケアの行為や操作を実施する際の行為に向けられた包括的・複合的な能力である。

オレムは、セルフケア能力の構成要素を①基礎的な能力と性質（foundation capabilities and dispositions）、②パワーコンポーネント（power

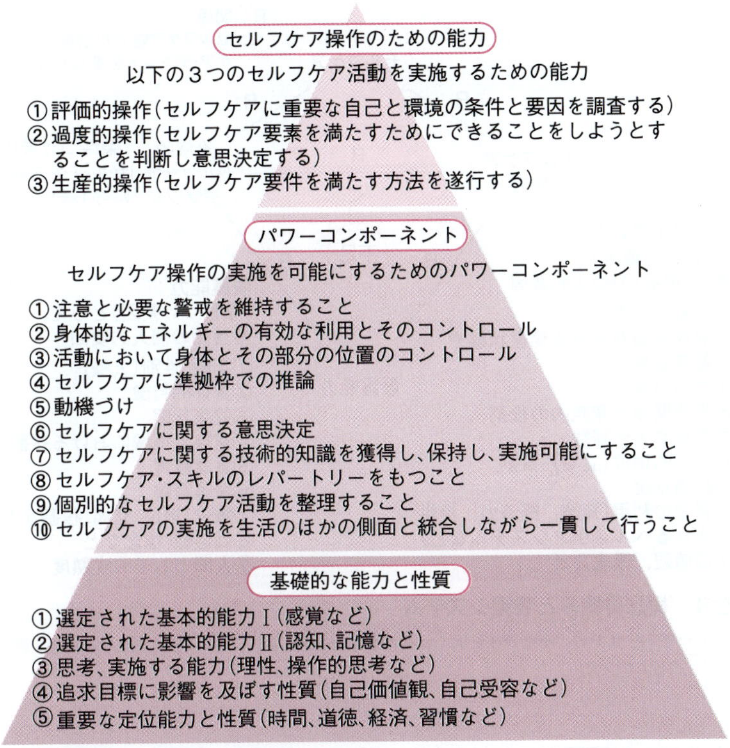

セルフケア操作のための能力

以下の3つのセルフケア活動を実施するための能力

①評価的操作（セルフケアに重要な自己と環境の条件と要因を調査する）
②過度的操作（セルフケア要素を満たすためにできることをしようとすることを判断し意思決定する）
③生産的操作（セルフケア要件を満たす方法を遂行する）

パワーコンポーネント

セルフケア操作の実施を可能にするためのパワーコンポーネント

①注意と必要な警戒を維持すること
②身体的なエネルギーの有効な利用とそのコントロール
③活動において身体とその部分の位置のコントロール
④セルフケアに準拠枠での推論
⑤動機づけ
⑥セルフケアに関する意思決定
⑦セルフケアに関する技術的知識を獲得し、保持し、実施可能にすること
⑧セルフケア・スキルのレパートリーをもつこと
⑨個別的なセルフケア活動を整理すること
⑩セルフケアの実施を生活のほかの側面と統合しながら一貫して行うこと

基礎的な能力と性質

①選定された基本的能力Ⅰ（感覚など）
②選定された基本的能力Ⅱ（認知、記憶など）
③思考、実施する能力（理性、操作的思考など）
④追求目標に影響を及ぼす性質（自己価値観、自己受容など）
⑤重要な定位能力と性質（時間、道徳、経済、習慣など）

図3　セルフケア能力を構成する要素

（黒田裕子監：臨床看護学総論、臨床看護学セミナー①、メヂカルフレンド社、1997より改変）

components）、③セルフケア操作のための能力（capabilities for self-care operation）の3つで示している。これらの関係は階層的である（**図3**）。

このなかでパワーコンポーネント10項目の視点は、オレムに特徴的な内容であり、重要な視点を提示してくれる。

◎看護能力

看護能力（nursing agency）とは、ある範囲内で各種のセルフケア不足をもつ人々のために、看護師が看護の必要性を見極め決定し、看護計画を立て、看護を実践するときに駆使される、複合的な能力である。

看護能力には、①教育的背景、②看護の志向性（動機づけ、積極的意思）、③意識・技術の修得、④人間関係の能力などを指す。

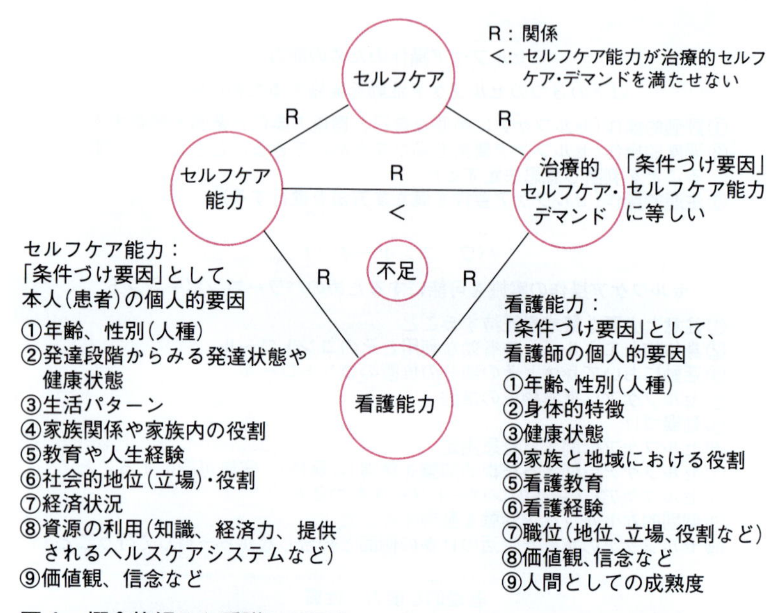

図4　概念枠組みと看護システム

（ドロセア・E. オレム、小野寺杜紀訳：オレム看護論―看護実践における基本概念、第４版、医学書院、2004より改変）

◎セルフケア不足あるいは欠如

セルフケア不足あるいは欠如（self-care deficit）とはセルフケア能力と治療的セルフケア・デマンドとの間の関係をいい、両方の見積もりから導き出す。オレムは、看護のための概念枠組みを示している（**図４**）。また、オレムはセルフケア不足について、②〜④の３つのシナリオで説明している（**図５**）。

①健康な人：セルフケア能力が普遍的セルフケア要件に見合っている人
②健康状態の変化を経験しているが、普遍的セルフケア要件と健康逸脱に対するセルフケア要件を満たすことができる人
③健康状態の変化を経験しており、普遍的セルフケア要件と健康逸脱に対するセルフケア要件を満たすことができず、看護の働きかけが必要な人
④看護の援助によって普遍的セルフケア要件と健康逸脱に対するセルフケア要件を満たすことができる人

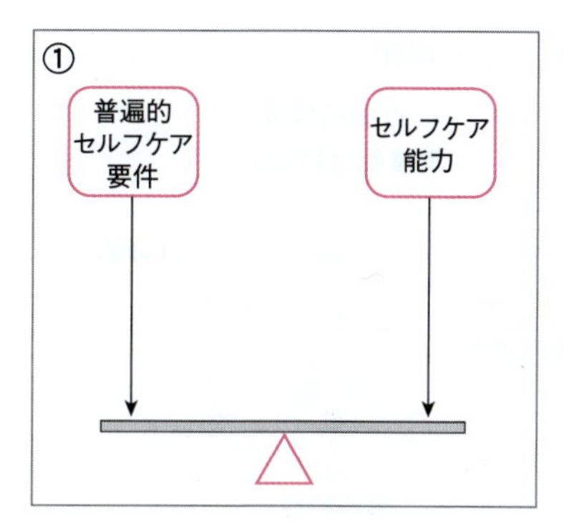

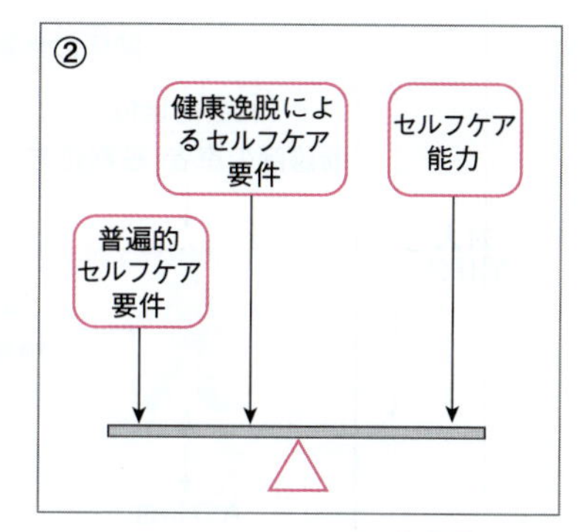

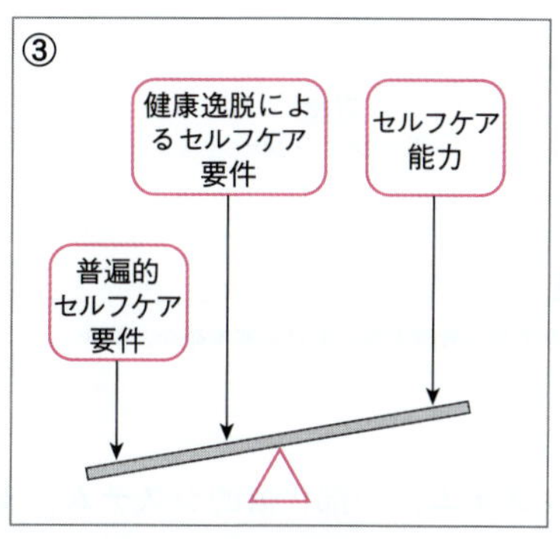

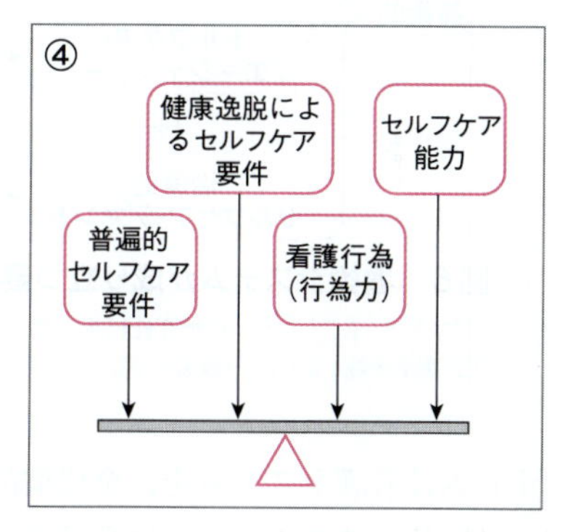

図5　セルフケア不足のシナリオ

（スティーブン・J. ガバナ、数間恵子ほか訳：オレムのセルフケア・モデル、看護モデルを使う①、医学書院、1993より改変）

看護システム理論

看護システム（nursing system）は、看護師と患者がどのような形態で、そしてどんな背景で相互にかかわり合うかを指す。

オレムは、看護システムを社会的・対人関係的・技術的要素から成り立つものとしている。また、援助システムとしてデザインし、看護状況の諸要素を構造化している。これらの要素は、社会的地位や役割、役割関係、個人に内包されたもの、そして技術的なものを含んでいる（**図6**）。

看護システムとは看護師が援助の1つ、あるいはいくつかの方法を、看護師自身またはケアを受ける人々の行動に結びつけるときに生じ、これらの人々の治療的セルフケア・デマンドを充足させ、セルフケア能力を調整するために成される一連の継続的な行動である。セルフケア能力と看護能力が出会ったときに看護システムが生じるのである。

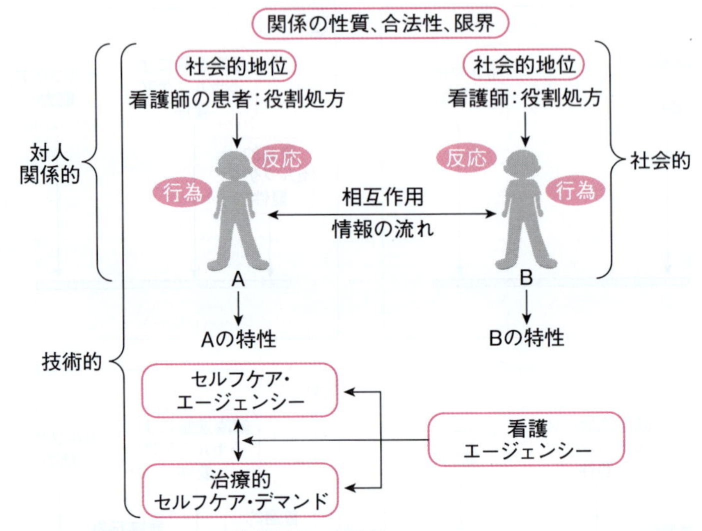

図6　看護システムが成り立つ要素

（ドロセア・E. オレム、小野寺杜紀訳：オレム看護論—看護実践における基本概念、第4版、医学書院、2004より改変）

オレムは看護システムを、全代償的システム、一部代償的システム、支持・教育的システムの３つに分けている(**図7**)。

全代償的システム

看護師が患者に代わって主な代償的役割を実行するときに必要なシステムである。多くの場合、患者は自分の普遍的セルフケア要件を満たすことができない。看護師は、患者が自分のケアができるようになるまで、あるいは患者が何らかの障害に適応できるまで、それらの要件を代償する必要がある。

①意図的なセルフケア行動が行えない患者

②セルフケア行動を行う必要がわかり、判断と意思決定ができ、それを行う技術はあるができない、あるいはしてはいけない患者(例：床上安静を厳しく指示されている人)

③自分のヘルスケアニードに注意したり、妥当な判断や意思決定したりすることができない患者、危険な行動をとるなどして安全確保ができない患者(例：頭部外傷によって判断が傷害されている人、手術後に意識を

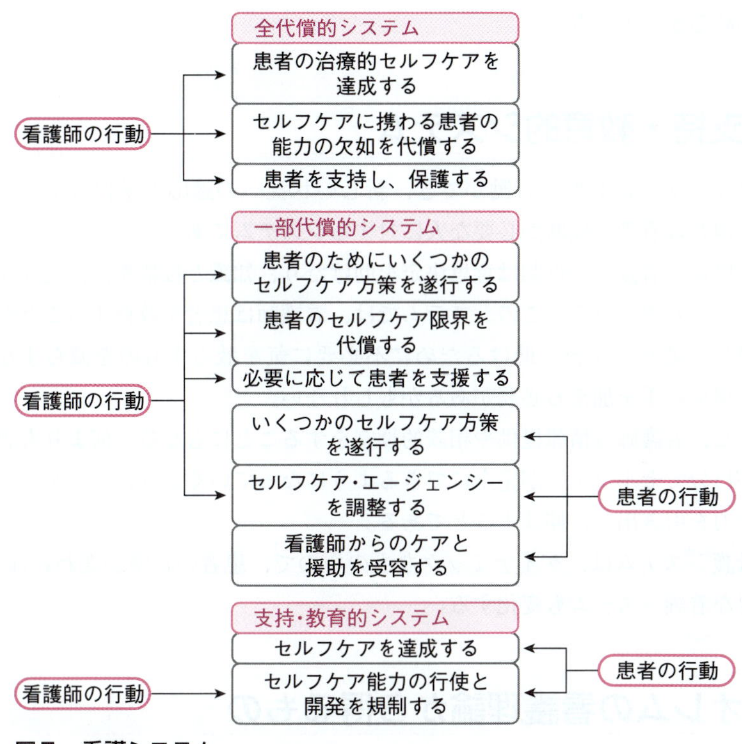

図7　看護システム

（ドロセア・E. オレム、小野寺杜紀訳：オレム看護論—看護実践における基本概念、第４版、医学書院、2004より改変）

回復しはじめたばかりの人）

一部代償的システム

広範囲で強力な看護活動を必要としないシステムである。

①実際に、あるいは医学的な必要性があって、動きや手の操作技能に限界がある患者

②知識と技能のどちらか一方あるいは両方が欠けており、自分のセルフケアニードのすべてを満たすことができない患者（例：糖尿病を発症し、インスリン注射の技術面や生活様式を学習する必要のある人）

③セルフケア行動をしたり、セルフケア行動を学習したりするレベルに心理的に達していない患者（例：四肢切断をした人が自分の状況に適応し

始めるまでのとき）

支持・教育的システム

セルフケアに必要な行動ができ、新しい状況への適応も学習もできるが、現在は看護の援助が必要な人に対するシステムである。

一般に、看護師の役割は意思決定を助けたり、知識と技術を伝えたりすることにかぎられる。このシステムでは、看護師は患者を教育することが必要になるが、学習を助けるために不必要に気を散らすものを減らすなど、環境に手を加える必要があるかもしれない。

また、看護師は情報提供や相談的役割をすることにもなる。何よりも患者が自分でセルフケアが完全にできるようになっていくように、セルフケア能力を引き出し、伸ばすことである。

看護システムは、ダイナミックなものなので、患者の状態が変われば、必要な看護システムも変化する。

オレムの看護理論から得るもの

オレムの看護理論は、看護についての学問的思考に影響を及ぼすだけでなく、看護実践にも大きな影響を及ぼしてきた。

それは、看護教育の場で医学モデルに基づいて行う方法から患者ケアへ、さらに健康増進へと移行することに注目したこと、看護実践が個人のセルフケア能力を代行する、あるいは補うものであるという看護の第一義的な見解を提示したことである。しかし、オレムは医学志向の視点を却下するのではなく、健康志向の考え方と統合しようとしたのである。伝統的な範囲内に基盤を置いているので、健康上の問題を抱えている患者・クライエントに対して、病院内におけるケアと個人のケアを中心とした看護ケアに直結している。

看護ケアのタイプ分けを看護システムとして明確にすることで、看護ケアを整理していく必要性を示している。

看護師は、患者のセルフケアを査定したうえで、看護師が中心になって患者のセルフケアを考えるのではなく、あくまで患者自身が自分の能力を十分に発揮しながら、セルフケアが遂行されていくように意図したかかわりをしていくという「セルフケア精神」を、私たち看護師に教えてくれている。

セルフケア精神を鑑みると、患者の治療における基本権(参加権、知る権利と学習権、自己決定権など)を保証していくことに通じることになり、現在の医療のあり方を示すものになり得るだろう。

用語

- **セルフケア不足(self-care deficit)**:単にその人自身のセルフケアだけでなく、その人に依存している人のケアの両方の不足が含まれる(オレムのセルフケアの定義からすると、論理的整合性に欠ける)。
- **安寧(well-being)**:存在を個々が受け止めている条件という意味で使用している。すなわち、喜び・幸福という経験、霊的な経験、自己理想が満たされていく、個性化が継続する、というようなことによって特徴づけられている状態である。

看護理論のメタパラダイム

①人間

人間(human being)は、人間本来の資質に調和して生存、機能するために、絶えず自己や環境に対して働きかけをすることができるとしている。また、「主体的に自己や環境に働きかける人間」を「能力(human agency)」としている。

すなわち、健康な人はセルフケアができ、自分に援助が必要なときがわかり、実際に情報を探すことができて、それを入手できれば内容を理解することができ、それに基づいて進んで行動することができる。

これらをうまく処理することは個人の責任であり、実行は個人の意思決定によるとしている。

②環境

オレムのモデルのなかで、最も明確にされていない構成要素は、環境の本質と人と環境との相互作用についてである。はっきりしているのは、環境を物理的なものと心理社会的なものの両方について、人の発達に影響するものだと考えていることである。セルフケアのために積極的にかかわっていかなければならないものとしても位置づけている。

③健康

健康とは、形態面および機能面で健全であり、全体として欠けていないことと定義している。そして、セルフケアができることを「健康」と位置づけている。

オレム自身は、健康(health)と安寧(well-being)の概念の違いを示すなかで、健康を「人間の状態、すなわち人が発達してきた人間の構造、および身体的・精神的機能の深さと全体性によって特徴づけられている人の状態」と表現している。

④看護

オレムは、看護能力という概念を用いて看護をみている。また、看護システムという概念を用いて組織的な看護能力を強調している。セルフケア能力が不足している人々に対して、看護システムが働きかけを行う責任をもっていることを明示している。看護システムは、社会的・対人関係的・技術的要素から成り立つものとしている。

要旨

①セルフケアという概念を中心に、セルフケアとの関係を考えることで理論化している。一般システム理論という土台で、システム志向性がみえる。
②セルフケアとそれと関連づけられる要素との関係を説明している。
③セルフケア、セルフケア不足、看護システムの３つの理論が示されている。
④医学モデルに基づいて行う方法から患者ケアへと移行し、健康増進の問題に注目している。看護実践の領域で、しかもセルフケアを中心にみている。したがって、成人の慢性疾患患者にはとりわけ有用である。
⑤不可欠な構成要素として、予防的ヘルスケアの重要性を強調している。
⑥医学モデルを却下せず、自分のモデルと統合させる試みをしていることや、セルフケア不足という考え方は、健康の維持・増進というかかわり方への適用には無理が生じることもある。
⑦看護過程という身近な枠組みを使って看護の活動を整理している。実際には看護過程の局面を「診断」「処方」「調整と処置」「ケース管理(コントロール)」の作業からなると述べている。看護システムのどれに決めるかを決定する際、理論(考え方)と実践面とにいくつか困難な点が生じる。すなわち１人の患者に対して１つのシステムを決めることが困難なことがある(例：身体面のニーズと意思決定の両方からみるときなど)。

看護理論に基づく事例展開

オレムが自身のモデルのなかで強調しているのは、看護は「行為(action)」であるということである。

看護行為について、①患者に代わって課題を実行すること、②ほかの人を手伝ったり導いたり支持したりすること、③身体面あるいは心理面で支持すること、④引き続き発達していけるようにその人にふさわしい環境を提供すること、⑤看護教育、などと示している。

オレムは看護過程のなかで、看護師に対人的・社会的作業、技術的・専門的作業へのかかわりを求めているのである(**図8**)。

1 対人的・社会的作業

対人的・社会的作業(interpersonal and social operation)とは、看護師が患者や家族と一緒に働きかけるときに、適切な対人関係・社会的な関係(様式)をつくり出すことである。具体的には①患者、家族、ほかの人と有効な関係を結び、維持すること、②患者やほかの人に合わせて健康にかかわりのある質問に答えること、③絶えず患者やほかの人と協調し、その情報を見直すこと、である。

2 技術的・専門的作業

技術的・専門的作業(technologic-professional operation)とは、診断、処方、処置あるいは調整、ケース管理などの作業である。この作業は論理的に順序を追って行われるため、看護過程における指標とみなしている。

3 看護診断

オレムにとっての看護診断は、患者のセルフケア能力とセルフケアを要する事柄の2つの関係がどういう状態になっているかについての事実を調べ、それを蓄積することで、患者が看護援助を必要としているかを決定することである。一般にいわれている看護過程の「アセスメント」と「問題の明確化」の段階にあたる。

看護診断には2つの事柄が含まれている。

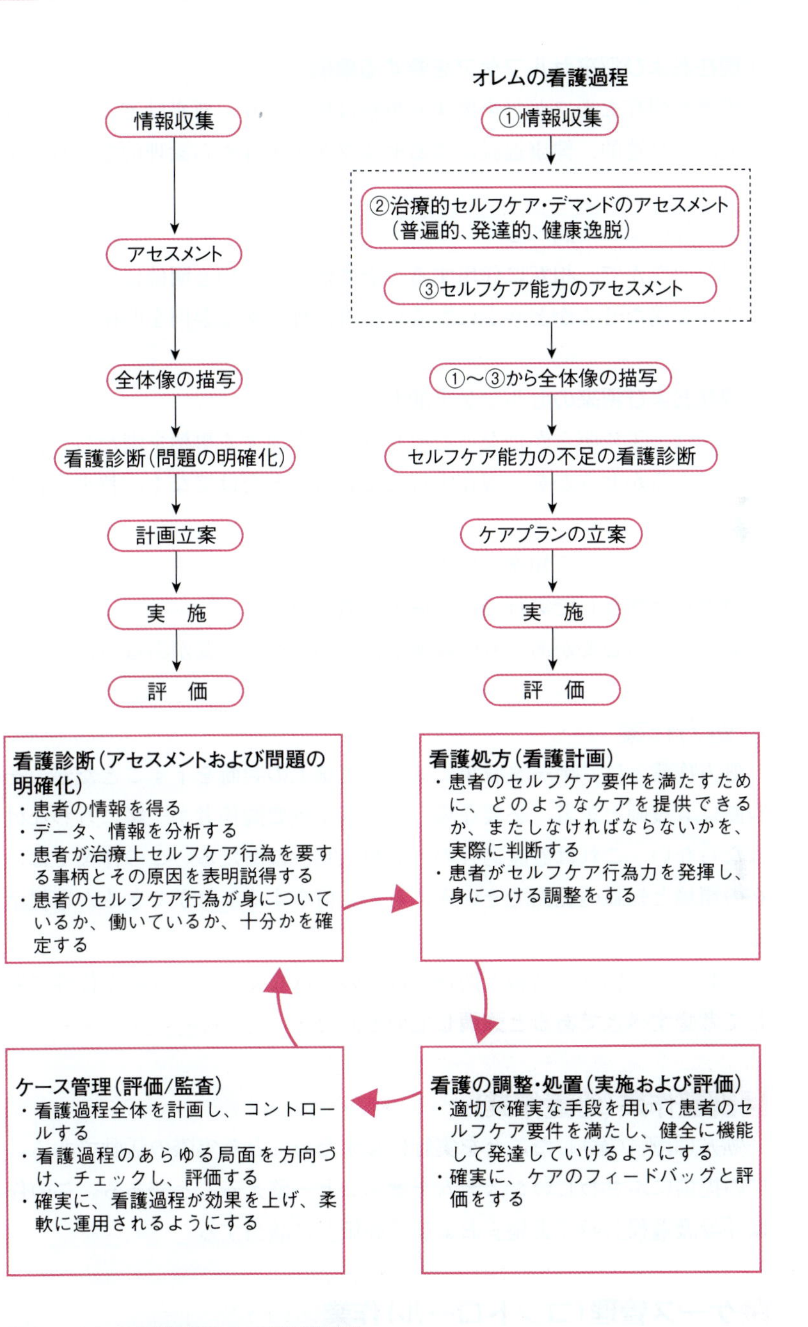

図8 オレム看護理論での看護過程

(スティーブン・J. ガバナ、数間恵子ほか訳：オレムのセルフケア・モデル、看護モデルを使う①、医学書院、1993より改変)

①現在および将来セルフケアを要する事柄

患者が現在セルフケアを要する事柄は何であり、将来はどんなことかを普遍的、発達的、健康逸脱によるセルフケア要件から論理的な過程に沿って行う。

・各要件について調べる。
・要件のなかで、相互に作用する可能性があるものを明確にする。
・要件を満たせるかどうかに影響する可能性のある要因を明確にする。

②現在および将来のセルフケア能力

患者は、①で明らかになったセルフケアを要する事柄を満たし、行うことができるかどうかを、現在実行していることだけでなく、将来を含めて確認する。

・患者がもっている知識と技術はどんなものか。
・患者が援助なしで実行できる健康習慣は何か。
・発達させる必要があるものは何か、やめさせる必要があるのは何か。

4 処方作業

処方作業とは、データ収集に続いて実施上の判断を下すことだが、その判断は看護師と患者、必要な場合は家族や重要関係者が一緒に行わなければならない。これは看護過程の「計画立案」にあたる。この作業では、現在の環境と知識の範囲でその人に対して何をすることができるかを提示する。

オレムは、個々の情報と関連づけるのではなく、その人の全体性に照らして考慮すべきであると強調している。

5 調整作業(処置作業)

処方(計画立案)したことを実行に移すためにとる実際の活動である。ケアの提供にふさわしいシステムを選ぶこと・整えることである。この作業は「看護過程」の「実施」および「評価」に該当する。

6 ケース管理(コントロール)作業

患者一人ひとりに対する診断、処方、調整・処置の作業のそれぞれを評価し、コントロールし、指示を出し、チェックすることである。この作業の重要な点は、それぞれの過程が患者の変化に対応してダイナミックに動いているかを確認しながら、看護ケアのあらゆる側面を統合していくことにある。ケアの単なる評価だけでなく、資源の利用に関して監査をするという意味もある。

事　例

- K氏(64歳)、男性、４年前までは事務職、退職後は会社の寮の管理人。４人兄弟(兄２人、姉)の末っ子。
- 性格：几帳面で真面目、人あたりがよい。
- 家族背景：妻と、子どもが２人いる。子どもは独立して、現在は妻との二人暮らし。
- 生活状況：若いときから水泳をしており、会社でもスポーツに親しんでいた。最近では週末に40分ぐらい散歩をしていた。旅行好きで、退職後はバイクで市内の観光地巡りをしたり、川柳や標語づくりをしていた。１年ほど前から糖尿病を指摘されていたが、あまり気にせずとくに食事療法をすることもなく、甘いものをよく食べていた。薬も体調がよくなると自己判断で飲んだり飲まなかったりしていた。酒とタバコは、十二指腸潰瘍の再発をきっかけにやめた。
- 入院時の診断(病名)：狭心症、糖尿病、高血圧
- 既往歴：37歳　十二指腸潰瘍(手術)、45歳　胆石(手術)、57歳　十二指腸潰瘍
- 現病歴：1年ほど前から労作時に前胸部が締め付けられる感じがあり、休むと消失していた。最近若干その回数が増え、30～50m小走りすると胸痛が出ることもある。就寝中(午前3時頃)、胸痛が30秒ほど続いたので受診し、緊急入院になった。
- 入院時の状況：身長158cm、体重61kg、血圧132／90mmHg、心拍数97(整脈)、体温35.9℃、胸痛なし。入院後12日間はベッド上安静。不整脈や心機能をみるためにホルター心電図を装着。降圧薬、抗血栓薬、向精神薬などの薬物療法と糖尿病食(1600kcal)と塩分５gの食事療法が開始。

今回、胸部の疾患で入院したことで驚いている。活動範囲や食事制限は治療のためなら仕方がないと一応受け入れている様子。食事につ

いて、当初は量も少なく薄味なので物足りないといっていたが、徐々に薄味にも少しずつ慣れてきたようで、病気のためには食生活も整える必要があると思っているようだ。
狭心症の精密検査中なので、いまは一つひとつの検査をこなしていくのが最大の関心事になっている。いままで心臓病について詳しくなかったので、病棟側が準備したパンフレットで自分の症状と合わせて考え、熱心に聞いている。
入院中は食事や服薬は守れるが、退院後はとくに食事が心配であるという。

この事例は、看護システムがダイナミックに動き、患者の変化に応じて提供するケアが変わっていく過程を示している。入院当初から12日間はベッド上安静のため、本人ができることもしてはいけない状況、あるいはベッド上でできることをアセスメントしていく。ベッド上安静の期間は全代償的あるいは一部代償的システムが適用できる。回復に従って、新しい状況に対して認識し、よりふさわしい生活の仕方を考えると同時に、いままでしてきた生活の仕方を変えていく必要があり、支持・教育的システムの適用になる。

入院前は自覚症状もなく糖尿病に対して、食事に気をつけることもしないで、薬も自己判断で服用してきた。今回の狭心症発症の要因の１つに糖尿病のコントロール不良がある。狭心症による胸痛が再度起きることに恐怖・不安を抱いていることから、糖尿病も含めた食事の摂り方を指導する。とくに退院後の食事については、本人も心配している。日常の具体的な食事内容を聞き、どこを改めなければならないのか、工夫できることは何か一緒に考えていくことである。

このようなケースは、セルフケア能力の構成要素のなかの10項目のパワーコンポーネントからセルフケア能力をアセスメントすることで、何がセルフケア能力として不足しているかがわかる。

おわりに

オレムの看護理論も、ほかの看護理論と同様にアメリカの文化的背景から概念化されたものである。したがって、依存と自立・自律の関係が日本では違ったものであり、セルフケアという考え方自体がわが国の文化になじまない部分もある。しかし、オレムのモデルは看護の実践、教育に実際に大きな影響を及ぼしていることは事実である。

オレムの考え方を理解する努力をしながら、自分の看護に対する考え方と照合しながら、実践に活用していくことが大切である。

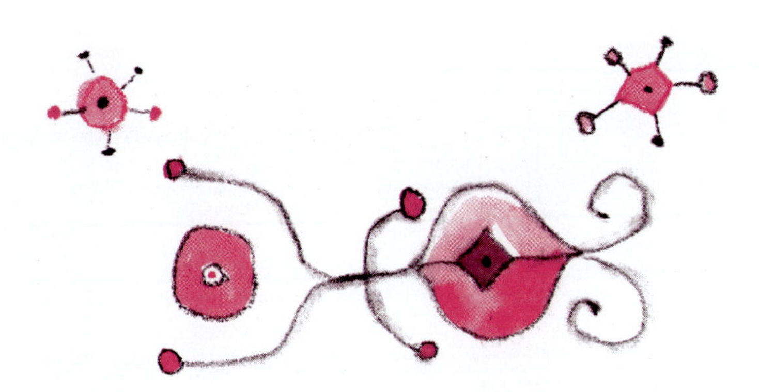

第10章

マーサ E. ロジャーズ
Martha E. Rogers

統一された人間モデル

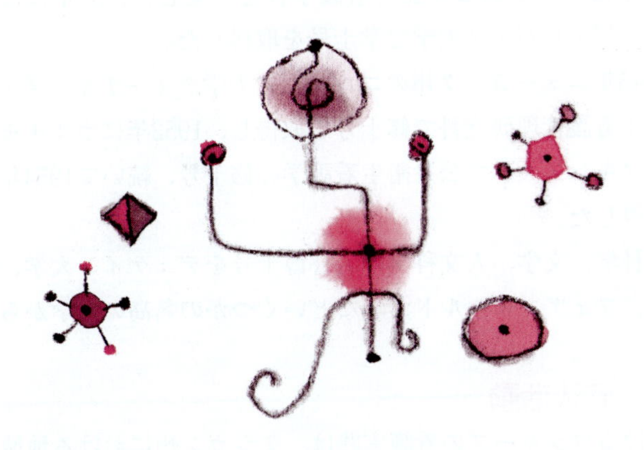

はじめに

マーサ・エリザベス・ロジャーズ（Martha Elizabeth Rogers、1914－1994）は、テキサス州で生まれ、アリゾナ州で没した。ロジャーズの概念モデルは、人間の現象を説明し、看護実践の方向性を示した。

ロジャーズの理論構築に、影響を与えたものがいくつかある。代表的なのは、フローレンス・ナイチンゲール（Florence Nightingale）の提案、アルベルト・アインシュタイン（A. Einstein）の「時間と空間の４次元の世界」、さらに一般システム理論から、秩序・複雑性・異質性が増すという意味での「負のエントロピー」という用語を取り入れ、生物系の特徴は「負のエントロピー」である、としたことなどがあげられる。

ロジャーズ概念モデルは、生命過程を記述した一連の基本的前提に立ったものであった。それらは、実践に必要な前提モデルであり、研究や理論構築の基礎を提供し、大理論、中範囲理論を生み出しており、多くの看護理論家や臨床家に多大な影響と示唆を与えた。その意味でもロジャーズは、看護界のなかで最も独創的だと称されている。

看護専門教育とロジャーズの学問背景

ロジャーズは、1931年から1933年にテネシー大学で科学を学んだ。その後、1936年にノックスビル総合看護学校を卒業し、1937年にはテネシー州のジョージ・ピバディ大学で学士号を取得した。

さらに1945年ニューヨーク州のコロンビア大学ティーチャーズ・カレッジの公衆衛生看護管理研究科で修士号を取得し、1952年にボルチモア州のジョン・ホプキンス大学で公衆衛生看護学の修士号、続いて1954年に理学博士号を取得した。

その後、科学、文学、人文科学の名誉博士号をデュケイン大学、サンディエゴ大学、フェアフィールド大学などいくつかの名高い大学から授与されている。

看護教育、実践活動

初期におけるロジャーズの看護実践は、ミシガン州における地域公衆衛生看護とコネチカット州における訪問看護の指導や教育であった。その後、アリゾナ州フェニックスで訪問看護サービスを開設した。

1954年から21年間は、ニューヨーク大学で教授兼看護学部長も務めた。1979年から1994年にその生涯を閉じるまでは、名誉教授の地位に就いていた。

1970年には、『An Introduction to the Theoretical Basis of Nursing』（看護の理論的基礎序説、『ロジャーズ看護論』）を出版した。そのほか２冊の著書と多数の共著、200以上の論文を発表し、執筆活動を続けた。

彼女の看護における貢献やリーダーシップに対して、多くの賞や表彰を受けている。

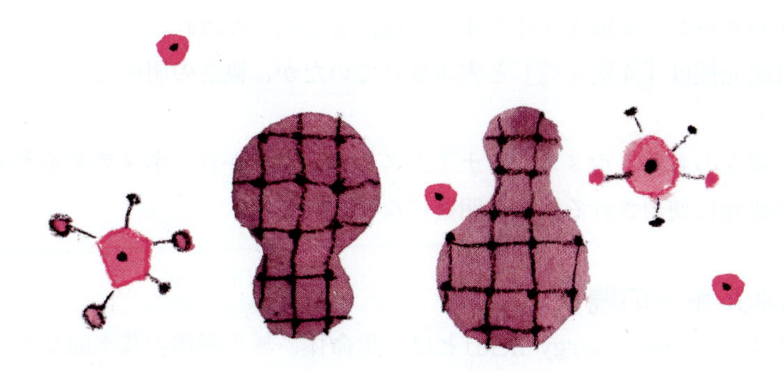

ロジャーズの看護理論

ロジャーズの概念モデル

ロジャーズの看護理論の中心になる概念は、ユニタリ・ヒューマン・ビーイングズ(unitary human beings)、すなわち人間を「統一体」である、ととらえる考え方である。

ロジャーズは、社会学、文化人類学、心理学、宗教学、哲学、歴史学、数学、天文学、生物学といった幅広い範囲の知識をもとに、看護独自の理論を構築した。

看護が科学として位置づけられるとき、「ユニタリ・ヒューマン・ビーイングズ」という言葉は、看護という抽象的な知識体系を意味する名詞になる。ユニタリ・ヒューマン・ビーイングズの科学から導き出される理論は、看護学に特有であるととらえられる。

ユニタリ・ヒューマン・ビーイングズの考えでは、人間はユニタリ(統一体)であり、部分に還元できず、部分の総和ではなくそれ以上の存在で、環境の場に統合されたエネルギーの場である、ととらえられている。

人間の場と環境の場は、パターンによって確認でき、それらは開放系の宇宙に特徴づけられる。

ロジャーズの看護理論の前提として、①エネルギーの場、②開放系の宇宙、③パターン、④汎次元性の4つの概念を説明しなければならない。当初、汎次元性は「4次元性」と表現されていたが、概念の明確化とともに変化した。

この概念のもと、ホメオダイナミクスの原理が導かれ、ホメオダイナミクスの原理に使用される用語も明確になっていった。

1 エネルギーの場

エネルギーの場(energy field)とは、生命体、無生命体の基本的な単位のことである。エネルギーは無限に広がっており、エネルギーの場は動的な性質をもち、汎次元的なものである、と定義されている。

エネルギーの場は、人間の場と環境の場と2つあるとされる。人間と環境は、エネルギーの場そのものであり、エネルギーを保有しているのではない。人間と環境は汎次元的に連続し、両者が一体になって宇宙を形成している。人間の場は、生物的な場でも物理的な場でもなく、社会的な場でも心理的な場でもない。それらは部分的なものにすぎず、「人間の場は部分の総和ではない」からである。人間の場は、パターンによって識別でき、汎次元的なエネルギーの場である。

一方、環境の場は、パターンによって識別でき、人間の場と補完的であり、還元不可能の汎次元的なエネルギーの場である。個々の環境の場は、そこに含まれる人間の場によって特徴づけられる。

2 開放系の宇宙

エネルギーの場は無限に広がっており、ほかの場と補完し合い、開放されている。人間の場も環境の場も、連続的な過程のなかにあって開放系の宇宙(universe of open systems)であると定義される。

3 パターン

パターン(pattern)は、エネルギーの場の際立った特性であり、単一波として知覚されると定義されている。パターンという用語は、エネルギーの場を示すときにのみ用いられる。パターンは抽象的なもので、連続的で革新的な変化をする。個々の人間の場のパターンは独自性があり、また独自性のある環境の場のパターンと統合されている。

4 汎次元性

汎次元性(pan dimensionality)とは、空間または時間の属性をもたない非線形の領域であると定義している。汎次元性は、限界のない無限の領域であり、統一的な全体を表現するのに適している。

ホメオダイナミクスの原理

ロジャーズは、ホメオダイナミクスとは生命および生命に影響するメカニズムを理解する手段である、と定義した。

このホメオダイナミクスによって、看護師はどのような介入をすれば対象者を望ましい方向に進ませることができるか、が理解できるのである。

人間の生命過程の変化は、環境の変化と密接な関係があり、分けることができない。汎次元性のなかで人間と環境は、相互的、連続的な相互作用をしている。そしてその変化の過程は不可逆的で繰り返すことはなく、共鳴波によって起こる、人間と環境の連続的なパターン化によって進むといわれる。

1970年にロジャーズの著書で記述された用語は、その後修正が加えられた。最初は４つの原理としていたが、その後３つの原理に凝縮されることになった。

1 共鳴性の原理

共鳴性（resonancy）の原理とは、低い周波のパターンから高い周波のパターンへと向かう、人間の場と環境の場でみられる連続的な変化のことをいう。その変化を伝達するものは波である、という仮定に立っている。

人間の生命過程は、さまざまな周波で揺れ動くリズミカルな波動のシンフォニーといわれる。その波は、人間の場と環境の場の間に発生する変化の性質を述べている。

人間の場と環境の関係は、複雑なある一定のリズミカルな共鳴波として表れる。それは、音楽の調べのように動的な波のパターンとパターン化のなかで、絶えず多様性と変化を続け、一生の間に複雑になり、生命過程を豊富にしていく。

2 らせん運動性の原理

らせん運動性（helicy）の原理とは、同じ反復をしないリズム性を特徴とする人間の場と環境の場でみられる、接続的かつ革新的で、予測ができない多様性の増大と定義される（**図１**）。

生命過程は、らせん性の曲線をもった連続的段階を一方向性に向かって進化する。この原理にはリズム性、人間と環境の場を含む統一的な概念を

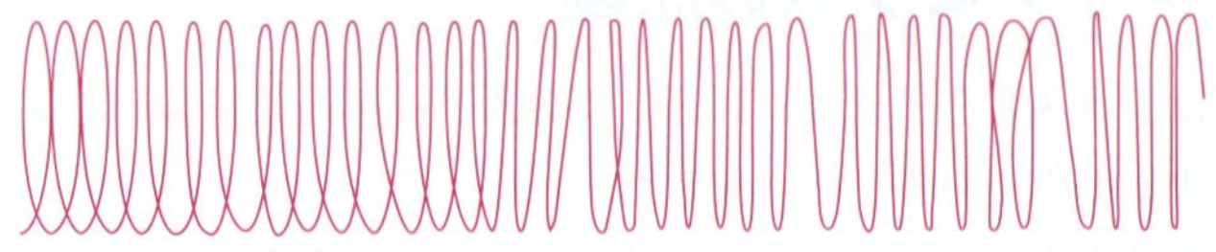

図１　らせん運動性のイメージ

（マーサ・E. ロジャーズ、樋口康子ほか訳：ロジャーズ看護論、p.112、医学書院、1979より改変）

含んでいる。生命過程と具体的な目標がない場合にも、パターンは複雑性を増していき、空間と時間のなかで固定されたらせん運動を行っている縦軸に沿って進化する。その進化は不可逆性をもち、人間の場と環境の場はパターン化されていく。

3 統合性の原理

統合性(integrality)の原理とは、人間の場と環境の場の持続的な相互作用の過程を表す概念である。人間の場と環境の場は、分けることができないほど固く結びついている。そのため、生命過程で起こる現象は、相互的・連続的な相互作用であると考えられる。

ロジャーズの看護理論から得るもの

ロジャーズは、人間をユニタリ・ヒューマン・ビーイングズという「統一体」ととらえている。

人間は、部分の総和ではなくそれ以上の存在で、環境の場に統合されたエネルギーの場であるとしている。

人間と人間を取り巻く環境が補完性、連続性、相互作用をもって開放系の宇宙へと広がっていることを、ロジャーズは、初めて概念化したのである。

その概念は抽象度が高く、すぐに検証できる指標を確認することはできない。むしろ、看護の原理に対する諸概念を確認するために、必要な世界観や哲学を特定するものである。看護の独自的な理論を構築して看護の方向性、研究の方向性を指し示した看護理論である。

ロジャーズの看護理論は、抽象度が高く、理解に難しい部分もある。しかし、「人間は統一体である」という視点は、看護に欠くことのできない基本的な概念である。そこに、実践の科学である看護の進むべき方向性や、哲学を見いだすことができるのである。

看護理論のメタパラダイム

①人間

独自のパターンをもつエネルギーの場であり、部分の総和ではなく統一体としてとらえている。また、環境の場と連続的に物質やエネルギーをやりとりし、パターンを形成し、変化しながら汎次元性に進んでいく。

そして、環境の場と相互作用のなかでパターン化し、決して後戻りしない。それは生命過程の変化として現れる。

②環境

パターンによって識別でき、人間の場と相互的、連続的な相互作用があり、還元不可能の汎次元的なエネルギーの場であると定義している。

人間の場の外部にあるものがすべて環境であり、汎次元性の広がりをもつ解放系のシステムである。個々の環境の場は、そこに含まれる人間の場によって特徴づけられる。

③健康

健康とは、病気のない不全状態にではなく、良好の状態ととらえている。健康は、文化や個人によって定義づけられる価値観的な用語として使用している。健康と病気はパターンの現れであり、個人によって高い値のパターンと低い値のパターンがあるという。

④看護

看護は科学であると同時にアートである、と定義している。看護は経験に基づく科学であり、その目的は個人、家族、集団がそれぞれの潜在能力の範囲で可能な最大限のレベルの安寧(well being)を達成できるように援助することである。

看護実践は、統一体としての人間に焦点を合わせたものであり、看護学は独自の科学知識に裏づけられた科学である。看護は、人々へのケアと人間の生命過程のために存在する。

要　旨

①ロジャーズは、人間をユニタリ・ヒューマン・ビーイングズという統一体としてとらえている。人間は、部分の総和ではなくそれ以上の存在で、環境の場に統合されたエネルギーの場であり、それは解放系の宇宙に特徴づけられる。

②ロジャーズの看護理論の前提になる基本的な概念が４つある。それは、①エネルギーの場、②開放系の宇宙、③パターン、④汎次元性である。

③エネルギーの場は、人間の場と環境の場から構成され、汎次元的に連続して両者が一体になり、宇宙を形成している。人間と環境の場はエネルギーの場そのものであり、連続性と共鳴性がある。

④生命過程におけるパターンとパターン化は、人間と環境の場を確認できるものであり、特徴づけるものである。

⑤生命過程は汎次元性の広がりをもち、決して後戻りすることなく無線系に進んでいく。

⑥ホメオダイナミクスの原理は、「共鳴性の原理」「らせん運動性の原理」「統合性の原理」から構築される。

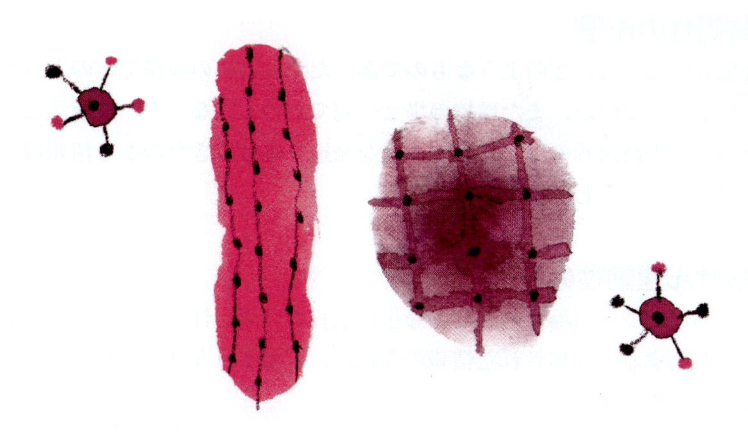

看護理論に基づく事例展開

ロジャーズの看護過程

ロジャーズは、直接的には看護過程について触れていない。しかし、ホメオダイナミクスの原理の積極的に研究することを提言している。

看護は、その対象であるユニタリ・ヒューマン・ビーイングズにかかわるため、その健康問題に関連するホメオダイナミクスの原理が、看護をしていくうえで羅針盤になってくれるだろう（**表1**）。

ホメオダイナミクスの原理では、人間の場、環境の場における相互作用、生命過程のパターンとパターン化、発達状態、人間と環境のリズム性についてアセスメントする。

ホメオダイナミクスの原理を適切に判断するためには、看護師の熟慮と、対象者との深い関係性が必要とされる。対象者である患者と環境についてアセスメントをするとき、看護師は対象者の環境の一部であるとされる。

つまり看護師は、対象者の一部分、または1つのニードに注目するのではなく統一的な全体としての対象者に対して看護をするのであり、相互作用のなかでともに行動するのである。

1 共鳴性の原理

対象者の人生は、どのようなものであったか、人生の岐路でどのような多様性が生じたのか、また環境の場との間でどのようなパターンを示してきたのか、生命過程のなかでどのような発達を遂げてきたのかを情報収集してアセスメントし、看護診断を行う。

2 らせん運動性の原理

人間の場と環境の場との周期的な生命過程のリズム性、パターンについて情報収集する。収集された情報のなかに、どのようなリズム性が見いだされるのだろうか。

汎次元的、不可逆的な時間の流れのなかで、人間のリズム性が生命過程

表１　ホメオダイナミクスの原理と看護過程

	共鳴性の原理	らせん運動性の原理	統合性の原理
アセスメント	・全体としての人間の人生で生じてきた多様性を探究する	・人間と環境との周期的な連続的なパターンを探究する ・生命過程において時間と空間のなかでのリズム的なパターンとパターン化の変化を探究する	・人間と環境との相互作用の探求 ・人間と環境との間でどのような多様性・連続性を体験し、そのなかでどのように共働しているかを探究する
看護診断	・全体としての人間の人生の多様性を反映する	・人間と環境の場のリズム的なパターンを反映する	・人間と環境の場のリズム的なパターンを反映する
看護計画立案	・全体としての人間の人生の多様性を支持したり、修正する計画を行う	・人間と環境との間の連続的、リズム的パターン化の促進を促す ・個人差を受け入れる ・生命過程と環境とのパターンとパターン化を計画	・人間と同様に環境にも介入する ・１つの変化はほかの領域にも連続的に変化をもたらす
評価	・全体としての人間の人生の多様性に対する修正を評価する	・人間と環境のリズム的なパターン化を評価する ・全体としての人間と目標との関係を評価する	・相互作用にみられる変化を評価する

（ジュリア・B.　ジョージ編、南裕子ら訳：看護理論集―より高度な看護実践のために、増補改訂版、p.241、日本看護協会出版会、1998より改変）

へ変化をもたらす。新しい環境のなかで、そのリズム性はどのような影響があり、パターン化が進むのか。生命過程のなかで、どのような特徴的なパターンを示してきたのか。環境との相互作用のなかでどのような特有なパターンをはぐくみ、促進し、複雑性を増してきたのかを情報収集してアセスメントし、看護計画を立案して評価する。

3 統合性の原理

人間と環境の相互作用はどうであるのか、どちらかがどちらかを支えているのか、共働しているのかを明らかにする。環境との相互作用、連続性、多様性についてもアセスメントする。

人間と環境両方に介入する１つの変化は、ほかの領域においても連続的に多様性に富んだ変化をもたらす。その変化についてのパターン化を計画し、評価する。

事 例

Aさん、68歳、女性。独身。以前は父と二人暮らしで製縫業を営んでいたが、4年前に父親を亡くし、1人暮らしになる。その頃から飲酒が始まったらしいが、詳細は不明。昨年から飲酒量が増えている。

自宅で転倒して外傷性脳内出血のため入院したが、自己退院した。Aさんの姉が「(Aさんの)行動がおかしい」と心配し、今回の入院になる。

入院後、コルサコフ症候群と診断される。健忘症状があり、入院時の痴呆テストは23点。1か月後には18点になる。作話がみられ、「ここには泥棒がいるのよ」といい、黒いバックを持ち歩き、外出用の黒いパンプスに履き替えている。

「大切なものは全部持っていないと安心できない」「毎日家に帰っているの。だから今日も家に帰るのよ」といいながら、日中病棟内を歩き回る。

一方、他の患者を訪れた見舞い客や看護師に、愛想のよい会話や折り目正しい挨拶を行う面も持ち合わせている。

1 アセスメント

Aさんは、父親と自営業をきりもりしてきた。この年代で結婚しなかった理由は定かではないが、父親とともに腕の確かな職人として生きてきたのだろうと考えられる。どちらかといえば家の中でこつこつと行う作業のため、人とのかかわりの少ない狭い環境のなかで暮らしであったのだろう。そのような環境にいる安心感が、ますます人とのかかわりの希薄性を高めていったが、表面的な愛想笑いや折り目正しい挨拶などがみられ、人とのかかわりを求めている面もあることがうかがわせる。

父親を亡くして一人暮らしになった寂しさもあって、いつの頃からか習慣的飲酒が依存的なものになってきたと考えられる。飲酒による症状から、健忘症状、記名力の低下が著明であり、入院にによる新しい環境がAさんに不安感を与え、病棟内の徘徊と黒いバッグを絶えず持ち歩いている状態になったと考えられる。

2 看護診断

入院によって環境が変化してしまったことで不安感が強くなっている。

表2　ホメオダイナミクスとAさんの看護過程（表1を改変）

	共鳴性の原理	らせん運動性の原理	統合性の原理
アセスメント	・Aさんの人生はこれまでどのようなものだったのか ・Aさんの発達はどのように遂げられてきたのか	・Aさんは環境をどのようにとらえているのか ・生命過程のなかで、環境にどのように影響されパターンを示しているか ・新しい環境のなかで、どのようにパターンを示しているか	・Aさんは環境をどのようにとらえてきたのか ・環境のなかでどのような多様性・連続性を体験し、またそのなかでどのような相互作用があったのか ・Aさんの健康問題と環境の相互作用は？
看護診断	入院したことで、Aさんの人生にとってどんな意味や多様性が生じているのか	Aさんの環境と生命過程とのパターンとパターン化の促進	Aさんと病院環境とはどのような相互作用があるのか
看護計画立案	・Aさんの発達はどのようなものであるのか、また発達は促進されるのか	・環境とAさんのパターンを観察し、パターン化を進める ・生命過程と環境の影響のなかで、パターン化を促進する ・一定のリズム性を見いだし、パターン化する	・Aさんの家庭と入院生活の環境の違いについてどのように修正できるか ・Aさんの健康問題は、環境との関係性で変化し、またパターン化できるのか
評価	・正常な発達はできているか ・発達への阻害は最小限であるか	・Aさんの行動や生命過程と環境とのパターン化が促進できているか	・環境との相互作用で、健康問題はパターン化できるのか

新しい人的、物理的環境に慣れるように援助していくことを考える。徘徊状態のＡさんが家に毎日帰っていると主張する気持ちを否定せずに受け入れることが必要である。黒いバッグを持ち歩くＡさんを受け入れ、どうしたら安全な環境にあるのかを一緒に考えていくことで、環境とのパターン化を促進することが必要であると考えた。

また、入院前より転倒していたことと、徘徊が著しいこと、記銘力の低下があることなどを考えると、履物についてＡさんに提案することが必要であると考える。

①安心できない環境や環境の変化になじめないことによる不安

②徘徊すること、認知力の低下に伴う転倒の危険性

3 看護計画の立案と実施

看護師は、Ａさんの不安な気持ちや家に帰りたい、家に毎日帰っているという気持ちを受け入れることを看護計画に入れた。次から次へと状況に合わないことを作話していくが、その意味することをじっくり聞くことか

ら始めた。どうして日中、パンプスでいるのかを聞きながら、家に帰るときにはじめてその靴を履くことを勧め、それまでは低い運動靴やスリッパで過ごすことを提案した。

Ａさんにとって看護師は新しい環境として認知できたようである。看護師の顔を覚えており、挨拶するとていねいに挨拶を返してくれた。当初、靴の変更は頑として受け入れてくれなかったが、一緒に病棟内を歩いているとき、「歩きにくいわ」といってスリッパに替えていた。

病棟内の物理的環境はなかなか受け入れられなかった。時間の経過とともに、ときどき病棟外を散歩して帰ってくると、「家へ行ってきた」ということがあるようになった。病棟は日中いるところという認知ができてきたようである。

4 評価

病院という新しい環境によって、Ａさんは不安感を感じていたようである。人的、物理的な環境との相互作用を促進するように、Ａさんの言動を受け入れて一緒に考え、行動したことが効果的であったと考える。以前転倒したこともあり、転倒の危険性が高いので靴の変更は大切であると考えた。

Ａさんとともに環境を点検し、環境調節をしていくのが、①の不安感を軽減することにつながり、役立ったように感じた。

第11章

パトリシア ベナー
Patricia Benner

臨床での看護実践における卓越性とパワー

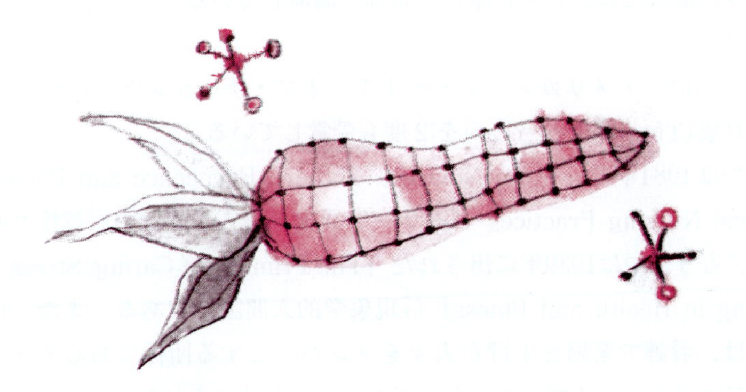

はじめに

パトリシア・ベナー（Patricia Benner）の看護理論といえば、「達人看護師」という言葉を思い出す人も多いのではないだろうか。ベナーは、現在も活躍している看護理論家である。

彼女は、その看護理論のなかで「ドレイファス・モデル」を臨床実践に適応して看護師を５つの段階で表した。また、多くの看護師にインタビューを行い、その内容から７つの看護領域と31の能力を明らかにした。

ベナーの経歴

ベナーは、アメリカ東部のバージニア州ハンプソンで生まれ、小学校時代からアメリカ西部のカリフォルニアで育った。ロサンゼルスの北東郊にあるパサデナ大学で看護学を学び、1964年に卒業する。

1970年には、カリフォルニア大学サンフランシスコ校の看護学部で内科・外科看護を専攻し、修士号を取得した。その後、同大学バークレイ校でリチャード・S. ラザルス（R. S. Lazarus）の研究助手を務めながら、教育学部でストレスコーピングを専攻し、1982年博士号を取得している。

実務経験では、心臓ケア病棟で２年間のスタッフナースを経て主任になり、その後集中治療室や急性期の看護ケア、訪問看護にも携わった経験をもっている。

1982年には教授になり、現在も幅広く活動している。なお、数回来日しており、最近では2017年に東京と京都で講演している。

数々の受賞歴

ベナーは、アメリカン・ジャーナル・オブ・ナーシング（AJN）による書籍対象（The Book of Year）を２度も受賞している。

１つは1984年の『From Novice to Expert: Excellence and Power in Clinical Nursing Practice』（『ベナー看護論　達人看護師の卓越性とパワー』）、もう１つは1989年に出された『The Primacy of Caring: Stress and Coping in Health and Illness』（『現象学的人間論』）である。また、1985年には、看護で業績を上げた人々をメンバーとする団体であるアメリカン・アカデミー・オブ・ナーシングへの入会も認められた。

さらに、1989年には教育分野でのリーダーシップに対して、アメリカ看護連盟のリンダ・リチャード賞を授与されている。

影響を受けた人々

ベナーは、ヴァージニア・ヘンダーソン(Virginia A. Henderson)から、長年にわたって看護に関する考え方の影響を受けている。

また、ベナーが行っている解釈的記述的研究(質的研究の１つの研究方法)では、現象学を用いている。この現象学の活用に導いたのは、カリフォルニア大学バークレイ校で哲学を教えていたヒューバート・ドレイファス教授(Hubert L. Dreyfus)である。現象学に関しては、ドレイファスのほかに、ドイツの哲学者マルティン・ハイデッガー(M. Heidegger)や、デンマークの哲学者セーレン・A. キルケゴール(S. A. Kierkegaard)の影響を受けることも多かったようである。

著述活動

1978年から1981年にかけて、連邦政府の助成金を得たプロジェクト「専門職内部での同意、査定、評価に関する達成法」(通称AMICAE)とよばれる研究から、多くの著書や論文が発表された。

代表的な著書では、前述した『From Novice to Expert: Excellence and Power in Clinical Nursing Practice』がある。この著書では多くの実例を紹介したうえで、看護実践について記述している。また、7つの領域と31の看護能力について詳しく述べている。

また、1989年の『The Primacy of Caring: Stress and Coping in Health and Illness』では、ケアリングについて述べている。その他、日本語訳された著書が数々出版されている。

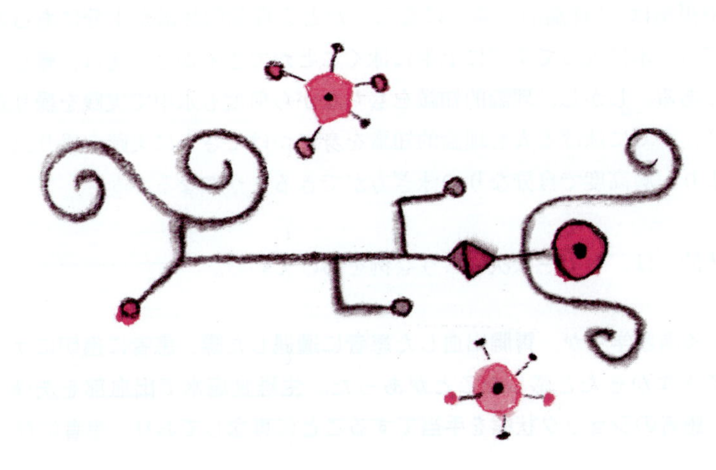

ベナーの看護理論

ベナーの看護理論は、多くの看護師からインタビューと看護実践の観察をとおして、看護の実践内容をありのままに、かつ綿密に記述することで生まれた。

「我々は実際の看護実践のなかに埋もれている知識についてわずかにしか学んでいない」(1992)と、彼女自身も述べているように、看護師が日常的に行っている看護ケアのなかには、看護師が自分たちでも認識していない優れた知識があることを発見したのである。

実践的知識と理論的知識について

ベナーは、看護理論のなかで、実践的知識と理論的知識という２つの知識の大切さを述べている。

「泳ぐ」ということを例にして考えてみよう。泳ぐことができる人のなかには、とくに泳ぎ方を学んだわけではなくとも、小さい頃から海川やプールに親しみ、水のなかに潜ったり遊んだりしているうちに、自然に泳げるようになったというケースがある。これが「実践的知識」に該当する。

一方、水中ではない場所(教室など)で、言葉や視覚的資料を通じて学ぶ理論や根拠は、「理論的知識」になる。たとえ理論的知識が十分にあったとしても、水に入ってすぐに上手に泳ぐことができるかといえば、難しいものである。しかし、理論的知識をもちながら何度も水中で実践を繰り返したり、すでに泳げる人も理論的知識を身につけてさらに実践を繰り返せば、より一層高度で自分なりの泳ぎ方ができるようになる。

具体的には、ベナーは次のような例をあげている。

ある看護学生が、胃腸出血した患者に遭遇した際、患者に適切にケアできなかったと感じたことがあった。生理食塩水で出血部を洗浄し、患者のショック状態を手当てすることに専念しており、患者にひと言も声をかける余裕がなかった。
　しかし、同じ患者が次に出血を起こしたときは、この看護学生は患者を安心させるよう言葉をかけ、患者の気分を確かめることができた。
　最初は、緊急時に対応すること自体が大変で、要求された仕事をこなすだけで精一杯だったが、次の機会には患者に十分配慮した対応が取れるようになった。
　看護学生は、危機に必要とされる技術介入を行うという「理論的知識」はあったものの、患者にどのようなコミュニケーションを行えばいいのかという経験的学習がなかったために「実践的知識」が欠けていたということになる。

（パトリシア・ベナー、早野真佐子訳：達人の技を言葉にすることの意味、ナーシング・トゥデイ、17(12)、2002を要約）

技能習得に関するドレイファス・モデル

　ドレファス・モデルは、バークレイ校の教授である哲学者ヒューバート・ドレイファス（Hubert. L. Dreyfus）と、数学者スチュアート・ドレイファス（Stuart. E. Dreyfus）の兄弟が、チェスプレイヤーやパイロットの技能習得や上達のために開発したモデルである。
　ベナーは、それを看護にも応用して看護実践の技能の違いやどのように修得していくのかを示している。これには、①初心者（novice）、②新人（advanced beginner）、③一人前（competent）、④中堅（proficient）、⑤達人（expert）という５つの段階がある。
　さらに、熟練した技能を習得するために、３つのポイントをあげている。

⑴　実際に経験したことを次回に活かすこと

　ベナーは、経験による学びを大変重要視している。ここでいう経験的な学びとは、単なる時間的経過ではなく、それまでの自分の考えを転換したり、「自分はもっと優れた行動をとるべきだ」「もっと正確であるべきだった」などという認識をもつことである。すべてのケア実践者は、自己の体験から学ぼうとする姿勢が必要だという。

⑵　部分的ではなく状況の全体をとらえること

差し迫った状況のなかで直感が働くことを指す。たとえば、糖尿病でインスリン療法が始まった患者に、ある看護師が声をかけたとき、患者は「大丈夫です」と応えたとする。しかし看護師は、患者の表情や動きなどから「いつもと違う、何か違うなぁ」と、とっさに感じ取って患者の異常がわかるということである。

⑶傍観者でなく患者の状況にのめり込むこと

客観的に患者をみるのではなく、患者の体験していることに寄り添い理解しようとすることである。たとえば、苦痛を与える処置をする際に、たとえその苦痛が1分程度のものでも患者本人にとっては永遠に続くように感じることがある。そのとき、看護師は時計で測った1分の苦痛に対して対処するのではなく、永遠に感じられる苦痛に対して対処すべきなのである。

これらを習得することで、各段階へと成長していくのである。

5段階の具体的な内容

1 初心者

初心者(novice)とは、看護学生やいままで経験したことのない領域で、はじめてケアをする看護師のことである。その状況について経験がなく、原則は知っていてもその場に柔軟に対応できない看護師のことを指す。たとえば、重症ケアの資格をもち、成人病ではかなりの経験を積んでいるスペシャリストでも、新生児の重症ケア病棟では初心者の段階になる。

2 新人

新人(advanced beginner)とは、新卒看護師のことで、初心者に比べ、柔軟に対応して指導者に指摘されればそのとおりのケアができる。しかし、自分で状況を判断して優先順位を決めることは、まだできない看護師を指す。

3 一人前

一人前(competent)とは、同じ領域で2～3年の臨床経験がある看護師のことである。いまの状況や将来の予測を立て、優先順位を考えながら目標や計画を立てることができる看護師を指す。次の段階の中堅よりは速さや柔軟性に欠けるが、効率的であり、偶発的な出来事に対処して管理する能力をもっている。やや生意気で、知ったかぶりをすることがある。

4 中堅

すべての看護師が中堅（proficient）の看護師になれるわけではないが、通常、同じ領域で３～５年の臨床経験がある看護師のことをいう。患者の状況を部分的ではなく、統合的にとらえることができる。あらかじめ設定された目標に頼らなくても、いろいろな側面をみて、その状況において重要か否かをすぐに判断できる。たとえば、明らかなバイタルサインの変化が起こる前に、病状の悪化や問題を認識することができる能力をもっている。

5 達人

中堅看護師と同様、たとえ臨床経験があってもすべての看護師が達人（expert）になれるわけではない。人それぞれ経験の積み方に個人差があるため、経験年数で定めることはできない。達人の看護師は、状況を理解して適切な行動をとるときに特徴や原則、ガイドラインなどに頼ることなく、直感的に判断することができる。判断する際に、過去の経験から感覚や認識に基づき、正確に狙いをつけることができるのが、「達人」なのである。

７領域と31の看護能力

ベナーは、現実の患者ケアの実践を明らかにするために、看護場面を観察したり看護師たちの面接をとおして、詳しく記述した内容を分析した結果、31の看護能力を特定した（**表１**）。さらに、それらを７つの領域に分けた。

1 援助役割

看護師は、患者に対して義務的・契約的なかかわりではなく、十分な心遣いや患者に寄り添うこと、傾聴することによって癒しを与えている。

表１　領域と看護能力

１．援助役割
(the helping role)
１）癒しの関係：雰囲気づくりをして癒しへの意欲を高める。
２）痛みやひどい衰弱に直面した際、安楽にし、その人らしさを保つ。
３）存在すること：患者とともにいる。
４）患者が自分自身の回復の過程に参加し、コントロールすることを最大にする。
５）痛みの種類を見極め、適切な対処方法を選んで痛みの管理やコントロールを行う。
６）触れることを通して安楽をもたらし、コミュニケーションをはかる。
７）患者の家族に、情緒的なサポートと情報提供的サポートを行う。
８）情緒的・発達的な変化を通して患者を導くこと：新しい選択肢を提供し、古いものを破棄すること：方向づけ、指導、介入
人に変化を起こさせようとするときは、
・心理学的および文化的介入者として活動する。
・目標を治療的に用いる。
・治療的共同体をつくり、維持していくように働く。

２．指導／手ほどきの機能
(the teaching-coaching function)
９）時機：患者の学習レディネスを把握する。
10）ライフスタイルと結びつけて、病気や回復に関することを統合するように患者を援助する。
11）病気について患者が解釈していえることを引き出し、理解する。
12）患者の状態について考えられることを提供し、治療処置の根拠を与える。
13）手ほどきの機能：文化的に避けている病気の局面に接近し、理解できるようにし向ける。

３．診断機能とモニタリング機能
(the diagnostic and monitoring function)
14）患者の状態から重要な変化を検出し記録する。
15）早期に警告信号を提示する：明白に診断が確定される前に、衰弱や悪化を予知する。
16）問題を予知する：先の見通しを立てる。
17）病気に関する個別の要求や経験を理解する：患者のケアニードを予知する。
18）よりよい健康状態を取り戻し、いろいろな治療法に対処していくために患者の秘めた力を査定する。

４．急速に変化する状況における効果的な管理
(effective management of rapidly changing situations)
19）極度の生命の危機にさらされている緊急事態における熟練した実践：問題をすばやく把握する。
20）不測の事態の管理：緊急事態での必要性と資源をすばやく、うまく組み合わせる。
21）医師の助けが得られるまで患者の危機を識別し、管理する。

表1　領域と看護能力（つづき）

5．治療的介入と療法を実施し、モニタリングする
(administering and monitoring therapeutic interventions and regimens)
22）リスクと合併症を最小限にして、経静脈的治療を開始し、持続させる。
23）与薬を正確かつ安全に行う：副作用、反応、治療効果、毒性および禁忌などについてモニタリングする。
24）安静による害を最小にするための努力をする：皮膚の損傷を予防し、対処する。患者の離床と運動を促し可動範囲を広げ、リハビリテーションを推進する。呼吸器系の合併症を防ぐ。
25）治療を促し、安楽と適切なドナレージ（排液法）をもたらす創傷管理法を創造する。

6．質の高いヘルスケア実践をモニタリングし、保証する
(monitoring and ensuring the quality of health care practices)
26）安全な医療、看護ケアを保証するためのバックアップシステムを提供する。
27）医師の指示から何を省き、何を加えると安全になるかを査定する。
28）医師から適切で時宜を得た応答を得る。

7．組織化の能力と仕事役割能力
(organizational and work-role competencies)
29）多様な患者のニーズや要求を調整し、順序づけ、それに応える：優先度の設定
30）最適な治療を提供するためのヘルスチームの編成と維持
31）スタッフ不足および高い退職率への対処：不測の事態に備えた計画づくり
・勤務帯内での過度の労働負荷の期間を予測して対策をとる。
・チーム魂を利用して保持する：ほかのナース達から支援を得る。
・親密さや頻回な接触のない患者にもケアリングの態度を持ち続ける。
・患者、テクノロジーおよび官僚制に対して、柔軟な立場を保持する。

（パトリシア・ベナー、井部俊子ら訳：ベナー看護論—達人ナースの卓越性とパワー、医学書院、1992より表を作成、一部改変）

2 指導／手ほどきの機能

単に情報を提供するだけではなく、説明や指導、コミュニケーションをとおして患者の新たな可能性を提示していく。

3 診断機能とモニタリング機能

ほとんどの時間を患者とともに過ごす看護師は、診断と患者モニタリング機能をとおして最初の手がかりをつかむ。

4 急速に変化する状況における効果的な管理

緊急事態に十分な任務を果たせるよう、看護師はいろいろな専門家たちと機能を調整する。

5 治療的介入と療法を施行し、モニタリングする

最新の複雑な治療法の介入やケアを行う際、看護師は無意識のなかでその人にあったケア方法を見つけ出す。

6 質の高いヘルスケア実践をモニタリングし、保証する

看護師は、患者の側にいてチームメンバーの調整を行い、ミスを防ぎ、質の高いケアを提供する。

7 組織化の能力と仕事役割能力

看護師の人員不足の場合でも、チームメンバー間での調整やチームワークをもち、お互い助け合う能力を必要とする。

ベナーの看護理論から得るもの

ベナーは、患者をとおして看護師がどのように現場でケアを行っているか、というありのままの状況を分析している。以前は、あまり表面的に出ることのなかった実際のケアについて、看護師が無意識に学習し、実践に活かしている部分に注目している。そのなかでも「経験的学習」を積むこと、そしてその経験を「語る」ことの重要性を述べている。

ベナーの看護理論は、新人教育やその後の生涯教育の能力育成に役立つ。また、看護師自身が自己のケアについて振り返るとき、単なる経験年数だけでなく、看護師自身の実践能力について評価するのに役立つ(**表2**)。

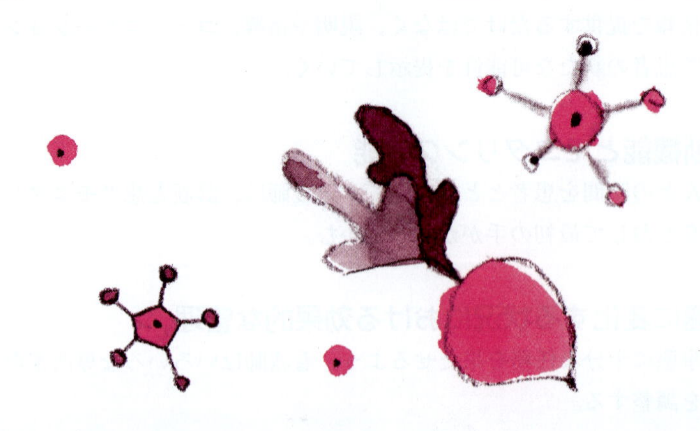

表２　「初心者から達人へ」の自己評価法

ステージ	内容
ステージ１ 初心者	□状況について経験がないので、どのように振る舞うことが期待されているのかがわからない。 □個々の測定可能なデータ（バイタルサインや尿量、体重など）を測定でき、またその判断の基準を教えられている。 □臨床経験はあるが、臨床で経験したことのない患者ケアを行う。
ステージ２ 新　人	□あるところまでのレベルは実践可能で、経験を繰り返すことで意味のある状況に注目できる、あるいは指導者に指摘してもらう。 □看護実践の順序を示したリストが実際の経験に先立って必要と認識される。 □臨床で優先度を決める際、一般的なガイドラインに頼っている。
ステージ３ 一人前	□長期的目標や計画を立てて意識的に自分の活動を行っている。 □計画は、現在および予測される将来の状況でどの属性や局面が最も重要か、あるいは無視できるかがはっきりしている。 □問題を、抽象的・分析的に深く考え、計画を立てている。 □中堅ナースのようなスピードや柔軟性には欠けるが、臨床看護に伴う多くの偶発的出来事に対処し、管理する能力ももっている。 □意図され吟味された計画を立案することで、組織の能率を高め、組織化を達成する助けになっている。
ステージ４ 中　堅	□状況を部分的というよりも、全体としてとらえている。局面や属性からではなく、熟練した実践行為に導かれて状況を全体的に知覚している。 □ものの見方は思考によるものではなく、経験や最近の出来事に根差して「おのずと出現」するものの知覚に基づいている。 □長期的目標に立って状況の意味を知覚できるので、状況を丸ごと理解できる。 □経験に基づいて全体状況を認識するので予測される正常な像が出現しなくとも、認識することができる。
ステージ５ 達　人	□状況を理解して適切な行動と結びつけていく際に、もはや分析的な原則（ルール、ガイドラインなど）には頼らない。 □広範囲にわたって他の無関係な診断や解決策について、不毛な検討をしないで、状況を直観的に把握し、問題領域に正確に照準を合わせることができる。 □全体状況を深く理解したうえで行動しているため、達人の実践内容をつかむことは簡単ではない。

（パトリシア・ベナー、照林社編：特別記事　エキスパートナース・フォーラム2001来日講演　達人看護論のパトリシア・ベナー博士が語る　看護実践の達人性とは何か　そしてそれをどう育成するか、エキスパートナース　17（15）、2001より一部改変）

看護理論のメタパラダイム

ベナーの看護理論のなかで明確に定義しているわけではないが、ベナーが考えている「人間」「環境(状況)」「健康」「看護」について述べる。

①人間

ベナーは、「現象学的人間論と看護」のなかで、以下のように述べている。「人間は生まれつき備わっている能力を通じて己を身体的存在として感じ取りながら、そのような己にとって意味をもつ世界に住まうことができる」(1999)

つまり人間は、たとえ障害をもって生まれてきても、自分の住んでいる社会で自分自身が自立して生きていると考えるならば、「自分は障害者ではない」と認識することもある、ということである。

②環境(状況)

ベナーは、「環境」と「状況」についての違いを述べ、人に影響を与えているのは「状況」である、としている。「環境」は囲まれた部分で、そこに人間がいる場合もあれば、いない場合もある。看護理論として重要なのは、人間がどんな「状況」に身を置いているかを知ることであると述べている。

たとえば、ある化学物質を取り扱う仕事をしている人たちは、危険な環境にある。しかし、それだけではなく、その人たちは危険な化学物質を取り扱う仕事をせざるをえない状況にあるか、それを逃れて移住することもままならない状況にあるかという、経済的、政治的、社会的にさらされている事柄にも目を向けることが必要になる。

③健康

ベナーは「健康」と「病気」と「疾患」について述べている。健康は、「単に疾患や病気ではない状態だというわけではない」ととらえている。また、病気と疾患は似ているが、違ったものである。

疾患とは、細胞・組織レベルの失調であるのに対し、病気は能力や機能不全といった体験を指す。人は何らかの疾患をもちながら、自分は病気だと感じていないことがある。

健康は、単なる生物として具えている部分を指しているのではなく、社会面、精神面も含めた調和のとれた感覚だといえる。そのためベナーは、「健康」ではなく、「安らぎ(well-being)」という言葉で説明している。

④看護

ベナーは、「看護は『気遣い』(caring)である」と、その大切さを述べている。余命短い患者にも、生きているかぎりすべきことがある。

看護師としてそれを見捨ててしまうことは、気遣いがないといえる。気遣いがある場合とない場合では、全く違った結果になる。気遣うということは、信頼関係をつくり出し、患者に信頼関係のある条件下でケアすることによってはじめて、提供されたケアが受け入れられることになる。

要　旨

①ベナーは、患者をとおして看護師がどのように現場でケアを行っているか、ありのままの状況を分析している。以前は、あまり表に出なかった実際のケアについて、看護師が無意識に学習し、実践に活かしている部分を注目している。なかでも「経験的学習」を積むこと、そしてその経験を「語る」ことの重要性を述べている。

②ベナーの看護理論は、多くの看護師からのインタビューと看護実践を観察することで看護実践の内容をありのままにとらえ、徹底的に綿密に記述し、ハイデッガーの現象学的な解釈法に基づいた内容や意味を明らかにした。

③ベナーは、看護理論のなかで実践的知識と理論的知識の２つの知識の大切さを述べている。実践的知識とは、自然に身体で体得していく知識のことである。理論的知識とは構造や名称、機能について知ることである。

④技能習得に関するドレファス・モデルを看護にも応用し、看護実践の技能の違いや、どのように実践技能を習得していくのかを示している。この習得段階には、初心者(novice)、新人(advanced beginner)、一人前(competent)、中堅(proficient)、達人(expert)の5段階である。

⑤ベナーは、現実に行われている患者ケアの実践を明らかにするために、看護場面を観察したり、看護師たちの面接を通して詳しく記述した内容を分析した。その結果31の看護能力について特定し、それを7領域に区分けした。

用語

・経験：単なる時間の経過ではなく、実際のケアで直面したことに対して、できたこと、できなかったことにかかわらず、そのことを考えたり、感じたりしていくなかで、どんな意味をもっていたのかを知覚していくこと

・看護実践：患者が病気というストレスに対処していくため手助けする営み

看護理論に基づく事例展開

ベナーの看護理論では、看護師に焦点が置かれている。そのため、看護過程に沿って患者を事例展開することにはあまり適さないと思われる。そこで、看護を展開するうえで新人看護師とベテラン看護師がどう違ってくるのかを述べる（**表3**）。

事　例

Aさんは28歳、妊娠41週の2経産婦。夫と２歳と５歳の子どもとの四人暮らしである。昼の１時ごろから10分ごとの規則的な陣痛が始まり、「１時30分に来院する」との電話連絡があった。病院まで車で30分かかるとのことである。

表３　新人看護師とベテラン看護師との違い

	新人看護師	ベテラン看護師
アセスメント	・妊娠41週で正期産の時期であり、問題はない。経産婦なので陣痛次第では分娩の進行が早いと思われるが、まだ30分前に陣痛が始まったばかりなので、来院後の診察状況をみないと分娩進行状態がわからないなぁ。	・妊娠41週で、予定日も過ぎている。30分前に陣痛が始まったというが経産婦であるし、来院まで車で30分も揺られて来るとなれば、来院時はきっと分娩が進行しているに違いない。来院後、診察室に迎えるより、分娩室に入室させたほうがいい。
判断	・陣痛の発来による来院	・来院時には、急速な分娩進行に至る可能性がある。
計画	・来院後、すぐに診断できるいように診察室を準備しよう。	・分娩が進行していても対応できるように分娩室の準備をする。また、医師にも連絡し、来院後すぐに診察してもらえるようにする。また、病院の玄関で産婦が来るのを待機しておく。
評価	・来院したときには陣痛感覚が２～３分の状態になっており、診察室で診察するまでもなく分娩進行の判断ができた。思いがけない状況の進展に、産婦に配慮することなく分娩室に運ぶことで精一杯であった。予測できず、産婦の安心、安全、安楽に対するケアができず、産婦は不安を抱いてしまった。	・予測どおり産婦は急速な分娩進行がみられ、病院玄関で待ち受け、来院後すぐに車いすで分娩室に運んだ。産婦も進行の速さに驚いている状態であったが、穏やかな声で「大丈夫、もう心配ありませんよ。もうすぐかわいい赤ちゃんに会えますよ」と話しかけると、産婦には笑顔がみられた。

事例展開から考えること

産科病棟の1シーンを取り上げ、新人看護師とベテラン看護師の違いを比較して事例展開させた。同じ情報であっても、アセスメントの違いによって産婦に与える影響が全く異なることがわかる。

新人看護師も、原則に沿って考えれば、間違ったアセスメントではなかったと思う。しかし、ベテラン看護師は、これまでの経験をもとに直感的に産婦の状況を予測できたために、大きな違いとなって現われたのである。

これをベナーの看護理論に照らし合わせてみよう。

新人看護師の場合は、産婦の来院時の予測ができなかったので、優先すべきことの判断を間違えてしまった。そのため来院時、来院前の情報と違った急速な分娩進行の状況にも柔軟に対応できず産婦にとって不安な分娩となった。まさしく新人看護師の段階といえる。

対照的にベテラン看護師の場合は、かぎられた一つひとつの情報がどのような意味をもつかということを、経験や知恵を総合的に働かせて産婦の全体像の予測をつかむことができた。そのため、事前に分娩室の準備や病院の玄関で待機するといった行動をとることで、一刻も早く産婦のケアや情報を知ることができ、余裕をもって対応できた。

また、産婦自身も急激な分娩の進行状態や陣痛の痛みに不安を抱いていた。そんな状況のなか、ベテラン看護師は穏やかに話しかけながら産婦に寄り添い、気遣うことで、信頼関係を築いている。

このベテラン看護師は、ベナーのいう「達人看護師」といえる。新人看護師も、今後これらの経験を積むことで、達人看護師をめざすことが可能である。

第12章

アイモジン M. キング
Imogene M. King

目標達成理論

はじめに

アイモジン・M. キング(Imogene M. King)は1945年、アメリカ、ミズーリ州のセントルイスにあるセントジョン病院付属の看護学校で看護師免許を取得した。その後1948年に学士号を、1957年にセントルイス大学で修士号を取得し、1961年にはニューヨーク州のコロンビア大学ティーチャーズ・カレッジで教育学博士号を取得した。キングは、看護管理者・教育者、そして実践者としての経歴を合わせもっている。

キングは、1971年に出した自著『Toward a theory for Nursing』(『看護の理論化』)のなかで、看護に携わる学生、教師、研究者、実践家に対して新たな看護の概念枠組みを提示した。

その概念枠組みは、後にシステム理論の1つとみなされ、看護実践に応用できるものとして、高く評価された。その後10年かけて、キングはこの著書で述べた看護のための概念枠組み―「力動的相互行為システム」―を基盤にする目標達成理論を完成させた。本章では、この「目標達成理論」を主に解説する

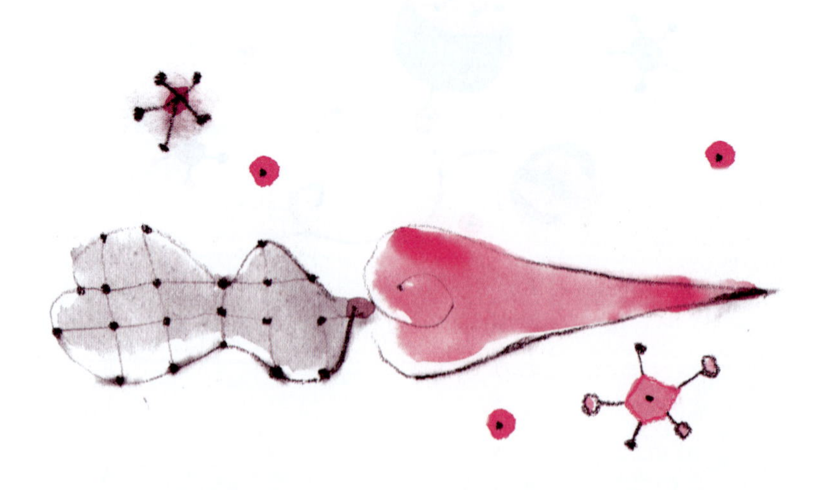

キングの看護理論

目標達成理論とは

目標達成理論は、健康維持、またはその回復のために、ヘルスケア・システム（いわゆる看護の臨床の現場）に特定された二者間（主に看護師と患者）の相互行為を行う過程の要素を明らかにしたものである。

相互行為の過程とは、個人が、自身のかかわる他者とその置かれている状況を、コミュニケーションを通じて知覚し、目標を設定して目標達成の方策をみつける過程のことである。

力動的相互作用システム

目標達成理論を導く概念枠組みである『力動的相互作用システム（個人システム・個人間システム・社会システム）』について考える。

看護のさまざまな現象は、３つの力動的な相互作用をしているシステム内で起こっている。それは**図１**のようなシステムで表される。

1．個人システム

１人の人間である個人のこと。キングは、人間を「環境と交流する解放システム」であると見なし、これを個人システムと称している。

2．個人間システム

二者間、三者間の間で相互行為がなされるシステムである。

3．社会システム

個人・個人間システムを包含し、それに影響を与え、その環境をつくり変えていく家族、宗教団体、教育体制、労働組織などの、社会的役割・慣行・行動からなる組織的な体系である。なお、その種類には、フォーマルなものとインフォーマルなものがある。

この３つは、相互に力動的な相互作用を行う解放システムである。

キングの目標達成理論は、３つの力動的相互作用システムのなかの個人間システム（interpersonal system）の概念枠組みから導き出された。キングは、「看護師と患者の二者関係は、個人間システムのなかの１つのタイ

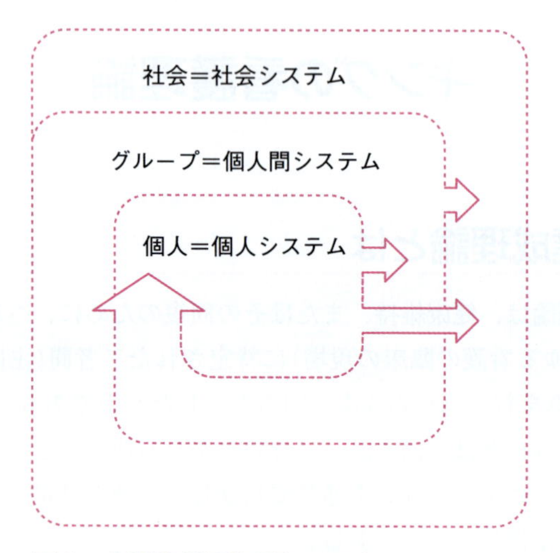

図１　力動的相互作用システム

（ジュリア・B. ジョージ編、南裕子ら訳：看護理論集―より高度な看護実践のために、増補改訂版、p.210、日本看護協会出版会、1998より改変）

プである」と述べている。

複数の個人間でつくられた個人間システムは支える主要概念は、そのまま個人システムの概念を包含する。そしてそれは、目標達成理論の主要概念になる。すなわち、①成長と発達、②知覚、③自己概念、④身体像、⑤時間、⑥空間である。

また、社会システムからも「役割」という概念が、目標達成理論に組み込まれている。個人間システムを人間関係の側面からとらえれば、社会システムの概念もまた、目標達成理論の主要概念になっている。これには、⑦コミュニケーション、⑧役割、⑨ストレス、⑩相互行為、⑪相互浸透行為などがある。

目標達成理論の主要概念

1 成長と発達

人の活動の細胞レベル、分子レベル、そして行動レベルにおける継続的な変化であり、個人が成熟へと向かうのを助ける。

2 知覚

個人的・主観的なもので、感覚ならびに記憶からの情報を組織し、解釈された過程である。その人間(個人)の「環境」に関する解釈ともいえる。

3 自己概念

その人間の完全な主観的環境であり、経験とその意味を判別する中心になる自己である。

4 身体像

成長と発達の段階で身体像はその一部をなしているが、身体についての知覚であり、かつ自身や自分の外観に対する他者の反応によって形成されている。

5 時間

時間は、将来に向かって進んでいく出来事の連鎖であると定義される。ここでいう時間とは、各個人が1回かぎり経験する出来事と、次の出来事との間の期間である。

6 空間

あらゆる方向に存在すると定義され、所属した文化や状況にも影響を受ける。物理的領域では「縄張り」といして占有されることもある。個人的な知覚に依拠しているが、看護師と患者が相互に作用し合う環境でもある。

7 コミュニケーション

対面して1対1で、あるいは電話、テレビ、書き言葉をとおして、直接的・間接的に情報が人から人へと伝えられる過程のことである。

コミュニケーションは、個人間システムを構成する看護師と患者の双方向の主要な行為であり、言語・非言語・表象などで表される。

看護師が患者の行動を観察し、知覚の正しさを確証するには、看護師自身が研鑽を積んで得たコミュニケーション知識に拠ることを期待されている。

8 役割

一定の社会システム内のある地位に関連して期待される行動の総体であ

る。また組織内のある地位に関するために相互に作用し合っている複数の人々の関係である。看護師は、それぞれの状況で目標を確認し、目標を達成するよう援助し、その知識、技能、価値を駆使してその期待された役割を果たさなければならない。

9 ストレス

人が他者や環境のかかわる際のエネルギー要因である。もともとストレスは人の生命を破壊する力とは考えられていない。人が成長し生きていくうえでさまざまな対策を身につけるためには、不可欠なものである。

看護師は、達成すべき作用目標を展開する際に、その過程として起きる(あるいは行動パターン、およびその対処能力の査察ができることが前提になっている。

10 相互行為

相互行為的で相互依存的な行為であり、相互に関係している複数の人間で繰り広げられ、観察できる行動である。看護では、相互作用は、看護師—患者間で行われる。

11 相互浸透行為

価値あるいくつかの目標を達するために、人間が外界(他者や環境)とコミュニケーションをはかる相互行為である。看護への適用は、ヘルスケア・システムのなかで起こる看護状況で、患者と相互に設定した目標を達成するために、看護師と患者の間で起こる相互行為の最終的な段階として分析される行為である(図２)。

キングの看護理論から得るもの

患者と看護師は、最初は見知らぬ者同士である。その見知らぬ者同士が１つの目標をもって必然的に出会い、一緒に助け合って目標を達成するための方法を探す旅に出る。そのため、両者は互いにコミュニケーションをとり、それぞれが相手を理解し合わなければならない。

キングの看護理論によれば、患者の目標を達成するには、患者自身が目標設定に参加することが必要である。それによってケアに対する患者の満

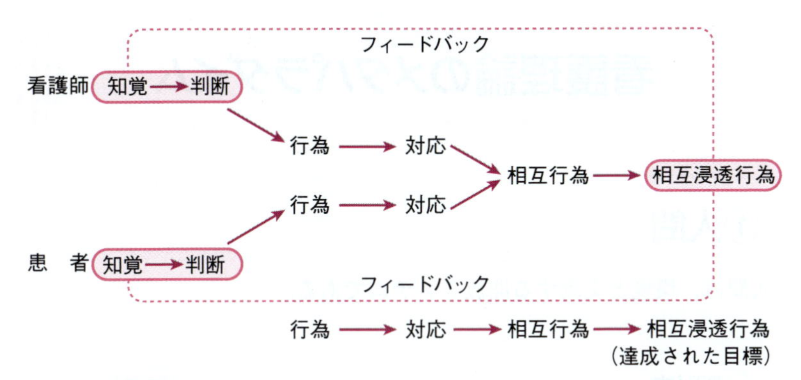

図2　相互行為

（ジュリア・B. ジョージ編、南裕子ら訳：看護理論集―より高度な看護実践のために、増補改訂版、p.216、日本看護協会出版会、1998より改変）

足度が大きくなるからである。同じように、患者も目標が達成されることで、看護師自身が抱えるストレスや不安も軽減されるのである。

キングの看護理論は、「看護師を燃え尽き症候群から救う理論」と称されることがある。目標が達成できないという挫折感から看護師を救い、背中を押してくれる考えなのである。

臨床の場でキングの看護理論を使うには、患者が参加し、看護師との相互浸透行為が行われやすい環境が重大になる。とくに、プライマリ・ナーシングを実践するときには、その利点を最大限に生かすことができるだろう。

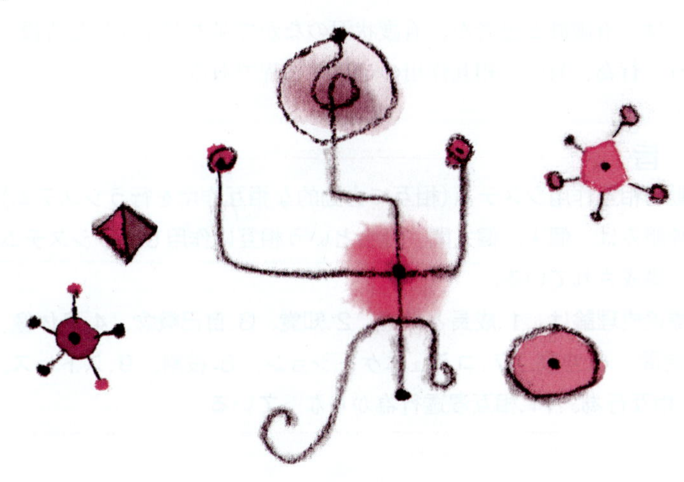

看護理論のメタパラダイム

①人間

人間は、環境と交流する開放システムである。

②環境

キングは、環境については明確に定義していない。

③健康および病気

健康とは、１人の人間のダイナミックな人生体験である。また、病気とは正常から逸脱した状態であり、その人の生物的構造における不均衡状態、心理的構造における不均衡状態、心理的構造における不安定状態、社会関係における葛藤状態を意味する。

④看護

看護とは、看護師と患者が、看護状況のなかで双方が知覚した情報を共有し合う、行為、対応、相互作用の一連の過程である。

要　旨

①力動的相互作用システム（相互に力動的な相互作用を行うシステム）の枠組みは、個人、個人間、社会という相互に作用し合うシステムから構成されている。

②目標達成理論は、1.成長と発達、2.知覚、3.自己概念、4.身体像、5.時間、6.空間、7.コミュニケーション、8.役割、9.ストレス、10.相互行為、11.相互浸透行為からなっている。

看護理論に基づく事例展開

目標達成理論は、先述したとおり、個人間システムから導き出されたもので、個人が自身のかかわる他者と、その他者の置かれている状況について、コミュニケーションを通じて問題を査定し、他者とともに目標を設定し、それに同意し合い、目標達成の方策をみつける相互浸透行為を行う過程を前提としている。

この一連の過程をまとめると、２人の個人の行為、対応、障害(問題)→知覚した情報の共有→共同目標の設定→目標達成の手段の検索→目標達成の手段に対する同意→相互浸透行為→目標達成になる。そして、個人の情報の査定は、目標達成理論を構成するすべての概念が対象になる。

また、他者を患者に個人を看護師に置き換え、その二者間で知覚し共有し合うべき情報を要素別にまとめると、以下のように、患者の側から考えることができる。

①患者の成長と発達の状態
②患者自身の現在の知覚に影響を与えるもの(感覚機能、年齢、発達、教育、使われる薬、食事)
③患者の自己概念
④患者の自身に対するボディイメージ
⑤⑥患者の現在の時間への感覚、空間への知覚、現在の環境に対するイメージなど
⑦患者のコミュニケーションのスタイル
⑧患者の社会的役割
⑨患者の現在のストレスとストレス対処能力

用語

・抽象的概念：イメージを含む思考の土台、理論を展開するための要素。キングは定義づけしてはいないが、テキストのなかではほぼこの意味で使われている。
・概念枠組み：相互に関係のある概念のグループ。キングは定義づけてはいないが、テキストのなかではほぼこの意味で使われている。
・理論：概念の集合。実践方法を記述ないし説明すべく、はっきりした相互関係にまで展開させられるような定義を用いて概念を関連づける方法

なお、「2.知覚」は、その知覚感覚機能も問題になるが、それ以外の患者自身の自己に関する認識を検証する基礎になるものである。同じように、それを査定する看護師自身の知覚も当然重要である。その情報の詳細は、患者との相互行為による相互作用があって初めて知覚されるものである。

また、「7.コミュニケーション」は、相互行為の基礎になるものである。「1～9」の情報を得るための面接過程上で発揮される看護師自身の面接技法、コミュニケーション・スキルが、その査定には重要な影響を及ぼす。

このように、目標達成理論は、その要素になる概念同士が関連し、また患者—看護師の二者間に関連づけるものである。

看護過程への適用（プロセスレコード用いる）

看護とは、看護師と患者が、双方で知覚した情報を共有し合う行為・対応・相互作用の一連の過程である、とキングは定義している。

したがって、看護過程の構成要素は、行為・対応・相互作用だが、それらは後にキングが目標達成理論の看護の適用として目標志向的看護記録(GONR)を取り上げ、操作的なものとした。

ここでは、キングがとくに個人間システムの相互作用としてコミュニケーションを強調した点に注目し、相互行為が行われる場面のプロセスレコードによる分析を展開することによって、目標達成理論の看護過程を理解してみよう。

なお、一連の看護過程は以下のように展開される。

1 アセスメント

キングは、たとえ幼児や意識のない患者であっても、コミュニケーション(言語的・非言語的なもの双方を含む)をとおしたアセスメントを行うことの重要性を強調し、そのような対象との間でも看護師が相互作用を行うことができるとしている。

今回は、異文化の社会のなかで出産を迎えた在日外国人の産婦と助産婦を題材にし、コミュニケーションを通じてどのように理解し、それを活用できるかを検討する。

2 看護診断

障害の発見として言い表されている。

3 計画

共働目標の設定・手段の探索・手段への同意と表現される。

4 実施

目標達成に向けて相互浸透行為がなされているかどうかをみる

5 評価

目標を達成したかどうかをみる

事　例

産婦Aさん、32歳。中国東北部の農村出身の漢民族。９年前に中国で3800gの男児出産。その後、2017年３月、現在の夫（日本人。東北地方出身で、実家の果樹園を受け継ぎ経営している。48歳）と再婚して来日する。

日本語は、日常生活語を片言で話す。家族構成は本人、夫、夫の両親。来日してからは家事と農業を手伝っていた。同地域に同郷の在日中国人女性が数人おり、その勧めで当該施設を出産場所に選んでいる。

2017年12月12日朝７時、破水したため夫につき添われ入院、妊娠週数40週と４日で身長167cm。体重78kg。妊娠中の体重20kg増加。１週間前の外来健診では児の推定体重が3900～4000gで巨大児の出生が予測されている。内診所見はsp－1、子宮口２cm開大。羊水の流出が肉眼で確認された。７分おきに陣痛が来ており、児心音は問題なし。LDR室に入室になる。

入院時、夜勤の助産師から、翻訳表を使って浣腸の説明があるが、「うん？」と困ったような顔をした。（場面①）

中国語を学習している臨床経験７年目の助産師Bが当日の分娩係になり、抗生剤の入った点滴の説明を行った。（場面②）

12日の昼、子宮６cm開大。子宮頸部の展退60％。児心音は良好。陣痛周期は２～３分おき、発作は次第に強さを増したが、児の下降が進まず２時間ほどsp＋１のままである。

午後２時30分、７cm開大、子宮頚管に浮腫がみられ、陣痛の強さは変わらないが児頭下降がない。医師からオキシトシンによる陣痛増強の指示があった。この点滴施行後から陣痛発作のたびに悲鳴をあげるようになり、状態を説明する医師の話や、夫の話にもだんだん耳を貸さなくなった。午後４時に陣痛も強くなってきたため、内診して全開大を確認した。

その後１時間経過し、医師が報告するためにLDR室を５分中座した助産師Ｂが戻ってくると、産婦が中国語で「おなかを切って児を出して」と訴えていた。（場面③④）

プロセスレコード

プロセスレコードは、夜勤助産師と当日担当助産師Ｂがとっている。

場面①

夜勤看護師：（日本語で）「本日はまだお通じはないですね」
産婦Ａ：（日本語で）「わかりません」
＊**夜勤助産師の思い**：「お通じ」という単語はＡさんにはわからないかもしれない。それなら文字で説明しよう
夜勤助産師：「こういう漢字ですがわかりますか。（日中の翻訳表をみせながら）大便のことです。本日はありましたか？」
産婦Ａ：「ないです」
夜勤助産師：「浣腸します。浣腸するとお産が早く進むからね」
産婦Ａ：（困ったような表情で）「……うん？」
＊**夜勤助産師の思い**：根本的に浣腸の意味を知らなくて戸惑っているのか、翻訳が間違っていて浣腸が理解できないかがわからない。でも落ち着いた感じの人だし、とりあえずやってみよう

浣腸施行後、反応便あり。夜勤助産師は申し送りの際にこのエピソードを助産師Ｂに伝える。

場面②

助産師Ｂ：「（中国語で）「Ａさん、私のしゃべる中国語わかりますか」
産婦Ａ：（目を大きく見開いて、中国語で話す）「わかる」
助産師Ｂ：（ネームを見せながら）「私はＢです。お産のときにお手伝いしますが、よろしいですか」
産婦Ａ：（Ｂに笑いかける）「ええ。中国語、いつ勉強したの？」
助産師Ｂ：「いま、テレビで勉強しているところです。10年前には留学もしました」
産婦Ａ：（じっとＢをみつめる）「どこに留学したのですか」
助産師Ｂ：「吉林省です」
産婦Ａ：「私はそこの出身よ」
助産師Ｂ：「まあ、どおりで私もよく聞き取れます。私は中国語の聞き取りがまあまあ、しゃべるのが少しですが、Ａさんのお産のときは私がつきます。どうかよろしくお願いします。Ａさん、あなたは破水しているので、点滴のお薬をすることになりました。陣痛の状態をみながら子宮収縮薬の点滴も行うかもしれないので、お産の間は点滴をずっと行う可能性があります」
産婦Ａ：「それはどうしてもしないとだめですか」
助産師Ｂ：「赤ちゃんに悪い菌が感染する危険があるのでね」
産婦Ａ：「わかりました」
助産師Ｂ：「ご主人はお産に立ち会いますか」
産婦Ａ：「わからない」
助産師Ｂ：「それでは、お産のときまでに決めておいてくださいね。赤ちゃんが大きいようですが、前のお子さんも大きかったのですか」
産婦Ａ：「大きかった。でも中国ではふつうですよ」

場面③

助産師Bが医師に報告するために、5分ほど分娩室から離れていて戻ってきた後、産婦Aの形相が一変して苦痛に顔をゆがめ、陣痛のたびに「痛いよー」と日本語で叫んでいるのをみた。怒りの表情も交えている。

産婦A：(中国語で叫ぶように)「もう辛抱できない。おなかを切って」

産婦Aは、発作時に助産師Bの手を引き寄せて強く握りしめる

夫：(日本語で、妻の腕を押さえながら)「おい、じっとしてないと、点滴が外れて分娩台から落ちちゃうよ」

Aは夫の声を無視し、陣痛間歇の間はタオルに顔を埋めている。

場面④(場面③の直後)

＊**助産師Bの思い**：陣痛で大きい声を上げても、また帝王切開の必要がないのに、帝王切開と訴えてもいたずらに過剰に反応してはいけない。こっちも辛抱しよう。それにAさんはしがみつく力は強いけれど、私を傷つけないように爪を立てないで手を握っている。ちゃんと冷静なところもある

助産師B：(中国語で)「このバーを握ってみて。もっと力が出るよ。私のいうとおり、1回だけいきんだらすぐそこだよ。おなかを切らなくても赤ちゃんに会えるよ」

産婦A：(中国語で)「がまんできないよ。いきめないよ。快要死了(死んでしまうよ)」

＊**助産師Bの思い**：児が大きいから、苦しいのは当たり前だ。『死ぬ』というのも、彼女がつらいときに私が少し席を外したから、私に対しても怒っているのかもしれない。とにかく最後まで一緒にずっといることをきちんと話そう。マックロバーツ体位で努責をかければ、経産婦だし、いまのところ児心音もよいし、たぶんちゃんと産める。でも分娩台からずり落ちてくるし、足を固定したほうがいいかな。私が片足を抱え、ご主人にもう片足を抱えてもらって、一度努責させよう

助産師B：(中国語で)「Aさん、疲れたね。つらいよね。つらいから

痛いときは大きい声出しても大丈夫よ。どんどん声を出しちゃおう。私がお手伝いして足をもっているからね。ご主人にも足をもってもらうからね。このままいきもうね。私はずっとAさんと一緒にいるよ。もうAさんから離れないよ。でもAさんががんばらないと、赤ちゃんが生まれてこないよ。さあ、1回だけ足をおなかに近づけて、そのままいきんでいよう」

産婦Aは、腕は助産師Bにしがみついていたが、太腿は声かけに誘導されて胸に近づけマックロバーツの体位をとり、努責をかけはじめた。

1 アセスメント(助産師Bが行ったもの)

①産婦の成長と発達の状態

すでに分娩と子育てを経験している30歳代の中国人女性。日本人の夫と再婚し、今回は言葉があまり通じない異文化のなかで分娩を迎えている。

②産婦自身の現在の知覚に影響をあたえるもの

- **感覚機能**：分娩第2期の強い子宮収縮が来ているが、児が大きいため分娩が遷延している。疲労感が強く、疼痛も激しい。早くこの痛みがなくなるといいと思っている。また、帝王切開という手段が、この痛みを終わらせてくれる1つの方法であることも知っている。
- **年齢**：32歳、1回経産
- **教育**：中国東北部の都市近郊の農村出身、中学校卒業、日本語は日常生活語を片言で話す。夫との間は片言の日本語で意思を通じ合っている。
- **用いられる薬**：破水のための抗生剤、分娩が進行しないため子宮収縮薬、鎮静薬
- **食事**：中国式の分娩産褥の処置で、冷たい水などを飲んではいけないと思っている。また中国東北部の食習慣で、産後は粥と卵を中心にしようと決めている。

③産婦の自己概念

1回お産をしているが、その内容は児の体重以外は不明。現在の夫との

間に、まるまるとした大きい息子がほしいと思っており、母親になることを楽しみにしている。きちんと子育てをするために、中国式の産褥の送り方をしたい(あるいはしなければならない)と思っている。

④産婦自身のボディイメージ

何度か助産師外来で体重の増えすぎやカロリー制限などを指摘されているが、とくに気をつけないまま体重が増加した。現在体重が増えていることには、特別感慨をもたないようである。

⑤⑥産婦の現在の時間への感覚・空間への知覚。現在の環境に対するイメージなど

この病院については、近隣に住む同郷の中国人の主婦から、親切な病院であると聞いている。また、個室で産褥の生活ができるとも聞いている。現在の時間に対しては、絶え間ない痛みと疲労をもたらす陣痛によって、その経過を長くつらいものと感じ、早く終わらせたいものと望んでいる。一方、陣痛間歇は、唯一の休息として受け取っている。

⑦産婦のコミュニケーションのスタイル

日本人とは日本語で話すが、妊娠・分娩・産褥に関する専門的な用語はもちろんわからない。また、ほとんど通院経験もないので、浣腸などの言葉のみならず、生活のなかでの実体験も伴わないから、イメージができない。

近隣には、同郷出身で日本人と結婚している中国人女性がいる。友人関係にあり、この友人とは電話でよくおしゃべりをする。

⑧産婦の社会的役割

30歳代の果樹園農家の嫁。農業の継承と、後継ぎの出産を期待されている。

⑨産婦のストレス対処能力

強い陣痛に直面しており、帝王切開にしてほしいという希望を述べている。陣痛に対しては、それが児が生まれてくるために必要であるととらえる感覚は希薄である。痛いときに大きな声を出すこと、痛みを「痛い」と

素直に表現することに関しては、恥ずかしいこととは思わず、問題ないと考えている。

2 看護診断

・巨大児のため分娩進行が遅れる可能性がある。
・強い陣痛に直面して、対処ができていない。

3 計画立案・実施

発語面では、痛みを自由に表出させる。また陣痛間歇があって、その間に必ず休息があることを実感させる。苦痛を訴える声が大きくても、日本人にとっての常識的な呼吸法を無理に押しつけない。苦痛は声の大きさだけで判断せず、自分なりのやり方で対処できているかどうかを陣痛間歇時の筋肉の弛緩の程度から判断する。

冷たい水は、分娩・産褥期はいけないと思っているので、それに代わるもので水分は補給する。

夫は、陣痛が強まるうち、次第に怒りの対象になっているようなので、分娩経過の間、助産師自身ができるだけ付き添う。

介入を説明するためのコミュニケーションを絶やさない。同時に、陣痛の痛みと立ち向かえる方策を探す。

それは体位かもしれないし、努責に工夫することかもしれないが、それをすることによって、確実に進歩があったと本人が自信を抱けるようにする。

巨大児の肩甲難産の対策として、恥骨弓角が拳上して産道が広がるような体位にする。

4 評価

・実施した内容を評価していく。
・分娩第２期開始から１時間半ほどで、努責がうまくかかるようになり、アプガースコア９点で分娩できた。

事例をとおしていえること

正常分娩に臨んでいる産婦に対しては、看護師による温かい励ましや、水の提供、冷たいタオルによる顔の清拭、腰部マッサージなどによって、休むことなく支え続けなければならない。

このような言語・非言語を含めて長時間の暖かい肌同士の触れ合いは、ケアする者とされる者に特別な関係を生じさせる。この状況では、キングのいう相互作用が、看護師—患者間に発現されやすくなりうる。

分娩第１～２期を経験する産婦の苦痛の表現は、日本人に常識的な日常規範のそれから解放されたものであればあるほど、経験の少ない看護師にとっては脅威になり、そのまま看護師自身が直面する強いストレスになる。そして、このストレスが問題を複雑にし、相互行為への障害となりうる。しかし、このストレスは、キングの主要概念にあるように、看護師もまた解放システムである人間だからこそ、それが契機になり自身を成長させるエネルギーになりうる。

この産婦は、場面④にあるように、結局帝王切開になることはなかったが、それは看護師の言葉を信頼して従ったためであった。看護師が、外国人である産婦の母国語を理解したことが原因ではなく、それは単なるきっかけであったにすぎない。むしろ看護師が強いストレスを受けている産婦に共通してみられる非言語的表現に精通し、よく気持ちをわかってくれたと産婦が感じ取ったことにあり、彼女のコミュニケーションの技術の成果といえるだろう。

第13章

マーガレット A. ニューマン
Margaret A. Newman

健康のモデル

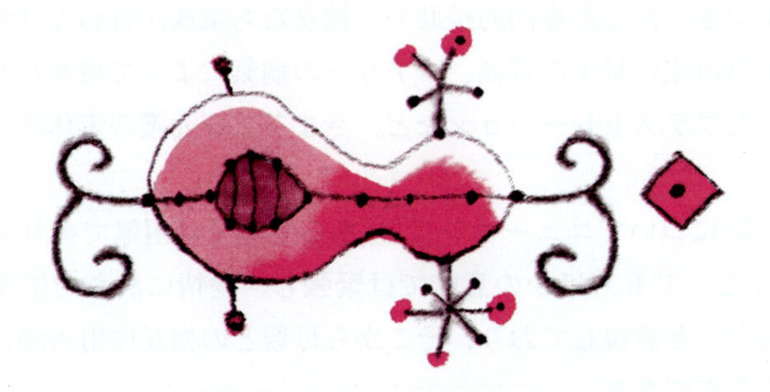

はじめに

マーガレット・A. ニューマン（Margaret A. Newman）の看護との出会いは、母メアリーの介護をとおしてであった。9年間にわたるメアリーの筋萎縮性側索硬化症（ALS）による闘病生活のうち、メアリーが亡くなる前の5年間をともに過ごした体験が、ニューマンにとって看護が自分にとっての天職であるという気持ちを湧き上がらせている。看護の道に進む決意をした彼女は、メアリーが亡くなって2週間もしないうちに、テネシー大学の看護学部に入学している。

看護への詔命

メアリーの病気の初期症状が始まったのは、ニューマンが高校を終える頃であった。

しかし彼女自身は、まだ50年代初期当時に支配的だった女性の理想的な生き方である「思慮深く、献身的な妻になる」という価値観にとらわれていた。一方で、家政学や英語学を専門とする大学の3年生のとき、絶え間ない呵責に似た感情が彼女を襲い、長い間消えなかった。その感情とは、自分は看護師になるべきだというものであった。

母メアリーの闘病生活のなかで

身体を動かす機能を全く失ってしまったメアリーの闘病生活のなかで、ニューマンや家族は、一部の専門的な援助を受けることができた。しかし、受けることができなかった専門的援助や、彼女たち家族が行わなければならなかった意思決定に対する苦悩、メアリーの病気によって彼女たち家族の生活に生じたフラストレーションなど、さまざまな介護の実体験をしている。

これらの体験についてニューマンは、「ある意味では困難で疲れる窮屈な日々であった。でも、ほかの意味では緊張し、愛情に満ちた拡張的な日々でもあった」と表現しており、そこから母親との相互作用の深い関係を感じ取ることができる。

看護の探求

身体的依存状態になった母親から、身体は動けずとも全体的存在としての人間であることに変わりがないことを学び、その母親に寄り添うという深い体験が、彼女がその後看護の独自性について追及するきっかけになった。健康と病気の過程を理解し、それによって人々が健康上の危機を乗り切れるような援助ができるようになることが、彼女が看護に進む理由であったと述べている。

専門職看護師としての役割を果たすために、彼女はまず医学的ケアの一部である技術を学び、その技術を熟練する努力もしている。だが、テネシー大学(1962年に看護学学士号を取得)、カリフォルニア大学(1964年に看護学修士号を取得)と進むなかで、彼女は看護師について、「このような道具的な医学の仕事から自らを解き放ち、看護実践に取りかかるべきだ」と、看護の本質に関する論文を書いている。その後、ニューヨーク大学博士課程でのマーサ・E. ロジャーズ(Martha E. Rogers)との出会いによって、彼女は看護理論を追及していくことになる。なお、ニューヨーク大学では、1971年に看護科学およびリハビリテーション看護で博士号を取得した。

看護理論家としての行動

ニューマンは、テネシー大学、ニューヨーク大学、ペンシルバニア大学、ミネソタ大学での教職に加えて、テネシー大学臨床研究センターの看護部長やニューヨーク大学、ペンシルバニア大学の研究部門教授としても活躍している。彼女は、1975年にテネシー大学から、1984年にはニューヨーク大学から「優秀卒業生賞」を受賞している。

その後、看護学者として数多くの栄誉に輝くことになる。『Nursing Research』をはじめとした数多くの看護の学術雑誌の編集委員をし、1978年以来、北米看護診断協会(North American Nursing Diagnosis Association: NANDA)の看護理論実行委員である。さらに、アメリカ看護学士院の会員であり、1983年には「アメリカ女性名鑑」(Who's Who in American Women)にも選ばれている。また、わが国をはじめとしたアメリカ以外の国々でもワークショップやカンファレンスを主催し、研究活動を行うなど積極的な活動をしている看護学者である。彼女の理論は、1979年『Theory Development in Nursing』(『看護における理論構築』)や1986年『Health as Expanding Consciousness』(『拡張する意識としての健康』)など多数の著書・研究論文にまとめられている。

ニューマンの看護理論は、ロジャーズから大きな影響を受けている。また、以前から東洋思想をも含んだニューサイエンス・生物・物理学者・哲学者達の世界観に強く共感していた。それに加え、長期にわたる母メアリーとの深い相互作用の体験が、ニューマン独自の理論形成に反映されているといえる。

マーガレット・ニューマンの看護理論

看護学の祖といわれるフローレンス・ナイチンゲール(Florence Nightingale)は、看護は医学とは異なる分野であることを述べているが、看護学は長い間、医学のものの見方、つまり分析的に現象をとらえる見方の影響から抜け出ることができずにいる。

ニューマン理論は、自らの介護体験をベースに、医学とは違う看護学独自のものの見方・視点を追及した理論である。また、彼女の理論は、患者とともに看護師もまた成長することができるという理論である。この理論を学ぶ者にとっては、そのことが魅力的である。

ニューマン理論の世界観

ニューマン理論を理解するには、彼女のものの見方や考え方であるパラダイム、あるいは世界観を理解することが重要である。それは、「全体性(wholeness)」の世界観である。

全体性とは部分の総和ではなく、それ以上のものといわれる。つまり、人間全体というだけでなく、その人間を家族や地域といった環境から切り離すことはできないし、病気になったとしてもその人間の身の内であって切り離しては考えられない。また、1人の人間の健康な状態と、病気になった状態とに分けてとらえることはしない。健康な状態のときだけでなく、病気のときも含めて「その人」なのである。

ニューマン理論は、物事を部分に分けて分析的にとらえるのではなく、「すべてが繋がっている全体」というとらえ方で、「全体の間の関係」を重要視する、全体性の世界観によって貫かれている理論なのである。

ニューマン理論の中心概念

ニューマン理論の最も特徴的で中心的な概念は、「健康」である。

伝統的には、疾病がないことが健康な状態であるととらえられている。しかし彼女は、疾病とその対局にある非疾病を弁証法的に1つに合わせた新しい健康概念を提唱している。つまり、疾病も非疾病も健康とみる、新しい概念の創出である。ニューマン理論の前提は、以下のとおりである。

①健康とは疾病と非疾病を包含した、全体の統一したパターンである。

②パターンは、進化する人間—環境プロセスを識別し、意味によって特徴づけられる。

③意識とは、全体の情報能力であり、全体の進化したパターンのなかに現れる。

そして、「健康とは意識の拡張である」。これがニューマン理論の中心的な命題である。

さらに、ニューマン理論を理解するためには、「パターン」「パターン認識」「意識」という重要な概念の理解が求められる。

ニューマン理論の重要概念

1 パターン

パターン(pattern)とは、全体すなわちすべての関係の意味を即時に描き出す情報である。つまり、人間を部分部分としてとらえるのではなく、1人の人間がほかならぬその人として確認されるところのものなのである。

もう少し具体的にみてみよう。たとえば、体温37.5℃、脈拍80、血圧122/80mmHg……と、身体的な観察値だけを分析的にとらえても、ほかならぬその人であることは確認しにくい。しかし、バイタルサインの経過表や、隣のベッドの患者に気兼ねしている、面会者も少なく窓の外の木々に目をやっていることが多い、入院によって職場に迷惑をかけていることを心配している……、といった情報が得られると、その人全体、その人と環境が相互作用し合う様子の一部が開示されてくる。

パターンとは、全体について理解を与える情報なのであり、即座にすべての関係性に意味を与えてくれるものである。また、パターンは経時的に進化するものなので、1つの固定したパターンとして記述することはできない。少なくとも経時的な連続パターンとして、パターンの変化のプロセスを示す必要がある。

パターンには、何らかの意味があるのである。

2 パターン認識

ただし、パターンは目にみえることだけではないし、すぐにはわからないこともある。

たとえば、1日に1度だけ体温測定をした結果が「異常」であったとする。しかし、時間の枠を広げてみると、単に正常周期のピークかもしれないし、治癒過程の転換点を示しているのかもしれない。これはほかの現象でも同じことで、起こったときは破壊的と思われた現象が、時間の枠組みを拡張してみれば、より高いレベルの組織化に先立つ再組織活動であることがわかる。つまり、より大きなパターンの観点から全体を理解したとき、部分についての知識が意味をなすということである。

パターン認識(pattern recognition)は、観察者の内部から生まれる。自分のパターンをより認識するには、自分自身のなかに入っていき、自分のパターンに触れ、また自分と環境が相互に作用し合っている人々とのパターンに触れるときに生まれる。

自分のパターンを認識するとは、自分自身の存在やこれまでの生きてきた人生の意味を自らがつかむことができる体験(たとえば、病気になること)のなかで、自分の人生や自分自身を発見する、そして自分のパターンに意味を見出すことであり、その瞬間が「パターン認識」である。

ただ、進化するパターンが明らかになるのに先立ってみられる不確かさと曖昧さに耐えることができなければならない。パターン認識とは、人間の進化における転換点なのである。

看護師として患者から引き出さなければならないのは、彼らの人生で最も意味のある出来事や、意味のある人のことである。

意味とは、パターンである。

3 意識

ニューマンは、人間—環境の進化するパターンは、拡張する意識の過程とみなすことができるという。「意識(consciousness)とはシステムの情報である」と定義し、意識とは環境と相互作用するシステムの能力であるという。人間の情報能力には、思考、感情といった私たちが普通意識に結びつけるすべての事柄だけでなく、神経系、内分泌系、免疫系、遺伝コードなどに深く埋め込まれている情報もすべて含まれる。

人間が成長するにつれて、意識は成長し、拡張する。意識は、すべての事物の本質である。人間は意識をもっているのではない。人間そのものが意識なのである。そして、生命は常に意識のより高い方向に向けられているのである。

もう少しわかりやすくすると、ここでの意識とは感情や認識という大脳の機能としての概念よりも、もっと広い概念なのである。意識とは、環境と相互作用するすべての能力であり、人間としての全存在なのである。そして、その全存在としての意識は、環境との相互作用のなかでより高いレベルに広がるのである。つまり、全存在として進化を遂げていく人間の能力全体ということである。ここでいう環境には、人間だけでなく植物や動物といった自然環境すべてが含まれる。自然と対話して和歌を詠む人などは、高いレベルの意識そのものということができる。

ニューマン理論では、人間の一生はより高いレベルの意識としての存在に進化成長するプロセスであるととらえている。

たとえ病気であれ、また死が迫っていたとしても、全体としての意識（患者）は環境（看護師）との相互交流をとおして拡張（人間としての進化成長）するのである。そして、この拡張するプロセスこそが「健康」なのである。したがって、意識の進化過程とは健康の過程なのである。

ニューマン理論における生命過程

ニューマンは、イリヤ・プリゴジン（Ilya Prigogine）のエネルギーの散逸構造論に描かれた過程を用いて、人間の生命過程を説明する。**図1**のらせん状の線は、人間の一生を示している。

通常、人間の生活はある程度秩序立っている（正常な予測できる揺らぎ）。しかし、病気になる（予測せぬ出来事・大きな揺らぎ）と、大きな困難に直面し窮地に陥り、人間は混乱状態になって無秩序の状況になる（無秩序・予測不能・不確かさの時期）。

この無秩序の状況についてニューマンは、その人が病気を得た現実のなかで自分の新しい秩序を想像している時期、すなわち無秩序に陥った人間というシステムが再び新しい秩序を想像している時期、とみなしている。そして、それをとおり過ぎたときには、その人はいままでとは別の価値観に培われた、より高い意識としての人間に進化成長しているということを、**図1**は表現している。これが拡張した意識であり、この現象をニュー

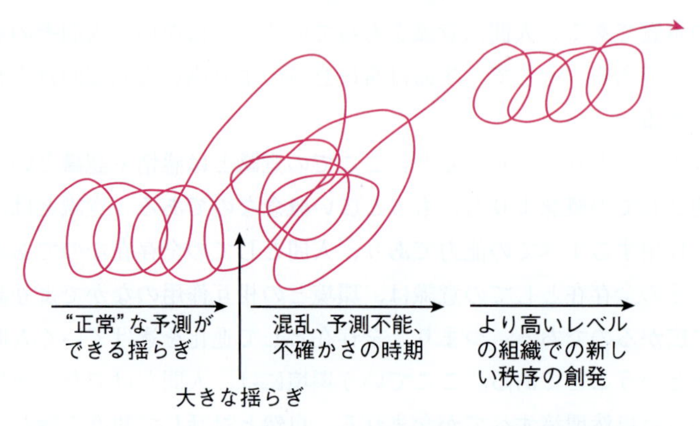

図1　プリゴジンの理論を用いて説明される人間の生命過程

(マーガレット・A. ニューマン、手島恵訳：マーガレット・ニューマン看護論―拡張する意識としての健康、p.32、医学書院、1995より改変)

マンは「健康」という。

混沌とした状態のなかから、自ずと秩序や構造が生まれるという生物細胞でみられる自己組織力という現象は、社会組織や宇宙の構造形成でも観察されるプロセスである。重要なことは、人間にもこの自己を再組織する潜在能力が、あらかじめ備わっているということである。

患者―看護師関係の過程

ニューマンの理論による看護介入は、①出会い、②共有された意識の形成(2つの場の相互的浸透)、③別れ、の大きく3つの段階からなる。

看護師は、患者とのパートナーシップ関係を築くにあたって、「自分が患者のパートナーであり環境であること、患者には自己再組織をする潜在能力があって、肉体的にはどのような状態であってもより高いレベルの意識に拡張するということ、患者のパートナーである自分自身にも新たな発見をして拡張するということを、心にとどめておくこと」が重要である。

患者の行動の潜在能力を助長させる過程には、①パートナーシップの時期、②対話の進展、③パターンの認識、④限界の拡張、⑤絆の増強が明らかになっている。

患者―看護師関係のダイナミックな相互作用

ニューマンは、患者―看護師関係のダイナミックな相互作用について、イツァク・ベントフ(Itzhak Bentov)の波の干渉パターンを用いて説明している(**図2**)。

池の中に2つの小石を投げると、2つの波紋ができる。2つの波紋は大きく輪を描いて広がっていく。と同時に、ぶつかり合った両者の波紋の間には、波紋が重なり合って新しい何かが生まれる。

これと同様に、患者と看護師が接触することによって2人は影響し合い、1つの全体の相互浸透的な様相を示す。それぞれが自分自身のなかに入り、自分のパターンに触れ、またそれを通じて互いに作用し合っている人のパターンに触れるとき、パターン認識が生まれる。自分自身の内なる情報を信じ、自分自身を深く感知することができればできるほど、互いに他者を理解できることになる。そのためには、看護師は患者に十分に付き添い、そのパターンの意味が洞察できるのを待つべきなのである。

ニューマン理論から得るもの

ニューマンは健康の概念について、全体のパターンとしての健康を理解することは、二分化された実在としてではなく、人間―環境の相互作用の

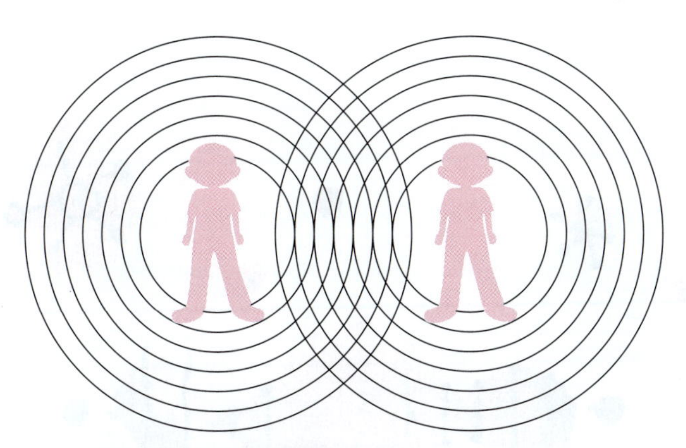

図2　患者―看護師の相互作用パターン

(マーガレット・A. ニューマン、手島恵訳：マーガレット・ニューマン看護論―拡張する意識としての健康、医学書院、p.91、1995より改変)

進化したパターンの開示として病気を理解することであるとし、健康概念のパラダイムの転換を迫っている。

それは、症状の治療からパターンの探求への転換であり、病気や混乱を否定的にとらえる見方から、より高いレベルの意識へと自己組織化する1つのプロセスととらえる見方への転換である。また、痛みと疾病を全面的に否定的なものととらえる見方から、より大きな場につながる力動的なエネルギーの場とみなす見方への転換などである。

看護師の役割としては、医学モデルに基づいた疾病志向のケアから人間志向のケアへの転換、マネジメント＝管理からパートナーシップへの転換などである。

これら以外にも、パラダイムの転換の例について論じている。パラダイムの転換というのは、古い知識を捨てさせることではなく、別の視点からそれをみることによって、その古い知識を変容させることにある。

ニューマン理論は、「私たちは看護史の転換期にいる」のであり、古いパラダイムから自由になって、未来に向けて羽ばたこうと呼びかけているようでもある。

彼女の理論を学ぶ者は、看護学の未来へのエールを受け取るに違いない。

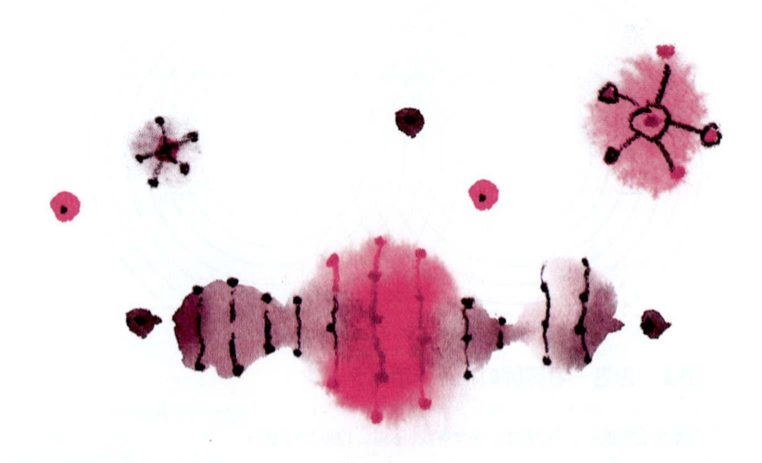

看護理論のメタパラダイム

ニューマンの看護理論では、看護のメタパラダイムである４つの概念は、それとして明確には述べられていない。彼女の理論で論じられているなかから、４つの構成要素を導き出した。

①人間

ロジャーズの人間観と同様に、人間を部分としてではなく統一的存在として、つまり、疾病をもつ人間全体としてとらえる。しかも、人間と環境とは切り離すことはできず、相互依存関係にある存在である。さらに、人間には自己を立て直すことができる潜在的能力が備わっているという。つまり、人間は環境との相互依存的関係のなかで、困難や苦悩の体験をとおして、それを乗り越え進化成長することができる存在であるというとらえ方である。

②環境

ニューマンは、環境という概念を独立したものとして定義はしない。人間と環境は分けることはできないのである。人間と環境は常に相互作用し合うもの、分割不可能なものとしてとらえる。さらに、人間にとっての環境とは、その人間と相互作用し合えるすべてのものである。つまり、その人間を取り巻く人的環境だけではなく、植物、鉱物や動物、天候といったすべての自然環境が含まれる。人間が真に向き合って対話できるすべてのものが環境である。

③健康

ニューマンの中心的な概念は、「健康」である。彼女は、疾病も非疾病も健康ととらえる新しい健康の概念を打ち出した。たとえ病気になっても、その人間全体が環境との相互依存的関係のなかで、新たな自己との出会い、進化成長することができれば、それは健康なのであるととらえる。
つまり、人間は苦しい病気体験に苦悩・混乱するが、環境との相互作用のなかでやがてその状態を認識し、そこから抜け出すことができれば、高いレベルの意識で自己を再組織する力を発揮する。このように意識としての患者全体が拡張できたこと、そのことが健康なのである。すなわち、「健康とは意識の拡張」なのである。

④看護

ニューマンは、医学の視点と看護の視点の違いを明確にしている。つまり看護の視点とは、疾病や障害を取り除いたり、歳をとることや死ぬことをなるべく避けるべきものとネガティブにとらえることなく、むしろそれらを包み込んでいる生命過程全体をとらえる見方なのである。たとえ病魔に冒されていても、人間はその困難な状態のなかから「意識としての拡張」ができるとする見方が、看護の視点、看護としてのとらえ方である。看護の本質は、患者が困難な状況から抜け出して新たな生き方が見出せるように、自己再組織のプロセスを促進させることができるように、豊かな人的環境として、患者に寄り添うことである。
看護とは、「人間が健康を経験していることへのケアリングである」。

要　旨

①ニューマンの看護理論は、「全体性」の世界観をもとに、これまでの伝統的な健康概念からのパラダイムの転換を要求するものである。
②ニューマンの看護理論は、健康の理論である。「健康」とは、病気と病気ではない状態を統合したものであり、それは意識の拡張である。
③ニューマンの看護理論の概念は、パターン、パターン認識、意識である。
④ニューマンの看護理論は、人間の一生をより高次のレベルの意識としての存在に進化成長するプロセスそのものであるととらえる。
⑤看護学の視点とは、疾病をも包含した生命過程全体として人間をとらえ、環境との相互作用のなかで自己を再組織する潜在的能力をも

つものとしてとらえることである。
⑥看護師の役割とは、人生の混乱と不確かさの時期にある患者とパートナーシップを築くことである。
⑦看護師は人的環境として患者にかかわるなかで自らも成長できる存在である。
⑧ニューマンは、目標を設定して問題解決をはかるという「看護過程」を支持しない。

用語

- システム：複数の要素が有機的に関係し合い、全体としてまとまった機能を発揮している要素の集合体のこと
- プリゴジン：イリヤ・プリゴジン（Ilya Prigogine、1917～2003）、ベルギーの物理・化学者。1977年にノーベル化学賞を受賞
- 散逸構造論：エネルギーと物質の流れが存在する非平衡状態において形成される秩序と構造を示す物理学用語
- ベントフ：イツァク・ベントフ（Itzhak Bentov、1923～1979）、チェコの生物・物理学者。「ベントフ氏の超意識の物理学入門」などを著す。

看護理論に基づく事例展開

マーガレット・ニューマンの看護過程

ニューマンの看護理論は、看護過程を支持しない。なぜならば、健康とは病気をも含んだ分割できない全体性のなかでの意識の拡張である、とする彼女の理論では、意識の拡張がどのようなかたちをとるのかは予測できないことだからである。

したがって、目標を設定し、計画を立て、計画を実施して目標が達成され、それを評価する、という考え方を支持しない。むしろ計画を実施して、看護師のあるべき方向へ患者を指導する（つまりコントロールしてしまう）ことに注意を払うべきで、看護師による「コントロールの慎重な放棄」が望まれることを強調している。

1 パートナーシップの開始時期の準備

患者に混乱する出来事が生じたときに、患者との関係性を築く。患者との関係を築き始めるタイミングが重要である。しかし、看護師がその後の結果を予測することはできない。

2 実施

パートナーシップの開始：混乱している患者の意識の過程のなかに入り、そこから離れず、それに注意を傾け、ともにあることである。「あなたの人生で最も意味のある人、あるいは出来事について話してください」という、簡単で自由回答式の質問をすることから開始する。

対話の進展：かかわり（対話）の局面を経時的な順序に整理し、図（視覚的な表現）にして、次のかかわり（対話）に臨む。

パターンの認識：対話の過程で「偶発の発露」としてパターンの認識が生じる。しかし、パターン認識が起きないこともあるし、起きるまでにはもっと時間を要するかもしれない。

限界の拡張：パターンの認識の後に、このままの自分でいることはできない自分への気づきから、これからのことを考えられるようになる。これらの過程のなかで、患者と看護師との絆の増強が感じられ、パートナーシップは終結となるが、終結の時期の決定は重要である。

3 評価(あえて評価するとすれば)

・患者も看護師も高いレベルの意識の自覚ができたか。
・患者との関係を終わりにする時期の準備ができたか。

事 例

Kさん、32歳、女性、専業主婦である。夫、33歳は大手企業の会社員。夫は長男で、義父母は初孫の誕生を心待ちにしている。3年間の結婚生活後初めての出産であった。出産は経腟分娩で、2635gの女児。Ap 9点。

児の顔つきは父親に似ているようであるが、医療従事者にはダウン症顔貌であることが認められた。母子異室のため、出産後間もなく、児は新生児室に寝かされた。会陰切開・縫合による痛みはあるが、無事出産を終えたことに安堵の表情のKさんであった。夫とその両親も喜んでいる。

次の日、先天性心疾患も判明して保育器収容になり、夫にだけ児についての説明があった。夫は元気をなくしてしまう。Kさんは何となく周囲の様子がおかしいことを察している。

1 パートナーシップの開始(入院中)

出産の次の日、夫には児がダウン症である可能性が強いことの説明があったが、Kさんには心臓が少し悪いので保育器内での点滴管理とだけ知らされた。しかし、当日は喜んでくれていた義父母の面会がないこと、これまで紳士然としていた夫は面会に来ても、どことなくうつむき加減で話が弾まないことなどから、Kさんは周囲の様子がおかしいことに気づいている様子である。

Kさんは、年齢的にもしっかりしており、とくに自分から夫の様子の変化について口にすることはなかった。医師の方針は、染色体の検査結果が出るまでは母親への説明はしないというものであった。

この段階で、Kさんに明らかな混乱はみられていないが、看護師は確定診断が下されるまではKさんとの関係性を築くことにした。

また、夫は明らかに混乱をきたしていたため、看護師は夫とも関係性を築くことにした。

2 実施（入院中～母親の退院後４か月まで）

対話の進展（夫）：病棟から新生児室にいく間のわずかの時間ではあったが、改まった場所よりも本音が聞けるのではないかと判断し、歩きながら夫にいまの心境について話してもらう。夫は、実母から「ダウン症はうちの家系ではない」と責められていること、自分の社会的立場もあること、妻には声がかけられず、どうしたらよいものかと時折、涙をにじませて話す。その後も夫は、実母と妻の間で子どもを今後どのように育てていくかなどの明確な意思表示をすることもなく、子どもへの面会回数も減っていった。

対話の進展（妻）：Kさんは、子どもの確定診断を冷静に受け止めているようであった。夫は優しい人であったが、子どもが生まれてから自信をなくしているようだと夫を気遣う様子をみせる。「義母からダウン症はKの家の家系だといわれた」と寂しそうに話すが、自分の退院後は、子どもへの１日１回のミルク授乳を楽しみにほぼ毎日来院している。夫は実母の考え方に押されているようで、子どもの育児方針について夫との話し合いは進まないと話す。その後、何回かの面接が進められた。夫のことは話題になることもあるが、触れられないこともある。この間、看護師は「何でも話していいですよ」というメッセージは送り続けていたが、Kさんの気持ちを無理に聞き出すかかわりはしなかった。そんななか、子どもの症状の安定に伴い、大学病院側から転院の話が持ち上がる。

パターン認識：転院の話もきっかけになったのか、Kさんは何回かの面接後、夫の優柔不断さに対する怒りと、これまでの夫との関係性も含めたもやもやとした気持ちを表出するようになり、現在の夫の生き方や考え方への揺らぎの気持ちが明らかになってきた。同時に、この子を守るのは自分しかいないとの気持ちが湧いている。

児の退院を機に、Kさんは夫との離婚を決意する。転院によって看護師とのかかわりは終了した。

3 評価

妊娠出産までは比較的順調な生活を送っていたように思われた夫婦生活であった(正常な予測できる揺らぎ)。しかし、ダウン症の子どもの出産という、思ってもみなかった事態(大きな揺らぎ)に、夫婦ともに混乱状態になった。夫の混乱ぶりのほうが大きかったためか、Ｋさんはかえって冷静に受け止めている感じではあった。しかし、過去の夫婦関係も含めた複雑な思いのなかに陥る(無秩序のパターン)。子どもの転院というきっかけと、看護師との対話のなかでパターンを認識できたＫさんは、１人で子どもを育てるという大きな決断に至る(高いレベルでの自己との出会い)。

この間、看護師はＫさんの心の揺れに寄り添うかかわりを続けた。そして看護師は、嫁として、妻として、母親として、女性として、１人の人間としてのＫさんと対話するなかで、病児の子育てと経済的自立の困難さもあるＫさんが真に自立しようとしている姿に、人としての強さを見出している。

上記の事例は、ニューマン理論で展開したわけではなく、過去の事例をこの理論に沿って再検討を試みたものである。したがって、「あなたの人生でもっとも意味のある人あるいは出来事について話してください」という介入や、無秩序状態のＫさんに図式化(整理)して、次のかかわり(対話)をもつという介入方法を取ったわけではない。

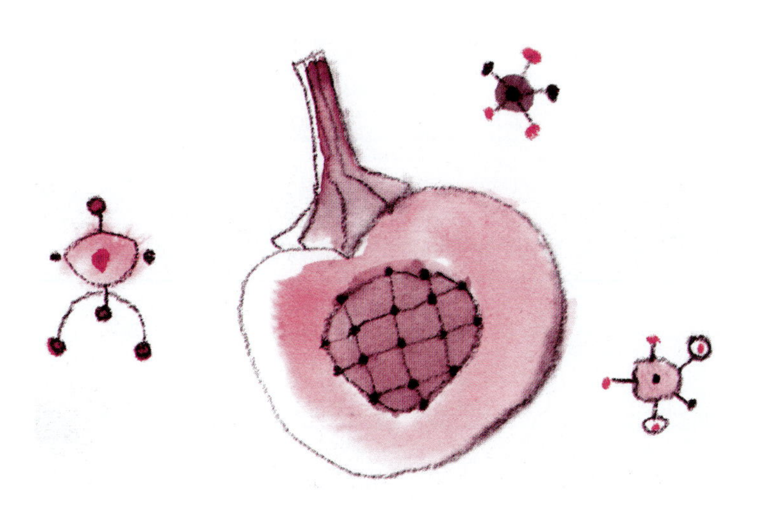

第14章

マデリン M. レイニンガー
Madeleine M. Leininger

文化的ケア理論

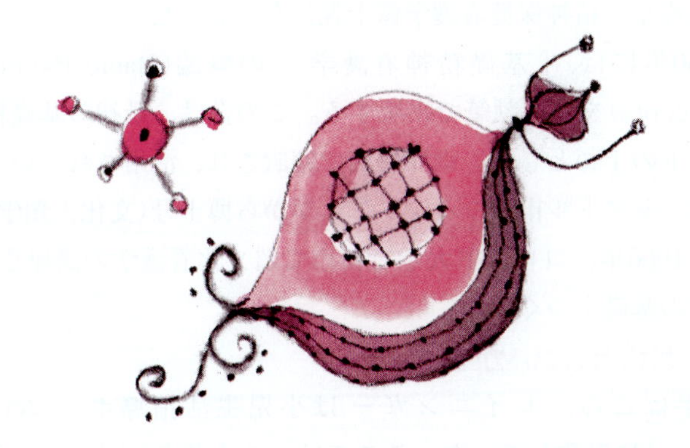

はじめに

「看護の本質はケアである」

マデリン・M. レイニンガー（Madeleine M. Leininger）は、ケア、ケアリングを大切にした文化的ケアの看護理論を構築した人である。また、「人類学」を基礎として現地に入り、人々と生活をともにするなかで、ケアの共通性や普遍性を導き出した人でもある。

レイニンガーは、アメリカ、ネブラスカ州のサタンで生まれた。デンバー市のアンソニー看護学校で基礎教育を受け、1948年に卒業し、看護師資格を取得した。彼女は看護師として業務に携わりながら、1950年にカンザス州アチソン市のベネディクト大学で生物学の理学士号を取得している

卒業後は、スタッフナース、インストラクター、ヘッドナース（内科・外科病棟）を経験している。後に、精神科で看護部長になり、精神科病棟を開設した。

看護教育分野では、ネブラスカ州のクレイトン大学で看護、看護管理、看護教育、看護カリキュラムなどの研究に携わっている。

1954年には、ワシントンD.C.にあるアメリカ・カトリック大学で看護学修士号（精神看護学）を取得する。その後、オハイオ州のシンシナティ大学に移って、アメリカ最初の小児精神看護、クリニカル・スペシャリストのための修士課程や、精神保健看護学修士課程を創設した。

さらに1960年には、「基礎精神看護学」の概論（Basic Psychiatry Nursing Concepts）を共同執筆で出版する。この書は、最初の基礎精神科看護学テキストの１つとして、世界各国で翻訳され、活用されている。

1965年には、シアトル市のワシントン大学から博士号（文化人類学）を贈られている。1966年、コロラド大学で初めて超文化看護学の講座を開き、超文化看護学の基礎をつくった。

子どもたちとの出会いから

1950年代半ばごろ、レイニンガーは小児生活指導ホーム（Child guidance home）に勤務していた。ここでは、さまざまな国の子どもが入院していたものの、看護師がさまざまな文化的背景をもつ子どもたちの文化的要因を理解できていないことに気づいた。

子どもたちは、それぞれ育った国が違うのである。ならば、文化的背景も異なるはずであるのに、看護師は子どもたちの欲求に応じていないと気

づいたのである。

そこで、文化が異なれば、日常の行動にも違いが出てくるのではないかと考えた。看護師が子どもの行動を理解して対応しているかどうかによって、子どもの精神面に与える影響に差が出る、と思ったのである。

こうしてレイニンガーは、文化の異なる人に対しては、その文化の特徴に合わせた看護対応が必要であることを確信した。さらに、博士課程在学中、文化的ケアについての論文のために、ニューギニアのガッドサップ族を対象に、現地でじかに体験しながら研究に取り組み、東洋とそれ以外の地域の文化による健康習慣の違いなども知ることができた。

1950年代にレイニンガーは、看護学と人類学に共通する領域を明らかにする。1970年には『Nursing and Anthropology. Two worlds to Blend』(看護と人類学－２つの世界の融合)を執筆した。本書は、文化を越えた看護に関する初めての著作である。

以来、研究活動を続け、文化ケアの多様性と普遍性を構築していったのである。また、長年にわたる研究をもとに、1978年に『Transcultural nursing: Concepts, theories and practices』(文化を越えた看護―概論・理論・実践)、1985年には『Nursing and Health Care』誌に掲載された『Transcultural care diversity and universality: A theory of nursing』(超文化的ケアの多様性と普遍性)で、自分の理論を発表した。

1988年には、『Nursing Science Quarterly』誌に『Leininger's theory of nursing: Cultural care diversity and universality』(『レイニンガー看護論　文化ケアの多様性と普遍性』を著す。本書では、彼女の看護理論が詳細に説明されている。

レイニンガーは、看護学における超文化の下位分野(transcultural subfield)の創始者だといえる。

レイニンガーの看護理論

レイニンガーの看護理論「文化的ケア理論」について説明したい。

前述のとおり、1978年にレイニンガーは初めて彼女の理論を発表し、1985年と1988年にこの理論をさらに発展させた。とくに1999年の発表では、文化、文化的ケア、文化的ケアの多様性と普遍性、看護、世界観、文化的・社会的構造範囲、環境的要素、民族的歴史、一般的ケアシステム、専門的ケアシステム、文化的ケアの適応、文化的ケアの再パターン、などの概念に関する定義づけを行った。

さらに彼女は、異なる文化のなかで、違った方法で見たり聞いたりして得た知識をもとにケアを実行するわけだが、あらゆる文化にはケアに共通したものがある、としている。文化には、ケアに共通である普遍性と、ケアの認識、知識、実践のほうが異なるという多様性の２方向があることを示した。

このように、レイニンガーの看護理論の基本的な要素は、文化やケア、文化的ケア、世界観および健康や良好な状態に関する、民族的なシステムであるといえる。

レイニンガー理論の理解を深めるために、文化的ケアについて触れることにする。

文化的ケア―多様性と普遍性

1 文化

レイニンガーによれば、文化は人々によって学習され、共有され、伝承されて、ある特定の集団における価値観や信条、規範や生活習慣になっている、と述べている。

2 ケア

レイニンガーは、人々の健康を保持・増進させたり、死や障害に直面する人々を援助し、支持し、能力を高めるようなことを、ケアととらえていた。

そして、ケアがそれぞれの人々のなかに、価値観や信念として形づくられていく。それは、生活様式のなかに込められていることが多く、とらえどころのない現象でもある。しかし、このとらえどころのない現象が、看護にはきわめて重要なものであり、必要不可欠なものである。

それが、レイニンガーをして「看護の本質はケアであり、ケアは看護の中心をなす独特で、必要不可欠な現象である」と言わしめたのである。つまり、「ケア」とは、個人あるいは集団に対して援助的行動、支持的行動あるいは能力を高める行動に関係する現象なのである。

3 文化的ケア

ある文化のなかにおけるケアの考え方や行為は、異なるものである。人間は、必ずある文化のなかで育ち、生活していくなかで病気になったり、健康を回復したりしながら一生を終えていく。こうした経験は、その文化のなかにおける人々にとって重要な意味をもつことなのである。

したがって、人を理解するためには、文化的ケアに影響するその文化の特質の社会的背景(価値観や信念、世界観、宗教)を理解することが重要である。その文化のなかにいる人々に、文化的に矛盾しない看護ケアを提供していくことが、レイニンガーの文化的ケア理論の目標なのである。

文化的ケアには、多様な面と普遍的な面がある。

多様な面についていえば、健康や良好な状態に向けて、あるいは生活様式を高めるために、あるいは死と向き合わせるために、文化的に導き出されるケアの意味や、パターン、価値観、信念、シンボルなどについての考えが、文化によって異なるということである。

普遍的な面では、健康や良好な状態に向けて、あるいは生活様式を高めるために、あるいは死と向き合うために、文化が異なっても文化的に導き出せるケアの意味や、パターン、価値や信条、シンボルとして、多くの文化に共通性や類似性がみられるのである。

つまり、レイニンガーによれば、文化的ケアとは他者(あるいは集団)が良好な状態を維持し、健康状態を改善し、あるいは死に立ち向かえるように援助・支持し、その力を育成し発揮できることをめざしたケアのことを指している。

4 世界観

世界あるいは宇宙の見方に基づく人間あるいは集団の見方をいう。それは社会構造と環境的コンテクスト（文脈）から構成されている。

社会構造とは、宗教、経済、教育など、ある文化を形成する要因やその要因がどのように文化に意味と秩序を与えているのかということを示す。

また、環境的コンテクスト（文脈）とは、人間の表現に意味を与える事象、状況、経験、社会的な相互作用、感情、または物理的要素などの全体をいう。

5 民間的ケアと専門的ケア

レイニンガーは、その文化のなかにある特有な意味をもつケアや慣習のことを民間的ケアとよんだ。これは、その文化のなかで人々によって学習され、伝承されてきた伝統的な知識と技能のことで、非専門的なものである。このように育てられたケアや慣習は、家庭や地域社会で人々の治療や援助をするために行われる。

その「民間的ケア」とは反対の位置に、「専門的ケア」がある。専門的ケアは、教育機関で学習し、習得されて用いられる専門的な知識や技能のことである。その両者は、相互に補い合う関係にある。レイニンガーは、この２つのケアを活用して看護ケアをしようと考えている。

また、看護では情報を収集し、看護の必要性を判断して展開されていく（看護行為）。レイニンガーは看護行為を次の３つの様式で提示している。

①文化的ケアによる保護

ある文化に属する対象が健康を保持し、病気から回復し、死に立ち向かうことができるように援助するために行われる専門家による意思決定と活動のことである。

②文化的ケアによる適応

ある文化に属する対象が健康状態や死に立ち向かう状態について話し合ったり、その状態に合うように専門家が援助する行動や意思決定のことである。

③文化的ケアによる再パターン化

対象がその人のライフスタイルを再構築したり変更したりして、文化的に意義のある、あるいは健康生活に役立つ新しいパターンを習得できるように専門家による活動や意思決定のことである。

看護師は、以上に示した3つの行動様式を活用して、その人と話し合い協力しながら、その文化に適したケアを行うことが大切なのである。

レイニンガー看護理論から得るもの

看護も国際化時代になった。わが国でも外国から来た人々に看護師としてかかわる機会が増えている。しかしその際に、文化、習慣の違いや言葉が通じないなどにより、さまざまな問題を抱えることが多い。文化の異なる対象に対してどのように看護するかは、いまこそ私たちに問われているものである。そんなとき、レイニンガーの看護理論は有効である。じっくり理論を検討し、活用してほしい。

看護師の役割は、その人に適したケアを提供することである。「適したケア」とは、その人の属する文化に合ったものでなければならない。その人に合った文化的ケアをみつけるためには、民族看護学を活用すればよいのである。異文化を理解するとともに、異なる文化で育った対象に最も適したケアを提供することは、私たち看護師の大きな課題でもある。

世界の人々が、どこにいても自分に合ったケアを受けられること。この、ごく当然であると思われることを、確実にする方向をめざしたい。

サンライズ・モデル

サンライズ・モデル(sunrise model)は、文化的ケアにどのような文化的・社会的要因が影響しているのか、看護ケアの位置づけおよび文化に適したケアの発生を過程にまとめたものである(**図1**)。

このモデルは、レイニンガーが理論の基本的な構成要素を説明するために開発している。サンライズ・モデルは、その名のとおり「登る太陽」を表したものである。円の上半分にある「環境」と「言語」が、下半分に示された「民間的システム」「看護ケア」「専門的システム」とうまく調和したときに、「完全な太陽」が完成する。これは、看護職が人間のケアと健康を評価する際に考慮すべき宇宙を示している。

サンライズ・モデルは、4つのレベルで構成されている。第1～第3までのレベルは、文化的に矛盾しないケアを提供するうえで、知識基盤になる。

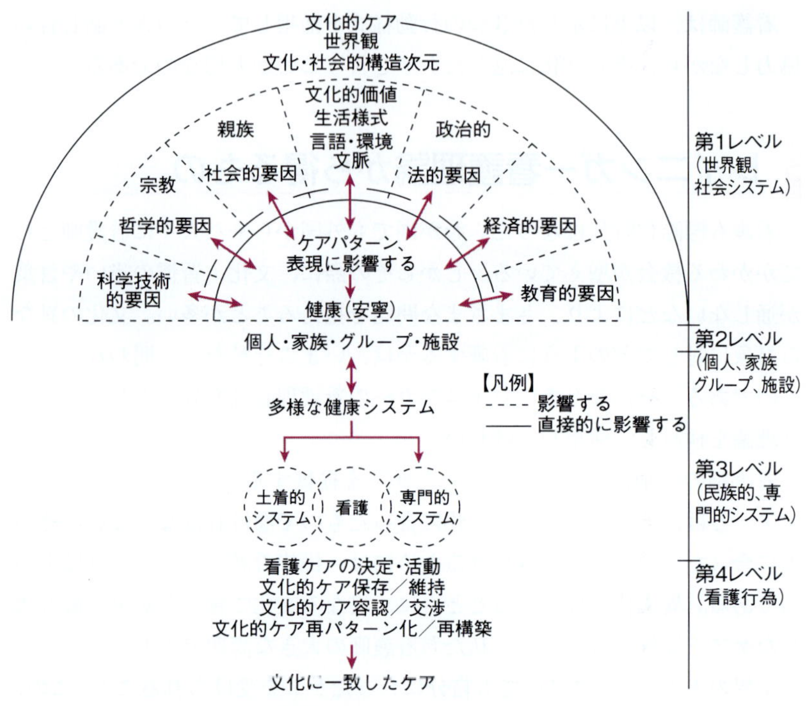

図1　レイニンガーのサンライズ・モデル

（ジュリア・B. ジョージ編、南裕子ら訳：看護理論集―より高度な看護実践のために、増補改訂版、p.378、日本看護協会出版会、1998より改変）

・第１レベル

第１レベルは、世界観および社会システムである。すなわち、円の上半分は「環境」と「言語」をとおしてケアと健康に影響する要因として世界観と文化的・社会的構造が表されている。２つの要因は、その下部に示した「民間システム」「看護ケア」「専門的システム」に影響を及ぼす。

さらに、下部に看護サブシステムを示している。このサブシステムは、３タイプの看護ケア行為（文化的ケアの保持、文化的ケアの調整、文化的ケアの再パターン化）をとおして、民間的システムにつながりをもつのである。

・第２レベル

異なるヘルス・システムにある個人・家族・集団について、情報を提供することが目標になる。図の中央の看護の対象である人々を、健康で良好な状態にするために影響を与えるものである。

・**第3レベル**

文化のなかで民族的・専門的システムについて情報を提供する。

・**第4レベル**

看護行為のレベルであり、看護提供のレベルである。また、文化的に矛盾しないケアを提供して発展させるレベルである。

結局このモデルは、人間が文化的背景や社会構造から切り離して存在できないことを示している。このようにサンライズ・モデルは、半円の上方からみると、文化的・社会的構造から、一般的・専門的および看護ケアシステムにおける個人、家族、集団、コミュニティ、組織をとおして看護ケアの意思決定を行い、行動していくことを示しているのである。

超文化看護学

レイニンガーは、超文化看護学(transcultural nursing)を次のように定義している。「看護の学問上の下位分野、または学派である看護や健康・持病のケア、信条、価値に関する比較研究や文化の分析を行うものである。この学派がめざすものは、人々との文化的価値や健康・病気の背景に合わせて、看護ケアサービスをきちんと、しかも効果的に提供することである」(1969)

超文化看護学という言葉は、今日新しい分野の研究や実践に関して用いられている。

民族看護学

レイニンガーは、民族看護学(ethno nursing)を次のように定義している。

「看護ケアの信条、価値および実践に関する学問である。この信条・価値・実践は、直接的な経験や信条および価値体験をとおして明確に認識されているものである」(1969)

民族看護学は、直接研究・調査する者が文化のなかに入ることで、人々と生活して経験や観察をしたり、あるいは直接経験した人から得られた情報(データ)を重要視するところに特徴があるこうして得られたデータのうち、研究・調査者自らが直接経験や観察をしたことから得られたものを、「イーミック・データ(emic data)」という。反対に、研究・調査者が何らかのものから得たデータは、「エティック・データ(etic data)という。

これは1つの状況を2つの側面から観察し、比較したりして総合的にみることになり、客観性を高めることになる。「イーミック・データ」は、看護職のケアの重要な基礎になるものである。

レイニンガーは、著書『レイニンガー看護論－文化ケアの多様性と普遍性』の冒頭で、次のように述べている。この理論の未来に向けての展望として印象深いので掲載しておきたい。

「いつの日か世界のすべての人々が、文化を超えた看護を学び、『文化ケア』理論から得られた研究結果を用いる専門看護師によるサービスを受けるようになろう」(稲岡文昭監訳：レイニンガー看護論、p.254、医学書院、1995より引用)

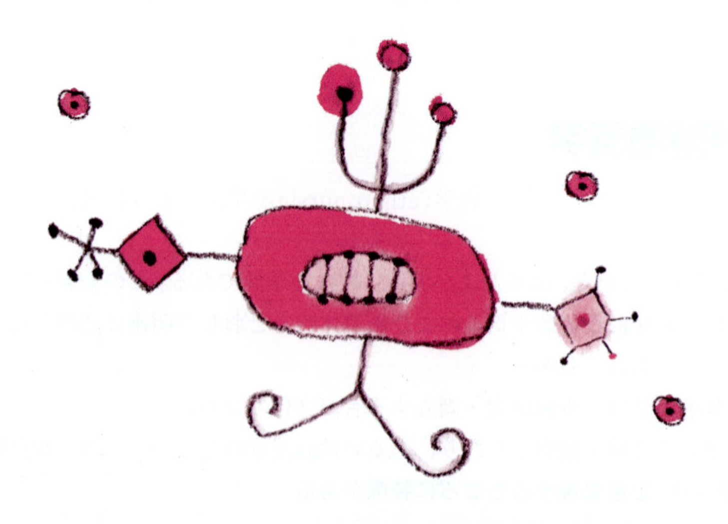

看護理論のメタパラダイム

４つの概念のほかに、ケアリングについても付記した。

①人間

とくに明確な定義づけはしていないが、レイニンガーの理論から導き出すことができる。

レイニンガーは、人間(human being)と表現しており、とくに理論の前提によく登場する。人間は他者にケアを提供し、他者に配慮できる能力をもつ者であると考えており、他者のニーズや生存あるいは安楽について気遣う傾向にある存在としている。

人間は、さまざまな環境や多様な見方をするが、そのような状況のなかで、時間・場所・文化を越えてすべての人々のケアをしてきた。

つまり、人間は異なる文化や環境およびニーズに合った多様な方法や普遍的なケアを提供し、ケアリングを行う存在なのである。

②環境(社会)

レイニンガーの看護理論では明確な定義はされていないが、「環境」という言葉ではなく、世界観、社会構造および環境的な表現(出来事、状況、経験の全体的なもの)として示している。文化の概念に密接につながりがある。

③健康

良好な状態である。これは文化的に定義され、関係する価値や慣習も文化的に決定され、実践されるものである。

また健康は、毎日の日常的な役割を実行する個人または集団の能力を反映するものである。

あらゆる文化に普遍的なものであるが、その文化の価値観と信条を反映して定義される。すべての文化には、人々はヘルス・システム、ヘルスケアの習慣をもっており、健康を保持・増進させるものである。

どのような文化にも、ケアを受ける人々と専門的なケアを与える人の間に、文化的な類似性と相違性がある。

④看護

看護専門職のケアを受ける人に対して、心理的・心理文化的・社会的に保健行動や疾病の回復・促進を維持することをめざして行う個別的ケアである。それは、この個別的ケアの現象や行動やプロセスに焦点をあてたヒューマンなアートであり、科学であり、学習によって習得できるものである。

対象の文化に適した方法でケアするために、文化的ケアによる保護、文化的ケアによる適応、文化的ケアによる再パターン化の３方法（第４レベル）を活用する。また、レイニンガーの看護理論では、対象を中心としてどのような看護システムを活用し、看護ケアを提供するかを意思決定して看護を展開するものである。

⑤ケアリング

「ケアリング」は、個人あるいは集団を援助したり、支援したり、能力を高めることをめざして行う行為および活動である。また、「ケアリング」は、教育機関で学習によって得た専門的ケア知識であり、実践技術である、ということもできる。

要　旨

①レイニンガーは、文化を越えた看護学（超文化看護学、民族看護学）の基礎を築いた人である。

②文化的ケアは、多様性と普遍性の両面を合わせもっている。

③看護行為には、文化的ケアによる保護、文化的ケアによる適応、文化的ケアによる再パターン化、という３つの様式がある。

④レイニンガーは、彼女の看護理論（文化的ケア理論）を説明するために、サンライズ・モデルを提示し、発展させた。

⑤対象に適した看護援助は、その人の文化によって異なる。
⑥人間は、他者や集団に対してケアを提供するとともに、他者の健康や良好な状態および生存について配慮できる存在である。

用語

・ケア(care)：個人あるいは集団に対して行う援助的行動、支持的行動、あるいは能力を高める行動に関係する現象である。
・ケアリング(caring)：学校で学習することによって得られた専門的ケア知識であり、実践技術である。また、個人や集団を援助し、能力を高めることをめざして行う行為および活動でもある。
・文化的ケア(cultural care)：健康な状態を維持し、生活様式を高め、死や障害に向き合うように援助し、支持能力を与えるような意識化された価値観、信念、パターン化された生活様式を意味している。

看護理論に基づく事例展開

レイニンガーと看護過程

レイニンガーは「看護問題」や「看護介入」という言葉を意図的に使っていない。「看護問題」はクライアントその人の問題をあげることは少なく、「看護介入」はある種の文化をもつ情報提供者に対して、その文化が健康阻害原因だと伝えることになりやすい、などの理由による。

ここでは、レイニンガーの看護理論をもとに考えた看護過程について述べたい。

看護過程は、ほかの看護理論家と同様、アセスメント（目標を含む）、看護診断、看護計画立案、実施、評価の５段階で構成した。

①アセスメント

サンライズ・モデルの第１～第３レベルに対応するものである。

- **第１レベル**：対象の社会構造、世界観、言語、環境状況に関する情報を収集し、理解を深める。
- **第２レベル**：対象が個人か家族か、あるいは集団か施設に関する情報を収集する。
- **第３レベル**：対象のヘルス・システム（民族的システムと専門的システム）に関する情報を収集する。

アセスメントでは、文化的ケアの多様性と普遍性を認識する必要がある。

②看護診断

対象の文化的ケアの多様性と普遍性に関する問題を明確にし、それをとおして診断する。

③看護計画立案

サンライズ・モデルの第４レベルに対応する。対象のニーズを充足するために、保護、適応、再パターン化のうち、どの看護行為に様式を活用するのか判断して計画を立案する。

④実施

計画立案した看護行為を実行に移す。

⑤評価

レイニンガーの看護理論ではとくに取り上げられてないが、文化的な多様性、普遍性が充足されたかどうかを評価する。

事　例

Aさん、32歳、中国人の女性。２年前に単身で中国から日本に来て会社に勤めている。

家族は長男（3歳）と実母（65歳）。夫とは３年前に死別。実母は中国広州で生活しており、長男の世話をしている。家族の生活費は、Aさんが毎月実家に送金している。今春Aさんは、会社の健康診断で重度の腎機能障害と診断され、１か月の入院治療を受けている。しかし、Aさんは主治医から病状の説明を受け、看護師からも安静と食事療法を守るようにいわれているにもかかわらず実行できない。そのうえ無断外出を繰り返す。そのたびに注意されるが、「すみません」はいうものの、また外出している。

また、看護師に隠れて煎じ薬を飲んでいる。治療についての説明が正確に理解できているのか、問題が残る。

この病棟では、外国人の患者の入院は初めてであり、対応に苦慮している。中国語がわかる職員はいない。

看護師は、「言葉が通じないから、うまく伝えられない」「患者は何を考えているのかわからない」「話は聞いているみたいだけれど、ほとんど通じていない様子」「生活習慣も違うし、１日中安静にといっても、じっとしていない」といっている。

そこで、どのようにすればAさんに適したケアができるのか、カンファレンスで検討することになった。

そのなかで、以下のような方向性を得て、異文化で育った人々にとっての文化的ケアの多様性と普遍性について学習することになった。

①自分たちはAさんに対し、患者であれば当然守るべきことであると考え対応してきた。しかし、それがAさんの求めるケアであったか否か。

②入院生活のなかで、守らなければならない服薬、安静、食事療法を指導してきたが、Aさんがこれらの意味をきちんと理解できるようにしてきたとは思えない。むしろ、押しつけだったのではないだろうか。

③本当にAさんが求めるケアをするためには、どうすればよいか。

レイニンガーの看護論のなかにある「中国系米国人の文化における文化ケアの意味と行為の様式」をみると、次のようにあげられていた。

文化ケアの意味と行為の様式

1．他者への奉仕(セルフケアではなく)
2．権威や老人の尊重
3．権威、老人、政府役人への従順(子どもをそのように教育する)
4．監督：傍らで、また遠方から見守る
5．薬草治療、民間療法(鍼治療など)への依存
6．他者に対する地域全体での援助
7．勤勉な労働と社会への貢献

(マデリン・M. レイニンガー、稲岡文昭監訳：レイニンガー看護論－文化ケアの多様性と普遍性、医学書院、1995)

ここに示された結果は、レイニンガーが過去5年以上米国に住んでいる中国人を対象に調査したものである(1983～1991)。また、レイニンガーは中国でも同様の調査をし、同じ結果を得た(1983)。

ここにあげられている項目を検討していくなかで、看護師たちは多くのことに気づいた。

①病気のことが気がかりだろう。どの程度理解できているのか知る必要がある。治療についても疑問が多いのではないか。病気の理解ができれば、治療や入院生活で大事なことが何なのか、Aさんも理解でき、守れるのではないか。

②中国にいる実母と長男のことが気がかりだろう。看護師には家族のことをひと言もいわない。看護師をどのようにとらえているのか。

③Aさんの不安な気もちを聞いて支えられるようにならなければ、心を開いてくれないだろう。

④Aさんの話をゆっくり聞き、できるかぎりコミュニケーションをとるように努力していく。

⑤中国語がわかる人に来てもらうと同時に、看護師も中国語を少しでも理解できるよう努力する。

このような内容を一つひとつ解決をはかりながら、かかわることをとおして、Aさんと看護師の関係はよい方向に向かい、Aさんも自分から話を

するようになった。その結果Aさんの思いは、次のようであることがわかった。

①病気のことはよくわからない。いつまで入院しなければならないのか。将来どうなるのか不安である。入院1か月経過しても少しもよくなっていない。焦っている。誰にも相談できず、悩んでいた。

②仕事も続けられるか否か見通しが立たない。

③母と長男のことが心配である。中国に帰ることも不可能であるという。どうすればよいのかわからない。

④主治医も看護師も、何もしてもやってはいけないと禁止するばかりで、どうすればよいのかを教えてはくれない。叱られても謝るしかない。これまでの生活を、なぜ変えなければならないのかわからない。

⑤家族の生活費や自分の医療費、さまざまな経費など、経済面が心配である。

看護計画

看護診断：日本における入院に関連したノンコンプライアンス

看護目標：希望を取り入れた治療や入院生活に、Aさん自身が前向きに参加できる。

看護計画：

必要時、通訳の協力を得ながら次のように行う。

1. 日本語が不自由であることを考慮し、ゆっくりと話が聞けるようにして十分なコミュニケーションをとる。
2. 家族や友人と交流(手紙・電話・面会)できるようにする。
3. 食事療法、安静など看護師からAさんによくわかるよう通訳もまじえて説明する機会を増やす。
4. 食事療法は栄養士とも相談し、Aさんの理解を深める機会を増やす。
5. 将来のことについては主治医から説明し，理解を求める。
6. 経済面に関する具体的な対策などを立てて実行(日本における身元引受人、会社など)

レイニンガーは、彼女の理論のなかで、「文化の違いによってケアに違いがあることを理解しない看護師は、対象者に合ったケアを提供することはできない」と述べている。私たちはそのことを、体験や事例をとおして理解することができる。

第15章

リディア E. ホール
Lydia E. Hall

ケア、コア、キュアのモデル

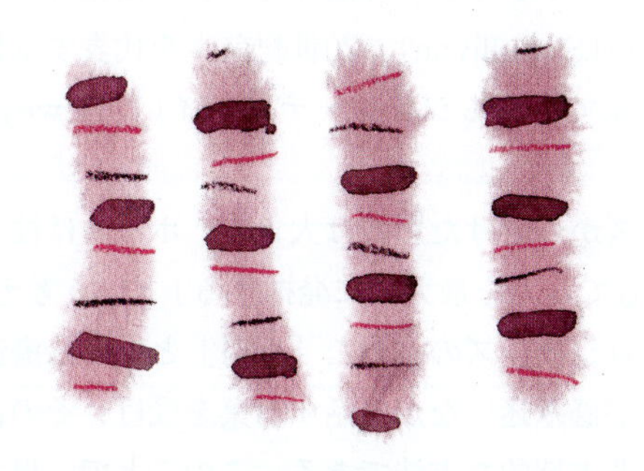

はじめに

リディア・E. ホール(Lydia Eloise Hall、1906 ～1969)は、ペンシルベニア州ヨークのヨーク病院看護学校で学んだ後、コロンビア大学ティーチャーズ・カレッジで、理学士号(公衆衛生看護)、文学修士号(自然科学)を取得した。

ホールは、ヨーク病院看護学校、フォーダム病院看護学校、コロンビア大学ティーチャーズ・カレッジで教育に携わり、ニューヨークのモンテフィオーレ病院で看護部長を務めた。亡くなる2年前(1967年)には、コロンビア大学から看護功労賞を受賞している。

ホールは、モンテフィオーレ病院に、看護とリハビリテーションを目的とした「ロエブ看護センター」を設置し、彼女の理論を実践した。

ホールの理論は、プライマリケアの概念と似ているといわれる。また、看護実践における患者および社会に対する責任についても触れており、今日の看護にも十分通用するものと考えられている。

彼女の理論には、いくつかの問題点が指摘されているが、ホールの概念は今日の看護にも多くの示唆を与えている。

理論の根底にあるもの

ホールは心理学者であり、「クライエント中心療法」を提唱したカール・ロジャーズ(C.R. Rogers)をはじめ、精神疾患は対人関係の障害によるという対人関係論やパーソナリティ理論などを表した精神分析医ハリー・スタック・サリバン(H.S. Sullivan)、20世紀前半を代表する教育学者にして哲学者、社会思想家でもあるジョン・デューイ(J. Dewey)などの影響を受けている。

とくにロジャーズから受けた影響は大きく、ホールは彼の「患者は学習過程をとおして、もてる力を最大限に発揮する」という考えを取り入れた。

またホールは、ロジャーズの示した「反射」という治療法も取り入れている。これは患者が悩み迷いながら話す言葉を受け、その言葉の一部を医療者が返すという非支持的な方法である。このことで、患者は自分の気もちをよく確かめ、自分で整理することにつながるのである。

看護理論の芽生え

ホールが活躍していた当時、一般に病院医療では2つの段階を踏んで進むと考えられていた。

第１段階は、急性期といわれる時代である。身体的な苦痛が大きく、診断のための検査や治療が大きな割合を占める。期間は、数日から１週間程度続くといわれる。看護は医療の補助的役割を担う。

第２段階は、急性期から脱出した時期(回復期)である。このときは、患者の身体的苦痛は比較的緩和している。

モンテフィオーレ病院で看護部長を務めていたホールは、第２段階の患者の看護を充実させることに焦点をあてた。第２段階の患者に対し、ロエブ看護センターに入院させて看護を行い、従来の病棟に入院中の患者との比較を行ったのである。

その結果、ロエブ看護センターに入院している患者のほうが、回復が早かった。このことによってホールは「看護治療が治療率を高める」という確信を得たのである。

ロエブ看護センターの患者は、モンテフィオーレ病院に入院中の患者に比べて入院期間の短縮、再入院率の減少、医療費の軽減などの特徴がみられた。また、患者だけでなく、勤務する看護師にとっての満足度も高かったとされている。

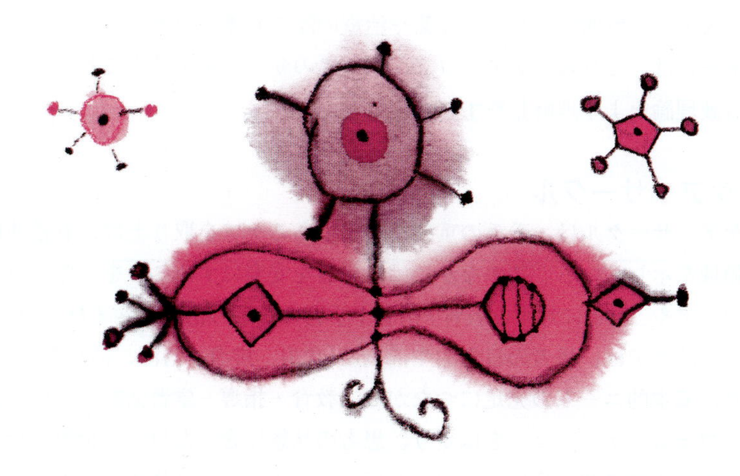

ホールの看護理論

ホールの看護理論は、医学的治療を重視する当時の医療界のなかで、看護の果たすべき役割を提示したという意味で非常に画期的なものであった。

ホールは、急性期を脱した成人の患者を対象に自らの看護理論を展開しており、その理論の対象は「急性期を過ぎて回復期を迎えた成人」ということができる。

このことから、成人以外の年齢の患者や急性期の患者への応用は難しいという指摘があるが、その後、理論の検証がなされ、高齢患者への適応もされている。

ケア・コア・キュア

ホールの理論は、ケア(care)・コア(core)・キュア(cure)という3つの主要概念からなっている。

・**ケア**：看護の身体的なケア。安楽、食事、入浴などの直接的なもの

・**コア**：患者とのコミュニケーションをとるときに、自己を治療的な看護として活用する看護の側面

・**キュア**：医療面でのケア。与薬や治療の際の看護の側面

ホールは、これらのケア、コア、キュアのサークルを描くことで、自分の看護理論をより理解しやすいものとした(**図1**)。

1 ケア・サークル

ケア・サークルは、看護の重要な要素であるケアを取り上げ、看護独自の領域を示している。このなかには、患者を安楽にすることをめざした身体的ケアや、患者に対する教育・指導や学習のための活動が含まれている。

身体的ケアは、患者の日常的生活援助(食事、排泄、清潔、活動など)であり、基本的ニードの充足につながる。教育・指導－学習活動は、患者とよいコミュニケーションをはかり、患者の状態に合った教育・指導を行うことで、両者の相互作用を発展させていく。両者の相互作用は、次第によ

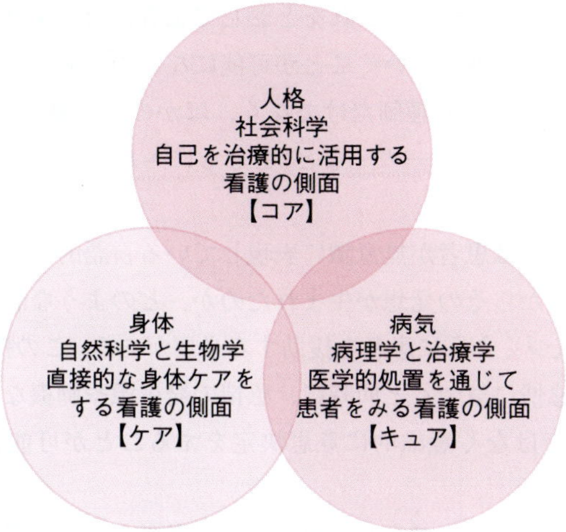

図1　ケア・コア・キュアのモデル

（アン・マリナー・トメイほか編著、都留伸子監訳：看護理論家とその業績、第３版、p.145、医学書院、2004より改変）

い人間関係を保持・増進することにつながり、互いに感情を表出し合い、共有できるようになる。このような場面を重ねることで、看護師と患者の教育・指導－学習関係は、促進されていくのである。

看護者がこのケア・サークルを用いる場合、自然科学と生物学の理論を拠りどころとする。看護を展開する場合に、関連領域の理論的根拠を明らかにしながら、科学的な看護にする必要があるものと考えられる。

また、患者との相互関係においても、すでに立証された患者─看護師関係の理論を活用することにより、専門的ケアのできる専門職になりえると述べている。

2 コア・サークル

コア・サークルは、社会科学を基盤とし、患者自身が自分の治療的活用をはかるものである。このサークルでは、看護師は患者とのよい人間関係を構築し、発展させることが重要になる。なぜなら、この関係の度合いによって患者が自分の気もちを表現する内容や程度が決定づけられるからである。

したがって、看護師は患者が病気や病気から生じた諸問題についての感情を表現できるように援助する。このような働きは、患者が抱いていた感情を表現させることができ、これをとおして患者は自分を見つめ直し、自己同一性を高め、成熟していくことが可能になるのである。

またこのサークルは看護師だけでなく、ほかの専門職(精神科医、カウンセラー、ソーシャルワーカーなど)とともにヘルスチームを組んで共働するものである。

さらに、看護師は患者が無意識に表現している言語的・非言語的なものの意味や、どこからその発想が生まれたのか、どのような思いで表現したのかを、自ら気づくように患者を援助する必要がある。この援助によって、患者は自分の感情に気づくと同時に、感情の発生源や動機などを見つめ直し、無意識にではなく意識的に意思決定をすることが可能になるのである。

つまり、このサークルで中心になるのは患者であり、患者こそが病気の治癒に必要な力をもっているのである。あくまでヘルスチームは、専門的立場から患者の治療の好転に向けて患者を援助するものなのである。

3 キュア・サークル

キュア・サークルでは、看護師は病理学や治療学に関連した学問的知識に基づいてヘルスチームの一員として実践活動を行うものである。

看護師は、医師の指示による内科的・外科的処置、およびリハビリテーションの方法を用いて患者や家族を援助するのである。

また、このサークルで特筆すべき点は、看護師の役割は前出のケア・サークルの場合と異なることである。ケア・サークルでは、看護師は病理学や治療学に関連した学問的知識に基づいてヘルスチームの一員として実践活動を行うものである。

看護師は、医師の指示による内科的・外科的処置、およびリハビリテーションの方法を用いて患者や家族を援助するのである。

また、このサークルでの看護師の働きは、患者の安楽・安全をめざして援助することであった。しかし、キュア・サークルでの看護師は、治療のためとはいえ患者に苦痛を与える立場になるのである。

たとえば、治療に必要な注射や、痛みを伴う処置をすることに該当するが、どれも治療のためではあっても患者に苦痛をもたらす材料になる。

患者にとって看護師は、「いつも安楽を守ってくれる人」から「苦痛を与える人」という方向に変化することになるのである。

連結した３つのサークル

看護は、患者の描く３つのサークルが連結するなかで、異なる動きをする。キュアの側面は医師により、コアは精神科医やカウンセラー、ソーシャルワーカーなどにより、そしてケアはほとんど看護師によって行われるものとした。この３つの局面は、それぞれが別々に働くのではなく、相互に関連し合って機能しているととらえることが重要なのである。

そしてホールは、回復期にある患者に対して、看護師は最も治療的に機能すると述べている。すなわち、回復期はケアとコアが重要なのであり、キュアの局面は重要性も軽いものなのである。

また、各サークルの大きさと重要度は、患者の状況に応じて変化するものだとしている。

さらに、ホールは全面的専門看護の重要性についても述べている。全面的専門看護とは、患者のケアを実施し、その責任を負うことができる、専門の看護師によってのみ行うことができる看護を指す。この概念には、治癒を促すための役割(看護・教育・指示)が含まれるとされる。

ホールの看護理論の限界

ホールの看護理論は、理解しやすいとの評価を得ている一方で、一般性を得るまでには至っていないという指摘もある。それは、彼女の看護理論が、成人の、しかも回復期でリハビリテーションを行う患者を対象に限定されている理論であることが背景にあると考えられる。

また、ホールの看護理論における患者ケアの家族的側面については、キュアのサークルのなかで述べられているだけで、看護師と家族の相互作用についてはほとんど触れられておらず、限界と考えられるところがある。

ホールの看護理論から得るもの

ホールの看護理論は、私たちに多くのことを教えてくれる。

まず、看護師は、他の専門職と協働しながら看護ケアを発展させることが可能であり、それによって看護の役割も明確に知ることができる点である。看護師は患者の身体、病気、人格のすべての側面にかかわりをもち、他の職業と役割を共有する。

たとえば、患者の病的状態では、医学的ケアをとおして患者とかかわることになるので、医師と協働する(キュア)。人格の側面では社会科学系の専門職であるカウンセラーやソーシャルワーカーと協働する(コア)。また、食事、排泄、清潔など身体への直接的なケアは、看護師によって行われる(ケア)。このケアの領域は、看護独自のものである。

現代の総合保健医療の発想のもと患者を中心にしてそれぞれの専門職がチームを組んで行う「チーム医療」の活動にも合致している。

さらにそのなかで、看護師とほかの専門職の役割と協働、および看護独自の領域を明確にできるのである。

次に、全面的専門看護は、回復を促すということである。

ホールは、看護師は精神的・身体的・社会的に、さまざまな問題をもつ患者に、必要に合わせて効果的な指導や教育を行いながらケアをする存在であると考えている。このような指導や教育は、患者の状態をよく知り、ベッドサイドにある看護師にこそふさわしいものであるというのである。

ここでホールのいう看護師とは、専門的な教育を受け、責任をもち、ケアを実践できる人、ということになる。同時にそれは、複雑な問題をもつ患者ケアを、十分に教育を受けていな人々に担当させるチームナーシングを批判していると読むこともできる。

このように、患者をあらゆる面から観察し、情報を収集し、看護過程を展開している看護の行う全面的専門看護は、患者の回復を促すことにもつながるということである。

さらに、患者の状態によって、ケア・コア・キュアの必要度は異なるという指摘である。これは、看護師であれば日常的に体験していることだろう。急性期の患者であれば、医師によるキュアが中心になるものの、回復するにしたがって、コアやケアの必要性が増してくる。専門的な看護ケアや看護教育、指導が必要とされるのである。

このように、患者の状態によって、看護師がかかわる割合が変化することを明確に提示していることは、私たちの日々の看護実践を明らかにするうえで有用である。

最後に、患者の身体、病気、人格の側面にかかわりをもつ看護師は、医師やソーシャルワーカー、カウンセラーなどの専門職と協働する立場にある。このような複雑な役割を果たす専門職としての看護師は、患者のあらゆる面における治療のコーディネーターであり、看護におけるコンサルタントとしての役割を果たすものである。

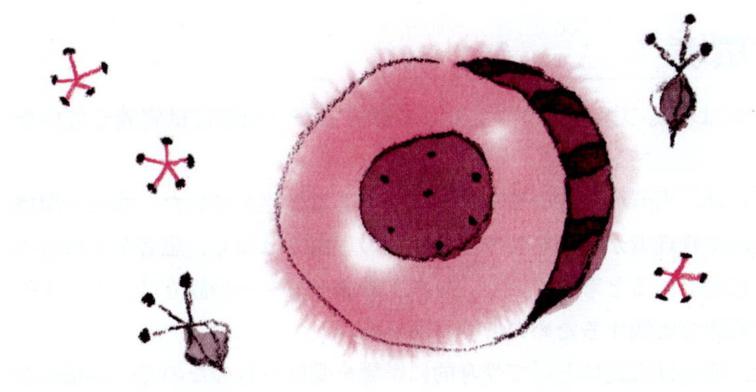

看護理論のメタパラダイム

①人間

人間について、ホールは明確に定義していない。しかし、患者は身体、病気、人格からなると考えている。

人間の行動は、知識に基づくのではなく感情によるものである。学習できたかどうかは、ある種の行動を起こした結果起きた変化によって判断できるのである。この行動は、知識を学習した結果起きるものではなく、感情(自覚されたものと自覚されないもの)と連動して起きるものである。自覚された感情に基づく行動は意思のままにならず、感情のままに行動することになってしまうのである。

患者は、学習することで潜在能力を最大限に発揮する。このことからホールは、最も必要な治療法は教育であると考えた。

リハビリテーションは、さまざまな制約のなかでいかに生きるかを学ぶ過程である。身体的な技能の学習も必要だが、人間としての自己に関する学習や感情、行動の自覚、動機づけの明確化は、必要不可欠なことである。ホールは、こうした一連の過程を援助できるのは、専門的な教育を受けた看護師であるとしている。そして、看護は人間の自然治癒力に働きかけるようなケアを提供するのである。

②環境

ホールは環境の概念について論じてはいるが、明確には定義していない。

ホールは、当時の病院の環境が不適切であると感じていた。病院の環境は、医師や管理者が仕事をしやすいなどの理由ではなく、患者ケアのためにこそ必要であると考えていた。ロエブ看護センターの設立は、ホールの考える看護を実践するためのものであった。

また、環境は人間にとって受身的に影響を受けるものなので、信頼がなければ安心して住むことができない状況になる。このことから、ホールは感情と相互作用する環境に主眼を置いている。

そして、環境に関して行われる看護行動は、患者が自分の目標を達成するために役立つものでなければならないと、とらえている。

③健康

ホールは、健康という概念について論じてはいるものの、明確には定義していない。ただ、病気は人間の自己認識に影響を受ける行動であると述べている。すなわち、病気になることも１つの行動であるというのである。

病気は前出の「自覚されない感情」のよるものであるため、これが適応するうえでの障害をきたす根底にあるといえる。

ホールの述べる健康は、自己認識の１つの状態で、自らが有益と思う行動を意識的に選択できることを示している。したがって、自己認識の方向に向かって援助することによって、病気回復を促進するということが可能になるのである。看護が何をどのように援助するのか、方向性がみえてくるといえるだろう。

看護は、患者が自己の行動について考え、問題を認識・克服し、目標に向かって健康増進に努めることができるように支援することである。

④看護

看護師は専門職である。患者のケアは、ケアと教育・指導の全面的な責任がもてる看護師が行う必要があることを強調している。

ホールによれば、看護師が最も治療的に機能を発揮できるのは、患者の状態が急性期ではなく回復期あるいは慢性期にあるときだと述べている。急性期の患者は、医学的・生物学的にみて危機状態にあり、この場面では医師が主導的に患者にかかわり、看護師は意思の協力的役割をとることになる。

しかし、患者が回復期状態に移行すれば、医師よりもむしろ看護師が患者教育・指導および自立に向けての看護を行うなど、主導的な役割を担うことになり、成果をあげうるからである。このように看護師は、患者の状態に合わせて、治療的機能を発揮していく。

病的状態にある患者は、さまざまな問題をもち、心身ともに病み、社会的にも役割を果たせない状態にある。現在治療中の病気に関する不安や焦り、病気からひき起こされるさまざまな問題、仕事や学業の中断、家庭や地域社会における役割が果たせないところから起こる問題など、複雑に絡み合った問題を抱えているのである。

このような患者にかかわる看護師もまた、１人の人間である。臨床場面で患者と出会い、患者の教育・指導をとおして患者とかかわり、一方で患者は学習をとおして回復方向をたどるのである。そのなかで患者は、指導と学習の過程で看護師とかかわり、お互いに相互作用を及ぼし合う。

この相互作用の過程で、看護師の活動は患者を中心に展開されていく。看護は、身体・病気・人格からなる人間にかかわるので、病状など患者の状態に合わせて看護内容を調整しながらケアすることをはじめ、人格に合わせた対応が求められるのである。

回復期の患者は、ホールの看護理論の対象として考えられているが、リハビリテーションは生きることを学ぶプロセスである。ホールは、このプロセスを学ぶことを支援するために適しているのは、コミュニケーション能力に優れた看護師であると考えていた。

当時、医師が患者の目標を定めることが多く、効果的な指導や学習ができるためにも、患者が自ら定めた目標にしたがってリハビリテーションを行うことが大切であると考えたのである。看護師は、患者の潜在能力を活かすうえで、患者自身が目標を設定できるよう支援する必要がある。

要　旨

①ホールの看護理論は、看護の哲学とよばれるものである。

②ホールのモデルは、相互に連関する３つのサークル、すなわちケア・サークル、コア・サークル、キュア・サークルから成り立っている。各サークルは、それぞれ看護の一側面を表している。

③ホールによれば、サークルごとに看護の役割は異なっている。

④各サークルは互いに関連し合っており、全人的なアプローチが必要である。各サークルの大きさと重要度は、患者の状況に応じて変化する。

用語

- ケア(care):ホールのモデルで登場する３つのサークルの１つ。看護のうち、直接的な身体的なケア
- コア(core):ホールのモデルで登場する３つのサークルの１つ。患者の人格に関連するもの
- キュア(cure):ホールのもでるで登場する３つのサークルの１つ。病気および患者にかかわる。
- 専門的看護(professional nursing):患者のケアに責任をもち、実践できる能力のある看護師によるケア
- 自我の治療的活用(therapeutic use of self):まだ表面に現れていない概念または問題を考えるよう働きかけることで、患者が自分の感情について考え、自らの目標を見出し、行動できるようになること。
- **自然治癒力**:人間に本来備わっている自然に治ろうとする力

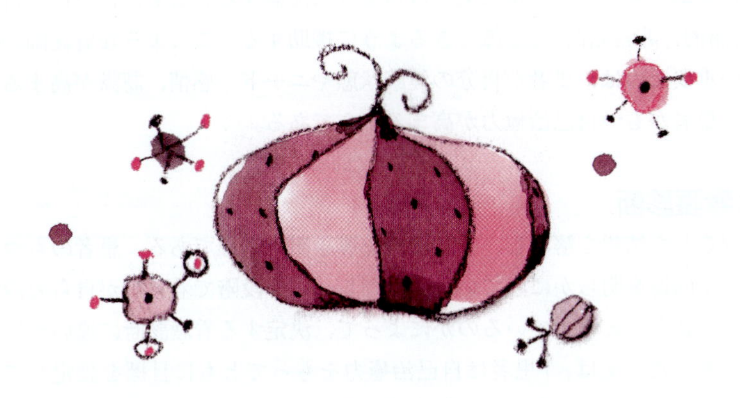

看護理論に基づく事例展開

ホールは、看護を対人関係過程とみなし、とくに患者に焦点をあてている。患者は看護師との相互関係をとおして学習し、成長・成熟を促進していく。また、この相互関係によって両者は感情を共有し、信頼度を高めていくのである。

ホールと看護過程

ホールの看護理論でみる看護過程では、医師や看護師ではなく、病気の患者に焦点がおかれる。すなわち、患者が目標を決定し、達成に向けて前進するものであり、看護師はより効果を上げられるように援助する役割であると述べている。この過程で患者は、看護師との相互作用をとおして互いに信頼して感情を共有しながら、看護師は患者自身の学習を援助し、成長・成熟を促進できるようにしていくのである。

1 アセスメント

患者の現在の健康状態に関する情報を収集する過程である。情報収集は対人関係をとおして行われるが、看護師は患者自身が自己の健康状態に関する認識やニード、感情に気づけるように配慮するとともに、自己の行動(言語的、非言語的)も認識できるように援助する。このような看護師の援助が重要なのは、患者が自分の健康状態やニード、感情、認識が高まるほど、患者がもつ自己治癒力が高まるからである。

2 看護診断

収集した情報を解釈し、看護診断を導き出す過程である。患者のもつニードや問題を明らかにしていく。ただし、この段階で看護師が自らの役割をどのようにとらえているのかによって、決定する看護診断に違いが生じてくる。たとえば、「患者は自己治癒力をもってともに目標を設定して実行する人である」ととらえる場合と、「治癒を促進するのはあくまで医師や看護師である」と考える場合とでは、看護診断は自ずと異なってくるのである。

3 計画立案

患者とともに目標を設定し、優先順位も考えながら計画を立案する過程である。この段階で看護師は、あくまでも患者を中心に考え、目標や優先順位は患者に決定させる方向で援助するのである。また、この目標は、医学的処方と合致したものを決定するのはいうまでもない。

4 実施

計画を実際に実行に移す過程である。この段階で、ケア・コアの局面では、看護師は患者のニード充足と患者の安楽を促進するために、患者の身体に対するケアを提供する。

キュアの局面での看護師は、患者や家族と協力し、医学的処方に関する計画を理解したうえで、実行に移すように援助していく。

この段階における看護師の役割は、患者が自分の感情を表現できるように助けること、必要な情報の提供ならびに患者の決定を支持することである。

5 評価

目標を患者がどこまで達成したのかを評価する過程である。達成度の評価は難しい点もあるが、ホールの看護理論で示されている評価のポイントが参考になる。

・患者は自分をいかにとらえているか。
・看護師は自己の感情を理解し、表現方法を学んだか。
・看護師は、患者が自己の動機を明確にできるように援助したか。
・患者の目的は医療の目的と合致したか。
・患者は身体的に安楽になったか。

患者の行動がどのように変化したのかを観察し、収集した情報をとおして、自己認知力がどこまで高められたかを評価するのである。

事　例

Aさん、78歳、女性脳卒中後遺症で入院中だが、糖尿病でもあるため食事療法が必要である。

２か月前に脳卒中を発症して薬物治療を受けたが、右半身に麻痺が残り、身のまわりのことが自分だけではできなくなった。

ADLの拡大のためにもリハビリテーションの必要な時期であるが、Aさんがあまり熱心に取り組まないため、医師や看護師、理学療法士は困っている。看護師は、リハビリテーションに熱心でない事情をAさんに確認する必要性を感じているが、確認することでAさんがどのような反応を示すか予測できないため、Aさんにリハビリテーションを促すことができない。

Aさんは、夫を亡くして一人暮らしである。娘が１人いるが夫の転勤で県外に居住しており、孫も幼いため面会は入院したときのみであった。

Aさんは、あまり自分のことを話したがらない。看護師は、Aさんがリハビリテーションに真剣に取り組まない理由に何かあるのではないかと考え、Aさんと面接を行うことにした.

*今回事例では、成人の事例ではなく高齢者の事例を取り上げた。

Aさんがリハビリに消極的な理由

看護師はホールの看護理論を活用して、Aさんの面接を行った。

Aさんがリハビリテーションに取り組むために、まずリハビリテーションに積極的ではない原因を知ることは非常に重要なことである。看護師は面接にあたって静かな個室を準備し、Aさんが話しやすい環境を整えた。

看護師は、決してAさんの話を遮ることなく、「反射」の方法を活用しながら、自らが発した言葉から考えを明確化できるように、非指示的な態度で接した。

Aさんは、「私は、リハビリをしても、もう前のような生活はできないと思うんです」と話し、徐々に自分の気持ちを話すことにより、自分の気持ちを明確にし、整理していった。

看護師がAさんと面接をした結果、気にかかっていることがいくつもあ

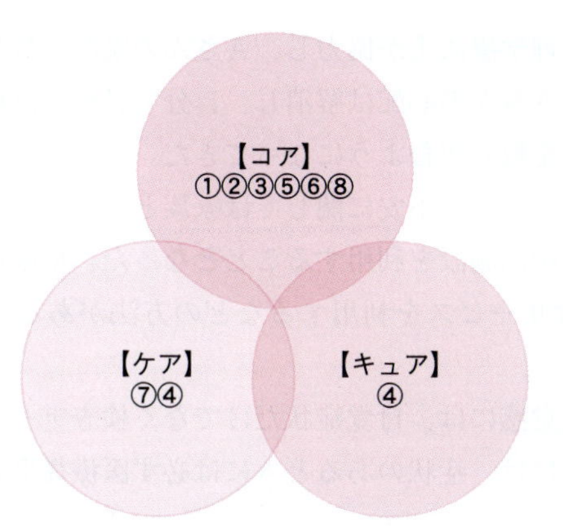

図２　Aさんのケア・コア・キュアのモデル

ることが明らかになった。

①麻痺のある半身の回復に対する自信がない。

②一人暮らしなので、退院しても自宅で生活できる自信がない。

③病院で生活しているうちに同室の友人もできた。家に帰っても１人なので、家に帰りたくなくなった。

④糖尿病ということもあり、自宅での炊事は大変である。

⑤娘夫婦や孫のことが心配だが、連絡がとれない。心配であるとともに、寂しさを感じている。

⑥リハビリテーションをしなければと思っても、同じことを繰り返すのは昔から嫌いである。

⑦昔から何かしようと思っても不器用である。日常生活で食事などにも不自由さを感じている。右腕は利き腕であった。

⑧内気であり、日頃から自分の意見をあまりいわない。

そこで看護師は、Ａさんの現在の状況について、ケア・コア・キュアのモデルから分析してみることにした(**図２**)。

Ａさんのその後

Ａさんに対して、ケア・コア・キュアの面を意識して面接を行うことにより、Ａさんの問題点が明らかになった。正しく状況が把握できることによって、適切な対策が考えられる。

医師、看護師、理学療法士が協力し、Ａさんの疑問に対して話し合うようにしたところ、Ａさんの心配は解消し、自分で目標を決め、意欲的にリハビリテーションを取り組むようになってきた。

自宅へ帰ることに対する不安に関しては家族と相談し、いきなり自宅へ帰るのではなく、中間施設を利用することとなった。糖尿病の食事については退院後も配食サービスを利用するなどの方法があることが説明された。

糖尿病や全身倦怠感には、自覚症状だけでなく検査データの確認をすることにし、Ａさんには、症状のあるときには必ず医療従事者に話すようにと説明された。

評価

Ａさんの心配は、ケア・コア・キュアのすべての側面にかかわっており、そのなかでもコアの側面に関する援助がいちばん必要と思われた。

Ａさんは、入院後、内気な性格もあり、誰にも相談せず、心配や気になることを、１人で抱え込んでしまうようになっていた。つまり、Ａさんの３つのサークルは、十分に機能していなかったということになる。

このケースに対しては、よくアセスメントし、問題を明確にし、医療チームが協力して対応したことが、Ａさんが自分の目標を見いだすことによりリハビリテーションに積極的になり、中間施設を経由して自宅へ帰ることにつながったものと考えられる。

第16章

ローズマリー リゾ パースイ
Rosemarie Rizzo Parse

人間生成理論

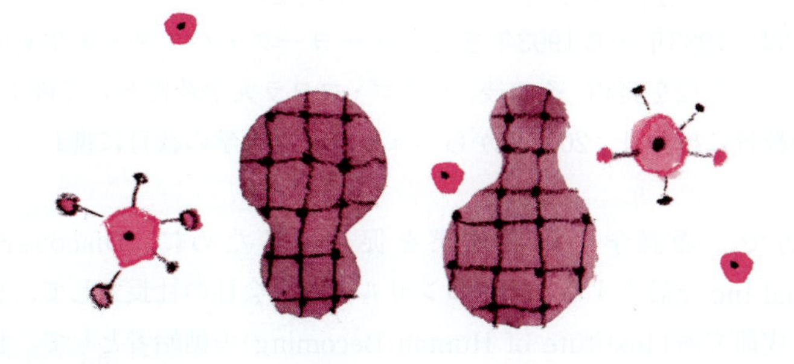

はじめに

ローズマリー・リゾ・パースイ（Rosemarie Rizzo Parse）は、これまでの自然科学に基づく医学モデルとしての伝統的な看護実践ではなく、看護独自の理論として、人間科学に基づく看護の考え方を提唱している。また、パースイは看護学を、ほかの科学の知識を引き出す応用科学としてではなく、固有の知識大系をもつ基礎科学であると主張している。

看護教育への関心

パースイは、アメリカのペンシルバニア州のピッツバーグに生まれた。そして、同地のデュケイン大学で看護学士を取得した。しかし、その大学には大学院がなかったため、ピッツバーグ大学の大学院に進んで、看護学修士号と博士号を取得した。そのときの学位論文のテーマが『看護教育のための教授モデル』であることからわかるように、彼女は看護教育に対する関心を早くからもっていた。

修士課程に在籍していた頃から看護教育に携わり、デュケイン大学では通算15年間、看護学の教員として従事した。最後の２年間は看護学部長として、大学院修士課程を開設している。

このデュケイン大学は、1960年代から80年代にかけて、アメリカにおける実在的現象学的運動の中心地とみなされていたところである。

教育者として、理論家として、実践家として

パースイは、1983年から1993年までニューヨーク・ハンター大学看護研究センターの教授を務め、その後、シカゴ・ロヨラ大学教授として修士・博士課程の教育に携わり、2007年からニューヨーク大学の教育に携わっている。

その一方で、看護学の研究成果を促進するために、Discovery International Inc.を設立する。看護コンサルタント会社の社長として、また、人間生成研究所（Institute of Human Becoming）の創始者として、世界中の看護学部のカリキュラム作成などに関する教育相談・保健医療施設の相談や家族指導に応じている。

さらに、パースイ理論に基づく研究や理論開発、セミナー開催などの啓発活動や、国際看護理論家会議を主催するなど積極的な活動を行っている。わが国では、1991年と1995年の国際看護理論家会議を主催した。また、『Nursing Science Quarterly』誌の創刊者であり、編集長でもある。

理論家としての業績

パースイには、多数の論文のほかに9冊の著書があり、世界の多くの国々で翻訳されている。

わが国では、1981年に初めて著した『Man-Living-Health：A Theory Nursing』(『健康を－生きる－人間：パースイ看護理論』)と、1988年の『The Human Becoming School of Thought：A Perspective for Nurses and Other Health Professionals』(『パースイ看護理論：人間生成の現象学的探求』)が翻訳されている。

シグマ・シータ・タウとドゥーディ出版社の「看護理論部門の年間優秀図書」として、1988年に『The Human Becoming School of Thought：A Perspective for Nurses and Other Health Professional』が、それぞれ選ばれている。2008年にニューヨークタイムズから看護教育者賞を受けている。

伝統的な看護実践への懐疑

伝統的な看護のあり方に矛盾を感じたパースイは、最初の看護理論である『Man-Living-Health：A Theory Nursing』の序文で、看護特有の知識体系を創案したことについて、次のように述べている。

「ずっと昔に湧いたものなのですが、そのとき私はいぶかり、迷い、そうじゃないかしらと問い始めました。……主として私の看護にかかわる生きられた体験をとおしての他者との対人関係のなかで、長年にわたって私のなかにヤヌスのような形*で浮かび上がってきました」(1985)

*ヤヌスのような形：ローマの双面神ヤヌスは反対の方向を向いている2つの顔をもっていることから、比喩的に使われる言葉

さらに、既存の看護学が医学モデルに強い影響を受けている点について、パースイは次のように指摘している。

①看護教育のあり方について

看護教育のカリキュラムや教科書は、医学の専門分野に沿った「内科・外科看護」「小児科看護」「産科看護」といった科目名になっている。少し違った呼び方としては、内科・外科看護を「成人保健」、産科・小児科看護を「母子保健」ともよぶ。上級実践看護師の教育と実践は、医学モデルのやり方とさらに密接なものになっており、薬の処方や処置を行うという伝統的な医師の役割を引き継いでいるが、これらすべては医学モデルに準じた教育なのである。

②理論的アプローチについて

今日の看護で広く行きわたっている理論的アプローチでは、人間を生物的－心理的－社会的－スピリチュアルな有機体としてとらえている。これは生物的－生理的－心理社会的なシステムに焦点があてられ、そのシステムの組織や臓器、それらの種々の疾患を別々に見立てて治療し、援助するという分析的なとらえ方である。

このように、看護学が医学モデルに準じることは、自然科学的な数量的、分析的で、人間も部分的に分ける見方に陥っているのではないだろうか。

既存の看護学＝総合性のパラダイム

医学モデルに準じたかたち、すなわち自然科学に基づく伝統的な看護実践における人間観とは、人間を部分の総和とみなし、機械論的な生物的－心理的－社会的－スピリチュアルな存在であり、身体、精神、魂という明確に別の部分からなるものの集まりとするとらえ方である。

そして、健康とは身体的、心理的、社会的、スピリチュアルによりよくあること（well-being）であり、人間－天地万物の過程は適応の過程であると考えられている。これは総合性（totality）のパラダイムであり、自然科学的で分析的な見方なのである。

看護の新たなパラダイム＝人間科学に基づくパラダイム

看護の新たなパラダイムとは、同時性（simultaneity）のパラダイムの見方である。それは、人間は統一体（unitary）であり、パターンによって認識される分割不可能な存在であり、人間－天地万物の過程は常に相互に変化するものであるとする考え方である。これは自然科学ではなく、人間科学に基づくパラダイムである。そして、これは人間を部分の総和とみなして、身体や病気に焦点をあててかかわるというパラダイムとは、相容れないものなのである。

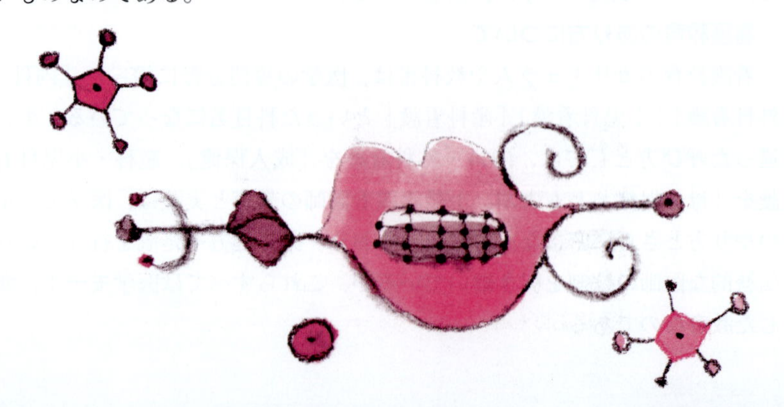

パースイの看護理論

パースイは、人間科学に基づく看護理論をマーサ・E. ロジャーズ(Martha E. Rogers)の「統一体としての人間の科学」と「実存的現象学」の考え方や概念をもとに、独自に開発した。ここで用いられる用語や理論構造の関連は**図１・２**のとおりである。なおパースイ看護理論は、1991年の「Man-Living-Health」(健康を－生きる－人間)から1998年の「The Human Becoming」(人間生成)に変更されている。

人間生成理論の重要な基盤①―統一体としての人間の科学

「統一体としての人間の科学」には、変化の性質を示す「らせん運動性」、変化の方向性を示す「共鳴性」、変化の継続性を示す「統合性」という、３つの原理がある。そして、統一体としての人間は、変化に対応できるものであり、「エネルギーの場」「開放性」「パターン」「汎次元性」という命題に関連づけられている。

人間生成理論の重要な基盤②―実存的現象学

「実存的現象学」には、「志向性」と「人間の主体性」の２つの理念がある。

人間は本来、志向的な存在であり、人間は価値をもって生きることを選択し、世界と関与している主体的な存在であるということを意味する。そして、この２つの理念には、「相互構成」「共存」「状況づけられた自由」という実存的現象学の概念が含まれている。

「相互構成」とは、人間は天地万物とともに相互に創造されるということを意味する。

「共存」とは、人間が先輩たち、同時代の人たち、後輩たちと一緒に進化することを指す。

そして、「状況づけられた自由」とは、人間は反省的にも前反省的にも状況の選択や状況とともに存在するあり方に参加しているということを意味している。

このように、「統一体としての人間の科学」の原理と「実存的現象学」の概念とを組み合わせて導き出された人間生成論において、統一体としての人間とは、天地万物とともに関与して生成するものであり、分割は不可能なのである。

さらに、人間とは全体的(whole)に開かれており、絶えず変化し健康を生きる方法を自由に選択する存在であるとパースイはいう。

人間生成理論の存在論の３つの哲学的前提

人間生成理論は、存在論、認識論、方法論からなっている。

存在論は、先の重要な基盤から哲学的前提を導き出している。これは、これまでの９つ(**図１**)から以下の３つにまとめられた。

①生きる価値の決定という相互主体的な過程で、個人的な意味を状況のなかで自由に選択すること

②天地万物の相互過程でリズミカルな関係づくりのパターンをともに創造すること

③可能性をもって多次元的にともに超越すること

人間生成理論の３つの主題と逆説性

人間生成理論の３つの主題は、「意味」「リズム性」「ともに超越すること」である。

1 意味

「意味」とは、多次元的に意味を構成することで、「イメージすること」「価値づけること」「言語化すること」の３つからなる。

- **イメージすること**：明瞭－暗黙的なことを一挙に反省的―前反省的に知るようになること
- **価値づけること**：個人の世界観に基づいて育んできた信念を確認―非確認すること
- **言語化すること**：話すこと―沈黙すること、動くこと―とどまること、をとおして価値づけられたイメージを表明すること

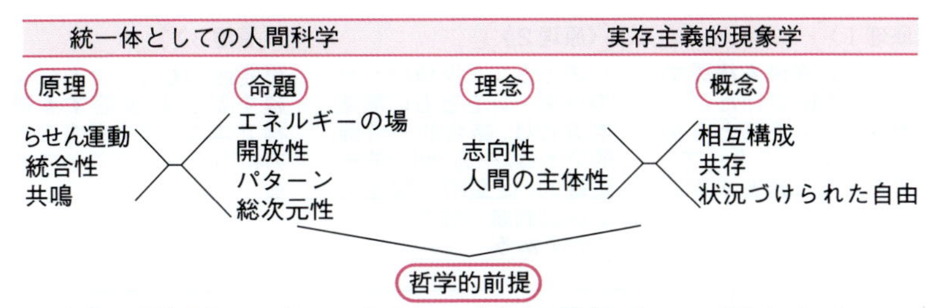

1. 人間は、天地万物とリズミカルなパターンをともに構成し合いつつ共存している
2. 人間は、状況のなかで意味を自由に選択し、その決断に責任をもつ開かれた存在である
3. 人間は、関係づくりのパターンを絶えずともに構成している統一体である
4. 人間は、可能性をもって多次元的に超越している
5. 生成とは、統一体としての人間が―健康を―生きることである
6. 生成とは、リズミカルにともに構成する人間―天地万物の過程である
7. 生成とは、価値の決め方を関連づける人間のパターンである
8. 生成とは、可能性をもって超越して行く相互主体的な過程である
9. 生成とは、統一体としての人間の具体的な現れである

原理		
多元的に意味を構成すること	リズミカルな関係づくりパターンをともに創造すること	可能性をもって超越すること

概念		
イメージすること	明示的―隠蔽的	力を与えること
価値づけること	促進的―限定的	創生すること
言語化すること	結合的―分離的	受容すること

図1　人間生成理論の存在論

（ローズマリー・リゾ・パースィ、高橋照子監訳：パースィ看護理論―人間生成の現象学的探究、医学書院、2004より改変）

2 リズム性

「リズム性」とは、リズミカルなパターンをともに創造することで、「暗示的―隠蔽的」「促進的―限定的」「結合的―分離的」の3つからなる。

・**明示的―隠蔽的**：明らかにすることと隠すことを同時に行うこと。すなわち、それぞれの人間は、言うことと言わないことというように、いろいろなことを一挙に行うこと

・**促進的―限定的**：すべての選択をするときに一挙に存在している機会―制約を生きること

・**結合的―分離的**：他者の考え、目的や状況がすべて同時に存在しつつ離れているということ

16 パースィ

《原理１》
多次元的に意味を構成するとは、価値づけたことやイメージしたことを言語化することによって、現実をともに創造することである

《原理２》
リズミカルな関係づくりのパターンをともに創造するとは、結合的—分離的である。一方、明示的—隠蔽的、促進的—限定的な逆説的統一性を生きることである

《原理３》
可能性をもってともに超越するとは、変容する過程でユニークな創生の仕方に力を与えることである

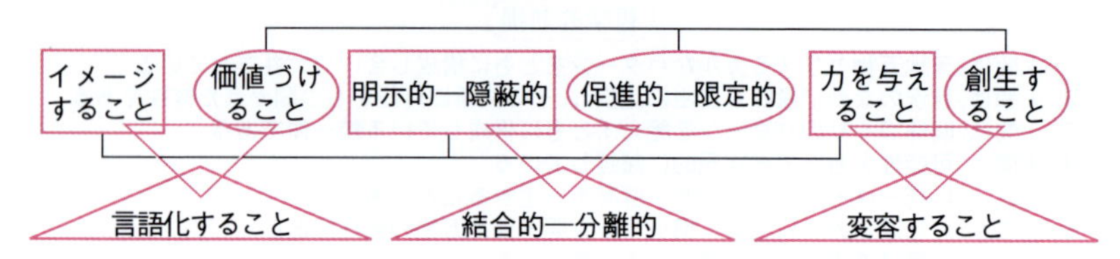

四角の概念：力を与えることは、明示的—隠蔽的にイメージすることとともに生じる
円形の概念：創生することは、促進的—限定的に価値づけることとともに生じる
三角の概念：変容することは、統合的—分離的であることを言語化することとともに生じる

図２　人間生成理論の存在論

（ローズマリー・リゾ・パースィ、高橋照子監訳：パースィ看護理論—人間生成の現象学的探究、医学書院、2004より改変）

3 ともに超越すること

「ともに超越すること」とは、変化の過程に独創的な方法を生じさせる力を与えることで、「力を与えること」「創生すること」「変容すること」の３つからなる。

- **力を与えること**：非存在に照らして存在意識を是認—非是認する過程を推進し、抑制すること
- **創生すること**：生きることを確信—非確信するなかで、調和—不調和という新たな方法を工夫すること
- **変容すること**：親しみのあること—親しみのないことについての見解を変えることであり、慎重に新しいことをともに構成するなかで変化する、その変化のこと

人間生成理論の存在論の３つの原理

人間生成理論の存在論における原理は、重要な基盤、哲学的前提、主題をもとに、次の３つが導き出された。

原理を理解するために、パースイ自身が著書(2004)で示した具体例の要

約をともにあげる。

《原理１》

多次元的に意味を構成するとは、価値づけたことやイメージしたことを言語化することによって、現実をともに構成することである(2004)。

この原理は、人間はさまざまな宇宙レベルで生きており、話したり行動することによって何が可能なのかという、これまでに育まれてきた見解を言語化しながら、個人の現実を構成していることを明らかにしている。

若いカップルが新しく家庭をつくろうと決心した。
まず２人は、どのような家庭を築くかをイメージする。１つはそれぞれの家庭を統合するというものがある。しかし、それぞれの家庭の伝統や価値観はあまりにも違いすぎていた。
そこで、それぞれの家庭の価値のいくつかは共有しつつ、別の方法を自分たちでイメージし(多次元的に意味を構成)、結婚通知や指輪の交換、一緒に住むなどの象徴によって、互いがイメージした価値を具体化しながら言語化した。互いに価値づけ、尊重し合い、新たな選択に基づいて行動する(現実とともに構成する)ことになった。

《原理２》

リズミカルな関係づくりのパターンをともに創造するとは、結合的ー分離的である。一方、明示的―隠蔽的、促進的ー限定的な、逆説的統一性を生きることである(2004)。

この原理は、リズミカルなパターンはある方向で行動している間は、ほかの現象から離れているという機会と限界を選択しながら、表明的―非表明的に明らかになる対立を生きるなかに存在しているということを明らかにしている。そして、リズミカルな関係づくりのパターンは、日常生活のなかに表れている。

ある家族の全員が週２回夕方にジョギングすることを決めた。これは家族の結合を促すことではあるが、一方で家族をほかの人々から離すことでもある。また、ジョギングを選択するということは、ほかのスポーツへの参加を制限することでもある。一緒にジョギングをすることはその家族の価値を明示する(パターンをともに創造)が、ほかの活動の価値を隠蔽する(逆説的統一性を生きる)ことにもなっている。

《原理3》

可能性をもってともに超越するとは、変容する過程でユニークな創生の仕方に力を与えることである(2004)。

この原理は、まだそれでないものへと推し進むことによって、新たに創造しながら夢をもって超えていくことを明らかにしている。

夫婦と3人の子どもの一家に、それまで独居していた妻の実母と同居する必要性が生じた。これまで夫は、家族に相談はするが、主要なことの決断は夫がしていた。これがこの家族の意思決定のパターンだった。

今回も家族で話し合ったが、夫は義母と同居すると妻に負担がかかるだろう、と考えた。

2人の子どもは、「おばあちゃんはいい人だが、一緒に住むこととは別問題よ」という。一方、妻は「子どもが小さいときによくみてくれていたのに、あなた(夫)が私の母親との同居を反対するとは意外だわ」といい、もう1人の子どもも「おばあちゃんを助けるべきよ」という。

夫は改めて自分の考え方を思い直し、さらに新たな意味を考えようと友人にも相談すると、「同居すれば家事も手伝ってもらえるし、家族の自由な時間もつくれるよ。君はラッキーだ」といわれた。

そこで、夫は義母に家事の切り盛りへの参加を誘うと、義母は喜び、同居によって彼女自身も元気になった。

この事例では、夫がそれまでの意思決定パターンを変えたことにより、家族それぞれや友人とのかかわりのなかで変容が生まれた。親しみのあることと親しみのないことを検討するなかで、新たな考えが創出され変容することで新しい家族が形成された事例である。

人間生成理論の実践方法論―生命・生活の質(QOL)

人間生成理論に基づく看護実践は、生きられた体験としての生命・生活の質(QOL)に焦点をあてる。そして、この生命・生活を生きている本人が判断するものであるという立場をとる。

つまり、看護師は健康や生命・生活の質に関する個人の意思決定に敬意を払い、その人の生命・生活の質を高めるために考えはするが、その質の判断には関与しない。

生命・生活の質(QOL)の判断は、生活を送っているその人だけにしかできない。そのため看護師はその過程で真にともにありながら、ただ尋ねるだけなのである。

看護実践の特性と過程

人間生成理論に基づく看護実践の特性と看護師が真にともにあるという過程は、次のとおりである。

①意味を明らかにすることとは、現在生じていることがどんなことかがはっきりしていくように、それがかつて何であって(過去)、いま何であり(現在)、今後何でありうるか(未来)を言語化することによって、現在何が起こっているのか、その意味をはっきりさせることである。

②リズムに同調することとは、人間―天地万物の過程で生じるリズム(縦揺れ、横揺れ)のなかに身を置き、結合したり分離したりする流れにひたることである。つまり、いまの瞬間を一緒に生きること、真にともにあることを実践することである。

③超越を結集することとは、まだ起こっていないことに対して現在の意味のある瞬間を越えて、心に描いた変容の可能性を推進することである。

つまり、看護師はその人に一般的な健康のあり方を強要するよりも、その人が健康を言語化することによって浮かび上がってくる健康状態の意味をじっと待つ。そのとき、看護師は不均衡なリズムを鎮めようとするのではなく、むしろその人が語り、認識するその状況と苦闘のなかにある人生の浮き沈み、喜びや悲しみに生じるリズムの流れに沿って進むということである。なぜならば、人間は、価値の優先順位が変化したとき、看護師と真にともにあることのなかで健康パターンを変化させる可能性があるからである。

看護師の態度：真にともにあること

看護実践における看護師のあり方は、とても重要である。それは、「真にともにあること」だが、このあり方とは、天地万物のすべての領域で体験する人間と人間の強い結びつき、音・静寂、見ること・見ないこと、すべての動いているもののリズムとともにあるあり方である。これは看護師が意図的にかかわったり、意図的に気遣う行為からは出てこない。なぜならば、意図的であること自体が、他者からエネルギーを取り上げ、注意を逸らすことになるからである。

パースイの看護理論から得るもの

パースイの看護理論は、これまでの伝統的な看護実践とのパラダイムが異なっているだけでなく、哲学的な用語が多数使われているため、理解するのは容易ではない面がある。

しかし、パースイは、価値優先性や生命、生活の質は、人間が自らの生き方を選択することであり、それを判断するのはその人しかできないという「選択の権限の重視」というとらえ方をした。これは、大抵の医療者が行っている「その人を判断し、その人のために実践する」という姿勢とは、正反対のものである。

このようなかかわり方は、医療を受ける側の主体性を重視するものであり、今日的なかかわり方であると考える。

また、この理論を学ぶことによって、看護師はその人が自分の生きられた体験を認識し直し、新たな生き方への変容が遂げられるように、真にともにある存在としての看護師のあり方や態度をいま一度、振り返ることにつながるのではないだろうか。

看護理論のメタパラダイム

①人間

人間は、パースイの看護理論の中心的概念である。人間とは、天地万物と相互にリズミカルで逆説的な関係づくりのパターンを、ともに創造している統一体である。人間は状況のなかで意味を自由に選択し、その決断に責任をもつ開かれた存在で、可能性をもって多次元的に超越している。

また、人間は、希望と夢を求めて関係づくりのリズミカルなパターンを選択している自由な行為者であり、意味付与者なのである。

②環境

パースイは、人間は環境に適応するのではなく、人間は環境と相互に作用し合っている関係であるから、両者を分離できないものとしてとらえている。したがって、環境をそれ単独で定義づけることはしない

③健康

健康とは、パースイの看護理論のもう１つの重要概念である。健康とは、病気ではない状態とか心身が良好な状態ということではなく、またその連続体上に位置づけられるものでもない。天地万物との相互過程で、人間がともに創造する継続的な変化の過程なのである。

つまり、健康とはその人の生活世界で実際に生きられたことの意味であり、この意味とは状況のなかで自由に選択したことを表している。健康を生きるパターンの変化が、状況の意味を変えることになる。健康とは他者とともにつくり出される個人的なコミットメントなのである。

④看護

看護とは、その人のために何かをする、あるいは、指針を示すことでは

なく、真にともにあることである。その人が健康のパターンを認識し、その状況のなかで自由に選択するのを見つめながら、その人が人生のそのときの意味に新たな光を与えられるように、示唆に富む思いやり深い存在としてともにあることである。

つまり、看護とは、生きている統一体としてのその人の健康状態に、質的に関与することなのである。

要 旨

①パースイは統一体としての人間の科学と実存主義的現象学をもとに人間生成理論を提唱した人である。
②パースイの看護理論は人間科学に基づく理論である。
③パースイの看護理論の重要概念は、人間と健康である。
④看護実践の目標は、個人の生きられた体験とそのなかでの個人の選択を尊重し、生命・生活の質を高めることである。
⑤看護師の役割とは、その人のために何かをするということではなく、真にともにあることである。

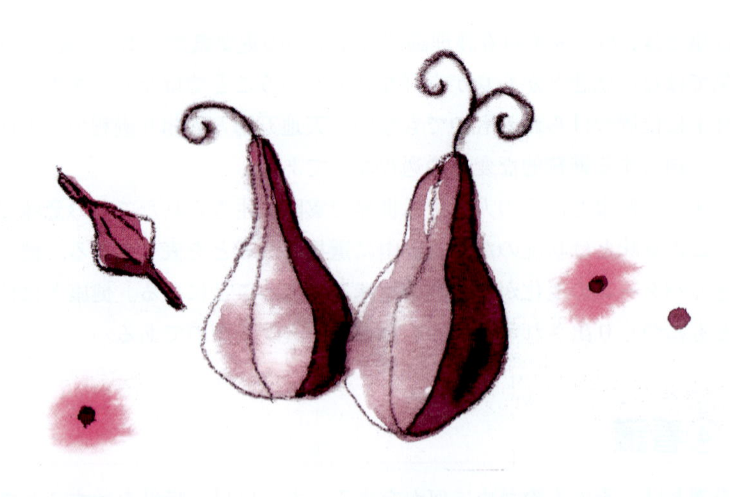

看護理論に基づく事例展開

パースイと看護過程

看護過程は、問題解決法であり、その前提としての人間は環境に適応したり、治療や援助される存在というものである。

一方、パースイの看護理論による看護実践は、その人のために何かをするというよりも、その人と「対面する」というかかわり方であるため、看護過程を支持しない。

1 計画

アセスメントや診断をして意図的なかかわりをもつことはしない。その人の健康体験を尊重し、生命と生活の質を高めるために、あくまでもガイド的なかかわりを計画する。

2 実施

患者とともにあることで患者が示す、あるいは示さないものから意味を明らかにできるようにガイドする、リズムに同調できるようにガイドする、そこから超越できるようにガイドするといったかかわりを実施する。

3 評価

とくに評価の規定はないが、意味が明らかにできたか、リズムへの調和ができたか、可能性に向けて超越することができたかを評価することはできる。

事　例

Tさん、87歳、男性、元小学校教諭。妻(84歳)と二人暮らし。妻の体調が悪くなったため、娘の家族と同居する目的で6年前に地方から都会に出てきた。しばらく娘家族と同居していたが、妻の体調がよくなり、夫婦の希望で娘家族の近くで二人暮らしを再開した。生活環境の変化に戸惑いながらも、子どもや孫が近くにいること、近所付き合いもいいことなどから、都会の生活に徐々になじんでいった。

風邪のため自宅で療養していたある日、心不全を起こし、ICUに緊急入院して人工呼吸器が装着された。1週間後にICUを出たが、認知症のような症状がみられ、バルーンカテーテルや足からの点滴を嫌がって外そうとする。会話はできたり、できなかったりする。

1 実施

Tさんは、体調がよいと地方で元気にしていた頃のことを思い出し、話すときがある。Tさんと同郷である年輩の看護師が、Tさんの話に出てくる書店の特徴やその周辺の町並みのことを話題にすると、ニコニコして聞いていることもある。

そのうち何回かベッドから降りようとする。当初はベッドからの転倒を防ぐために手を拘束したにもかかわらず、どうやってベッド柵を乗り越えたのかわからないが、ベッドの下に寝ている。Tさんの行動の意味がわからず、家族とも話し合いをもつ。

Tさんは、元気な頃は週1回宝くじを買いに行っていた。自宅療養するようになってからは、家族に買ってきてもらっていたが、新聞に掲載される宝くじの番号調べはTさんの楽しみでもあり、習慣的な行動でもあったという。

そこで、看護師はベッドのなかで動くTさんに、宝くじの話題を投げかけてみた。すると、何かを欲しがる様子をみせるので、新聞や拡大鏡を渡すが、どうも何か書くものを求めている様子である(行動の意味を理解する)。

やわらかい筆ペンとノートを渡すと、「これこれ」といわんばかりの表情で、自分で数字をいいながら書き出した。

実際にはミミズのような線だけで数字にはなっていないのだが、本人は一生懸命に書き出している(リズムに同調する)。ひとしきり書いてそれを自分で読み上げると満足そうに眠りについた(超越していく)。

この事例では、ベッドからの転倒を回避するために拘束という手段が最初に取られたが、認知症症状がみられるTさんはいつの間にかベッドの下にいる。つまり、安全対策としての手段は意味をなさなかった。

しかし、Tさんの時と空間を超越した行動(元気な頃の行動がいまに結びついているということ）の意味が看護師に理解できると、Ｔさんの行動には意味が付与された。

看護師がその流れに同調すると、Ｔさんの行動は変容した。Ｔさんの行動は問題行動ではなく、とても落ち着いた行動になったのである。

2 評価

看護師はＴさんに寄り添い話しかけた。家族との話し合いをもったことから、Ｔさんの過去の行動が明らかになり、Ｔさんの現在の行動はより理解できた。看護師はその行動のリズムに同調することによって、Ｔさんの意味不明な行動は落ち着いた行動へと変容がみられた。
（この事例は、パースイの看護理論で展開したわけではなく、過去の事例をパースイの看護理論に沿って再検討を試みたものである）

第17章

ベティ ニューマン
Betty Neuman

システム・モデル

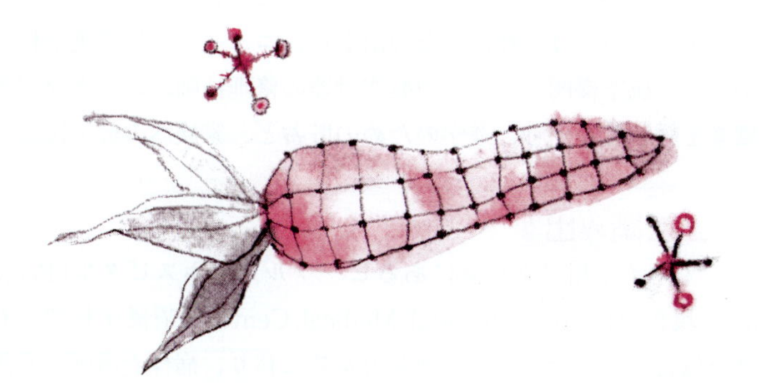

はじめに

ベティ・ニューマン(Betty Neuman)は、ストレスとシステムに関する見解を発展させ、システムモデルを開発した。このモデルは、全体論的なシステムの考え方を発展させたもので、その根底には、彼女の「人間はお互いに助け合って生きる」という哲学と、さまざまな看護の場における経験、社会的な体験がある。

また、このモデルは、ハンス・セリエ(H. Selye)、リチャード・S. ラザルス(R.S. Lazarus)やルートヴィッヒ・フォン・ベルタランフィ(L. Von Bertalanffy)などの考えを活用して、構成されている。

ニューマンは、1924年にアメリカ、オハイオ州のロウエル近くの農家で生まれた。家族は、両親と兄、弟の5人で、父親は100エーカー(247平方メートル)の広さをもつ農場の仕事に従事していた。ニューマンは、この自然豊かな地で、自然の恵みや大きさ、大切さを学びながら育っていった。そしてこれは後に、看護を志し、弱い立場にある人々へのケアを考える基礎になっていったのである。

ニューマンの父親は、慢性腎炎のため6年間にわたって入退院を繰り返し、彼女が11歳のときに37歳の若さで死亡した。父親が病気で治療を受けている間に看護師を賞賛していたことや、助産師だった母親の仕事ぶりをみていたことが、看護師をめざしたことに影響している。

高校卒業後しばらくは、経済的な理由から、ニューマンは看護学校に進学しなかった。航空機関の設計者や航空計器の修理技師、コックなど多種多様な職業を経験しながら、進学のための貯蓄と、家族への経済援助を続けた。

看護への道を踏み出す

1947年、オハイオ州アクロンにあるピープルズ・ホスピタル(Peoples Hospital)、現在のPeoples Hospital Medical Centerの看護学校で、看護師の資格を取得した。その後、ロサンゼルスに移り、病棟看護師、看護師長、学校看護師、産業看護師などの職位に就いた。

1954年に、産婦人科医である夫と結婚する。ニューマンは、カリフォルニア大学ロサンゼルス校(UCLA)に入学して公衆衛生看護学を専攻し、1957年に看護学士を取得した。その後は、1959年頃まで看護師として、また夫の開業を助け、その管理に当った。

1966年、ニューマンはUCLAの修士課程に進み、精神保健学、公衆衛生相談学で修士の学位を取得した。1967年からはUCLAの教員として地域精神保健看護学を教えた。

1985年には、パシフィック・ウエスタン大学で臨床心理士の博士号を授与され、精神保健学を看護に取り入れた先駆者の１人であるという評価を受けている。さらに、地域保健学プログラムの開発や教授、ロサンゼルスの地域危機センターを拠点とした看護カウンセラー業務も手がけ、この分野でも先駆者の１人であるといえる。

また、彼女は1960年代に、ニューマン・システムモデルの発表に先がけ、精神保健相談のための教育と実践モデルを開発し、1971年に『Consultation and Community Organization in Community Mental Health Nursing』(地域精神保健看護におけるコンサルテーションと地域の組織化)を共著で出版した。

ニューマンは、1970年当時UCLAの大学院で人間の生理学的、心理学的、文化的、発達的な側面を教えていた。教え子たちにモデルのツールを用いることによって、その実用性を評価し、さらに発展させたうえで1972年に『Nursing Research』誌に初めてモデルを掲載したのである。

ニューマンは、1982年に『The Neuman Systems Model : Application to Nursing Education and Practice』(ニューマン・システムモデル)は改訂がなされ、1989年には第２版、1995年に第３版、さらに2001年に第４版が出版され発展し続けている。

ニューマンは「システムモデル」の開発後、多くの出版や論文を発表している。また、彼女はUCLAで看護継続教育に携わる一方で、アメリカ結婚・家族セラピスト協会会員としての活動もしている。

「ニューマン・システムモデル」は、教育、研究、実践、管理の分野で活用できる柔軟性をもち、看護のあらゆる領域で広く応用できるものである。

ベティ・ニューマンの看護理論

前述のように、ニューマンの「システムモデル」は、いくつかの分野からの知識の統合と、彼女の哲学的信念から、全体論的なシステムに発展させていく力がある。

さらにニューマンは、このモデルのなかで、施設や地域での臨床経験から得た集団知識論に加え、精神保健看護学の知識も取り入れている。システムやストレスに関する点からも、このモデルを発展させたのである。

ニューマンの「システムモデル」は、一般システム理論を基礎にしている。これは、人間や組織のように複雑なものでも、外部環境との間に物質の交換をしている開放システムであるととらえる考え方である。

開放システムである有機体は、さまざまな要素と相互作用しながら生きている。

このモデルは、健康はさまざまな条件下で有機体がホメオスタシスの平衡を維持する過程であるとする、ゲシュタルト理論に導かれている。すなわち、クライエントが取り巻く環境と相互に作用することによって、平衡状態(安定性)が保たれると考えるのである。

また、クライエントは、個人、家族、地域社会などの個人や集団、社会という単位を指している。

ニューマンは、有機体がニードを充足する過程を適応とみなし、有機体の平衡状態が保たれれば健康である、とした。

反対に、ニードが充足できなくなったとき、有機体内の均衡が保ち得なくなったときは、不健康な状態になる。さらに、修復過程がうまく働かなくなれば、やがて死をもたらす結果になる。

また、ニューマンは、このモデルのなかで、セリエのストレス学説、ド・シャルダン(P. T. de Chardin)やプット(A. Putt)の「生命体は常に安定性を保持し発展するエネルギーの動きもある」という概念、キャプラン(G. Caplan)の予防レベルの概念のほか、ラザルスやフォン・ベルタランフィらの考え方などを取り入れ、より一層ニューマン・システムモデルを発展させていった。

ニューマンは、看護はクライエントとさまざまな要素が相互に作用していることから、看護を1つのシステムとみなした。部分と部分、あるいは部分と全体に相互に影響し合っていることや、環境との相互作用をとらえ、全体は部分との相互作用で成立するもので、分割が不可能なシステムであると考えたのである。

そして、クライエントは、常に環境との間で互恵的な関係をもっており、ここにニューマンの哲学的信念である「人は互いに助け合って生きる」という考えが、合致したのであった。

ニューマン・システムモデル

ニューマンのシステムモデルは、ストレスとストレスに対する反応が主要な要素になる。このモデルでは、クライエントはインプットとプロセス、アウトプット、フィードバックを繰り返す、動的かつ有機的で、循環するパターンをもつ開放システムであるととらえられている(**図1**、p.315参照)。

この開放システムで、人間は成長・発達あるいは生存していくなかで、次第に複雑なものになっていく。さらに、それに伴って内部の規制も複雑化する。クライエントは、環境と相互に物質やエネルギー情報を交換しており、システムが環境に影響を与えるか、あるいは環境がシステムに影響を与えるかしながら、両者がバランスをとっていく。開放システムであるクライエントシステムは、内側や外側からのさまざまな力が作用しバランスを保ち、システムを保持しようとするのである。

このように、システムが安定してくると回復が始まるのである。

このクライエントシステムには、構造的な基本になる中核が存在する。クライエントシステムの中核になる基本構造は、外側から柔軟な防御ライン、通常の防御ライン、そして抵抗ラインの同心円で取り囲まれている。柔軟な防御ラインは最も外側の破線で表されている。これはストレッサーが通常の防御ラインを突破するのを防ぐための役割をもつ。何らかの変数(たとえば、体調不良や睡眠不足など)で影響を受け、クライエントがもつ力を低下させたりするのである。

通常の防御ラインは、抵抗ラインの外側の実践で示される。クライエントの平衡状態になる良好状態が、どこにあるのかを表している。

抵抗ラインは、最も内側の破線で示される。これは、ストレッサーに対する防護をするうえで有用な内的要因を示すものである。

たとえば、創傷が化膿したことに対して、白血球が総動員される。外からのストレッサーを柔軟な防御ラインで阻止できず、通常の防御ラインを突破すれば何らかの反応を起こすことにつながるのである。

クライエントが生存するために必要な要因には、人間に共通のものやその人独自のものが含まれている。

その要因には、生理学的要因、心理学的要因、発達的要因、社会文化的要因、霊的要因の５つがあり、これらは変数の複合体で、互いに相互作用を起こしながら、安定を保とうとしているのである。

生理学的要因とは、身体構造と機能のことで、心理学的要因は心の働きと精神機能のことである。また、発達的要因とは、生涯にわたって成長を続ける過程であり、社会文化的要因は、社会的、文化的な活動に関連するシステムである。また、霊的要因とは精神的な信念などからの影響である。

ストレスは、このクライエントシステムの５つの要因に何らかの影響を及ぼし、不安定な状態を引き起こす原因になる。ストレスには、クライエントシステムの内部環境から生み出されたものや、外部環境から生み出されたもの、および外部環境と相互作用の結果生み出されたものの３種類がある。

クライエントは、ストレス刺激によりクライエントに備わっている３つのメカニズム(柔軟な防御ライン、通常な防御ライン、対抗ライン)においてストレスに対抗することをとおして、安定性を保持していく。反応の程度は、ストレッサーの刺激を受けた後に起こるクライエントの不安定な状態の程度・大きさによって示される。

したがって、看護とはクライエントシステムのストレスに対する抵抗性を強化したり、ストレスの侵入を防ぐために、どのように支援すればよいかを考え、行動することである。援助行動をする際には、クライエントシステムの安定性を保持し、最良の健康状態が維持できるようにすることが大切なのである。

ニューマンは、クライエントシステムのどの部分に働きかけるかによって、安定性を維持するための看護介入方法を、１次予防、２次予防、３次予防に分けた(それぞれの予防については、概念と定義の項を参照)。

以上のように、ニューマン・システムモデルは、システム理論に基づいてストレッサーに対して反応する開放システムととらえたものである。また、人間の基本的な中核構造は、柔軟な防御ライン、通常の防御ライン、抵抗ラインで取り巻かれており、これらはストレッサーの影響と戦うのである。さらに、クライエントが示すストレッサーの反応の程度によって、看護師は1次介入、2次介入、そして3次介入を行って対応していくのである。

ニューマン・システムモデルの主要概念と定義

・安定状態(stability)

stabilityとは、直訳すると「バランス」「調和のとれた状態」という意味である。ここでは、クライエントがストレッサーに適切に対処することによって、健康レベルを保持・獲得・維持するためにエネルギー交換をし、統合を保つことである。

・入力(インプット)/出力(アウトプット)(input/output)

クライエントシステムとは環境との間で交換される物質やエネルギー、情報である。すなわち、システムに入れるものと出て行くものである。

・健康な状態/不健康な状態(wellness/illness)

ウェルネス(wellness)とは、クライエントシステムの各部分と下位部分のすべてが全体システムと調和している状態。システムの要求に対応できている状態である。

一方、イルネス(illness)は、クライエントシステムの部分と下位部分の間に調和がとれていない状態のことである。また、対処されていないニードが存在する状態である。

・エントロピー(entropy)

システムの不健康状態や、エネルギーの消耗と崩壊の過程である。

・開放システム(open system)

インプットとプロセス、アウトプットとフィードバックという連続したシステムであり、これらの要素が相互に作用し合う、複雑なシステムである。ストレスとその反応が解放システムの基本的な構成要素である。

・過程/機能 (process/function)

環境との物質やエネルギー、情報交換の場である。クライエントは環境と適応することをとおして環境と相互作用し、あるいは環境をシステムに適応させたりする。

・環境(environment)

いかなるときも、開放システムであるクライエントに影響を与え、クライエントからも影響を受ける内部および外部の影響力からなる。

・看護(nursing)

クライエントに影響するすべての変動要素にかかわるユニークな専門職である。

・基本構造(basic structure)

クライエントに共存するために必要な要素と個人の固有な特徴から形成されており、システムの基本的なエネルギー源である。

・境界ライン(boundary lines)

柔軟な防御ラインは、クライエントシステムの外側の境界である。

・クライエント/クライエントシステム(client/client system)

人間は、クライエントあるいはクライエントシステムである。

クライエントは、人間に敬意を払う場合に使う。また、ケアの提供者と協力し合う関係にある場合は、人間に敬意を払う場合に使う。

クライエントシステムは、１人の人間だけではなく、家族、集団、地域社会も含まれる。そのため、これらはすべて看護の対象になる。また、クライエント、クライエントシステムはともに１つのシステムである。

クライエントあるいはクライエントシステムは、５つの変数(生理的・心理的・社会文化的・発達的・霊的)から成り立ち、各々はすべての部分の下位にあり、それがクライエントの全体を形成している。

また、クライエントは、生存のための基本構造と、それを取り巻く防御的な同心円の輪から構築されている。

・健康(health)

健康は、健康状態(wellness)と不健康状態(illness)の連続体であり、常に変化するダイナミックなものである。

・再構築(reconstitution)

内部・外部環境のストレッサーに適応した状態である。つまり、ストレス反応に対処し、システムが安定し、維持することである。

・柔軟な防御ライン(flexible line of defense)

このモデルの外側の破線円で示されている。それは、ダイナミックで速やかに変化しうるものであり、ストレッサーが防御の実践を侵入することを防止する役割をもつ。

・通常の防御ライン(normal line of defense)

抵抗ラインの外側の実線で示されており、クライエントまたはクライエントシステムにとっては健康の適応レベル状態である。

・抵抗ライン(line of resistance)

核になっている基本構造を取り巻く破線で示されており、ストレッサーが通常の防御ラインをとおり越したときに、活性化する要因である。

・ストレッサー (stressors)

クライエントシステムの境界で生きる緊張を生み出す刺激であり、環境要因や人間内部、人間間、人間外部にあるシステムの安定性を破壊する力をもつ。

・全体性の概念(holistic concept)

クライエントは、その部分がダイナミックに相互作用し合う関係にある全体システムとみなされる。

・内容(content)

内的・外的環境と相互作用している人間の５つの不定要因(生理的・心理的・社会文化的・発達的・霊的)で、クライエントという全体的システテムを構成している。

・負のエントロピー(negentropy)

安定性やより高い健全状態に向けて、システムを前進させる組織化と複雑性を大きくするエネルギー保存の過程である。

・反応の程度(degree of reaction)

反応の程度は、ストレッサーの侵入によって起こるすべてのシステムの不安定さを示す。

・フィードバック(feedback)

物質・エネルギー・情報がアウトプットとして出力するが、そのシステムの変化・増強・安定させたりする修正作用である。

・目標 (goal)

システムの目標は、クライエントの生存と最適な健康状態を得るための安定性にある。

・予防介入(prevention as intervention)

クライエントがシステムの安定性を保持できるように援助する行動でニューマンは、3つの介入レベルを明確にしている。

1次予防：システムがストレッサーに反応する前に行われる。

2次予防：システムがストレッサーに対して反応が起きた後に行う介入あるいは、処置である。

3次予防：システムが積極的な処置あるいは第2次予防段階の後に行う。

これらは、クライエントシステムの最適な健康状態を維持するための再調整にある。

ベティ・ニューマンの看護理論から得るもの

ニューマンのシステムモデルは、包括的で、しかも動的なモデルであり、クライエントを環境と相互作用する開放システムであると考えていることなどから、クライエントを多面的にとらえることができる。クライエントのもつ問題を明確に把握したうえで、全人的なケアを可能にするものである。

また、ニューマンのシステムモデルでは、ストレスおよびストレスの軽減を扱っている。ストレスには３種類あることは前述したが、そのストレスは何であるのか、システムのどの部分に侵入しているのかを明確にしている。

ストレスがクライエントに刺激を与えたり、侵入することに対しては、３つのメカニズム(柔軟な防御ライン、通常な防御ライン、抵抗ライン)で段階的にストレスに抵抗し、安定性を保つことができるのである。

看護介入では、クライエントの安定性を保持・獲得できるようにして最良の健康状態にすることが必要なのである。このような看護介入では、ストレスの種類やクライエントの状態によって、２次予防から３次予防のいずれかの方法をとってストレスの軽減および除去をはかることが可能になる。そのうえで看護目標を立て、看護介入していくのである。

さらに、看護介入の結果、介入方法は適切だったか、最良の健康状態を確保できたかどうか、そしてクライエント自身が看護介入をどのようにとらえているのかなど、評価していくことが可能である。

このようにみても、ニューマンのモデルは臨床看護や看護教育に適用できることがわかる。また、看護研究分野でも、モデルの有効性と有益性が確認されており、これからの研究活動や知識体系に寄与するものであると考えられている。

今後、包括的なシステム志向をするうえで、看護師に大きな力を与えてくれる理論なのである。

看護理論のメタパラダイム

①人間(クライエント/クライエントシステム)

ニューマンは、人間をクライエントあるいはクライエントシステムと表現している。クライエントは、1つのシステムなので、クライエントシステムと置き換えが可能である。ただしクライエントは、ケア提供者と協力し合う関係にあることを意味する場合に用いられる。一方、クライエントシステムは、1人の人間ではなく家族・集団・社会を対象にするときに使われている。

いずれにしても、ニューマンはクライエントおよびクライエントシステムを1つのシステムであるととらえている。しかも、このモデルは包括的であり、多面的で動的なシステムであるとしているのである。

人間は基本的構造と生理学的・心理学的・社会文化的・発達的および霊的な変数(5つの変数)で構成されており、これらは常に環境と相互作用しているのである。

5つの変数とは、次のようなものである。

①**生理学的変数**(physiological variable)
身体の構造や機能に関すること

②**心理学的変数**(psychological variable)
精神面の変化の過程や関係性に関すること

③**社会文化的変数**(sociocultural variable)
社会と文化の側面からの機能に関すること

④**発達的変数**(developmental variable)
発達段階に関すること

⑤**霊的変数**(spiritual variable)
クライエントがもつ信念や価値観などに関すること

クライエントあるいはクライエントシステムの中心にある基本構造は、**図1**にあるように3つの円で囲まれている。3つの円は外側から柔軟な防

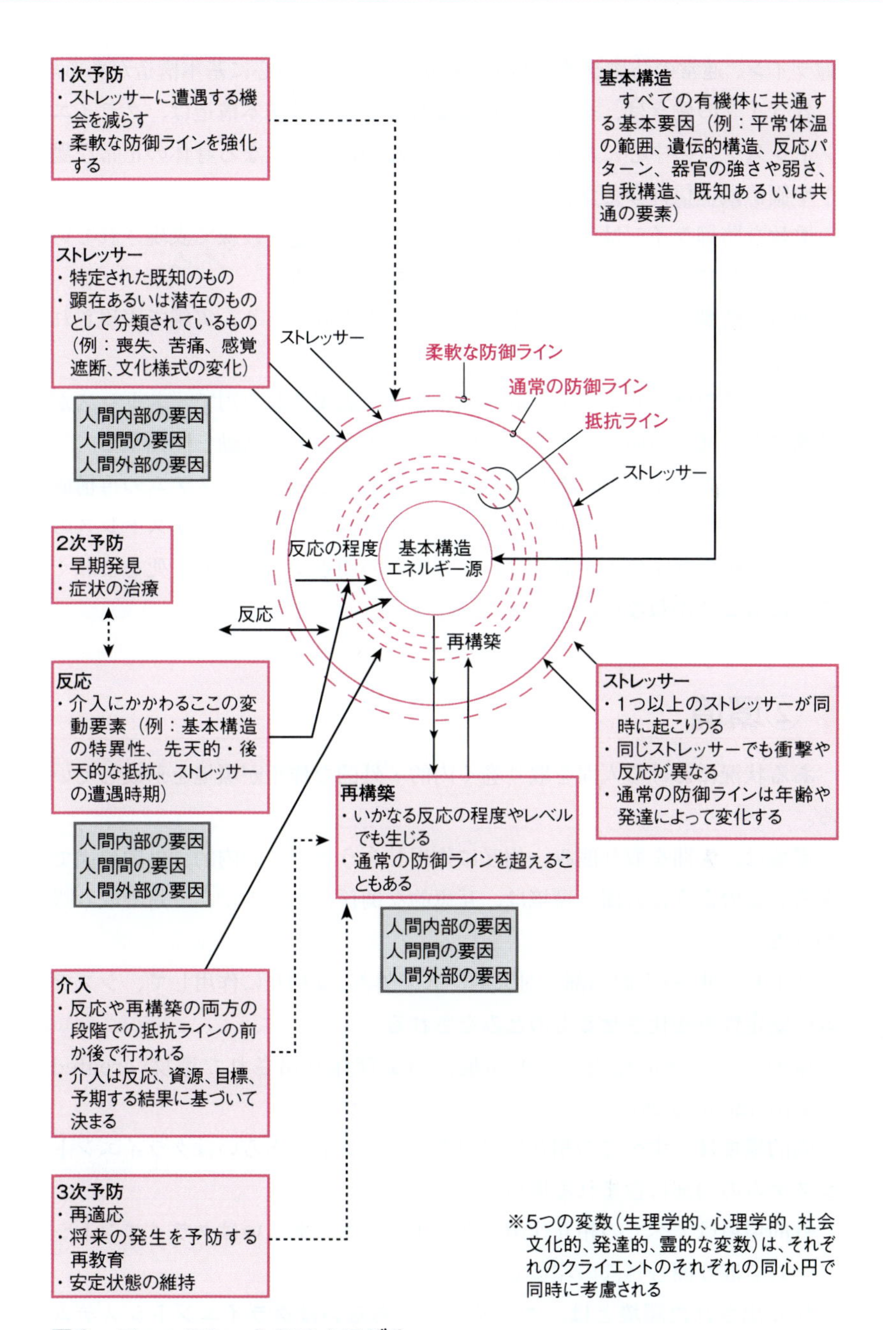

図1　ニューマン・システムモデル

（ベティ・ニューマン、野口多恵子ほか監訳：ベティ・ニューマン看護論、医学書院、1999より改変）

御ライン、通常の防御ラインおよび抵抗ラインで、中心に基本構造がある。

各ラインの働きは、それぞれ異なるものである。基本構造は、クライエントシステムの中心にあり、生きていくために必要になる身体の正常な働きや価値観、信仰などが含まれている。

柔軟な防御ラインは、システムの最も外側にあり、破線で表現されている。ストレスの侵入を最初に防ぐ役割をもっている。

通常の防御ラインは、柔軟な防御ラインの内側にあり、実線で表現されている。

抵抗ラインは、基本構造を取り囲む破線で表現された円で、ストレスが外側にある通常の防御ラインを突破して侵入すると、活動を開始する。

もし、このラインでストレスの侵入を抑制できれば、システムの再構成が行われてシステムが回復していく。しかし、逆にシステムがストレスの侵入を抑制できず侵入を許せば、システムの働きが弱くなり、死をまねくことにもなりかねない。

②環境

ある状況における人間を取り巻く内的・外的な作用が環境を形成している。

環境は、人間を取り囲み、相互に作用し合うすべての内的・外的要因である。このように人間と環境は、互恵的な関係にあるので、一対で取り扱われる。

ストレッサー(人間内部、対人的、人間外部)は相互に作用して、システムの安定性を変化させるものとみなされる。

環境には、内的環境、外的環境、および作り出された環境(created environment)がある。

内的環境は、すべての相互作用がクライエント、あるいはクライエントシステムの内部に含まれる環境である。

外的環境はすべての相互作用がクライエント、あるいはクライエントシステムを取り囲む外部の環境である。

作り出された環境とは、クライエントあるいはクライエントシステムが、内的・外的環境と相互作用することによって保護的な対処をするためにシステムを統合し、安定性を保持していくことである。

③健康

ニューマンのシステムモデルでは、健康は良好な状態(wellness model)あるいはシステムの安定性であると述べている。この良好な状態と不健康な状態は連続しており、絶えず変動する動的なものであるととらえている。

④看護

看護は、ほかに類をみないユニークな専門職業であり、人間に影響を及ぼすすべての変数とかかわる仕事である。また、人間の全体性にかかわる職業でもある。

また、看護は人間・家族・集団・社会を助け、最高レベルの良好な状態を達成しようとする活動である。

看護にとって大切なことは、クライエントあるいはクライエントシステムのストレッサーに対する反応をアセスメントし、良好な状態に適応することを助けることである。ストレッサーを軽減させるために、看護介入としてクライエントの状態に合わせて第1次、2次、3次介入できるように助けるとともに、クライエントと環境からのストレッサーの間で、クライエントシステムが安定するように保持、獲得、維持に向けて援助することである。ニューマンのモデルによれば、看護のステップは、看護診断、看護目標、看護の結果の3段階から成り立っている。

さらに、ニューマンのシステムモデルは、看護実践、教育、管理および研究の領域で活用できる柔軟で有用なものである。世界各国で活用され、普遍的で応用性に富むという評価を受けている。

要　旨

①ニューマンのシステムモデルは、クライエントおよびクライエントシステムを多面的にとらえるものであり、全人的なアプローチである。

②クライエントは、開放システムで動的なものであり、環境と絶えず相互作用を続けるものである。

③人間の基本的構造は柔軟な防御ライン、通常の防御ライン、抵抗ラ

インによって取り囲まれており、ストレスの侵入と対抗していくものである。

④看護は、クライエントあるいはクライエントシステムのストレスに対する反応の程度に合わせて介入を行い、健康の良好な状態を達成しようと働く、ユニークな専門職である。

⑤ニューマンの看護過程は、看護診断、看護目標、看護の結果の３段階から成り立っている。

⑥ニューマンのシステムモデルは、看護実践、教育、管理および研究の領域で活用できる柔軟で有用なものである。世界各国で活用され、普遍的で応用性に富むという評価を受けている。

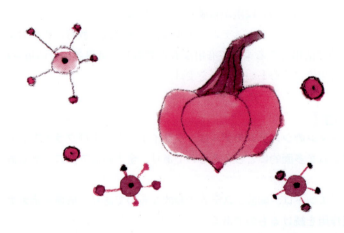

看護理論に基づく事例展開

ニューマンの看護理論は、３段階(看護診断、看護目標、看護の結果)から成り立っている。これは、一般的に看護過程とされている５段階(アセスメント、診断、計画立案、実施、評価)に対応するものである。

1 看護診断

看護過程の第１段階では、データベースを用いて必要な情報を収集し、逸脱した状況から良好な状態に向けてどのように対応すればよいか、考えを発展させていく。クライエントのストレッサーに対する顕在的または潜在的な反応をみるために、「アセスメントと介入のためのツール」(1995)を活用することも可能である。

看護は、柔軟な防御ラインや通常の防御ラインを良好な状態に維持することをめざしていくのである。また、この段階ではアセスメントと問題の確定が行われる。

2 看護目標

クライエントあるいはクライエントシステムの安定性を保持・獲得・維持するために、看護師とクライエントがともに看護目標を設定していく点が特徴である

看護者の目標は、クライエントあるいはクライエントシステムが、現在の状況を乗り越えるための力を用いることができるよう、良好な状態を保持していけるように援助することである。また、この段階は、ほかの看護過程でいうところの計画立案段階と同様である。

3 看護の結果

看護過程の第３段階で、予防としての看護介入から期待した結果の確認、あるいは看護目標の再検討を含めて、看護過程全体を評価する。この評価で得たものをフィードバックし、次の短期・中期目標に生かしていくことになる。この段階は、ほかの看護過程でいう看護の実施、評価段階と同様である。

なお、看護の実践は、介入の予防レベルを設定して行われるものである。

事　例

Aさん、40歳、男性。大企業であるコンピューター関係会社社員(係長)。

B市郊外の一戸建ての家に妻(37歳)と息子(14歳)の三人暮らし。妻は、半年前より近くのスーパーマーケットでパートタイマーとして働く。

Aさんは、細かい作業が多い仕事柄、日頃から「疲れる」と口癖のようにいっている。家庭では息子の進学を控えており、心身ともに疲れを感じていた。そんな折、これまで健康に自信をもっていたAさんは、体調も悪いので、初めて会社の健康診断を受診することにした。すると２週間後、胃の精密検査を受けるようにという診断結果が届いた。Aさんは、自分は胃がんではないかという疑念をもった。

精密検査の結果、初期の胃潰瘍と診断されたが、Aさんは胃がんの疑念を捨てきれず悩んでいた。

ある日Aさんは、仕事中に気分が悪くなり、職場の保健室に運ばれた。保健師はAさんの心身の状態を確かめながら、現在の最も大きな悩みを把握することができた。そこで、胃がんではなく初期の胃潰瘍で、外来での治療を受ければよいことを説明したが、Aさんは納得したようにはみえなかった。

数日後に再度面談し、その後の状況を尋ねた。すると、前回の保健師の話を一つひとつ詳細に思い返し、自分の心身状態と照合してみて気持ちが少し軽くなったという。これからも、このような機会をつくることを約束し、面談は終了した。

1 看護診断

Aさんのストレスの原因になっているものは何かを、検討してみる。

・**内的環境**：従来から健康には自信があったのに、今回が初めての検診を受けて精密検査が必要と診断された。

・**外的環境**：会社では係長としての役割、受験を控えている息子には父親として、パートタイマーに就業した妻には夫としての役割に関するスト

レス
・**相互作用**：健康に関する自信と現実生活の差

次に、クライエントシステムの変数についてみていく。
・**生理学的変数**：仕事に関する疲労、息子の受験やパートタイマーとして働く妻からくる疲れも影響して、心身の不調をきたしている。ホルモンのバランスの変化が考えられ、生理学的に不安定になってきている。
・**心理学的変数**：健康に関する思いと現実の自分とのズレ。仕事や生活の変化からくる心身の疲労やさまざまなストレスがある。
・**社会文化的変数**：係長としての役割や、夫として父として一家の大黒柱の役割を果たしてきた。
・**発達変数**：現在の病気（初期の胃潰瘍）が納得できず、胃がんであるという疑念が捨てきれずにいる。
・**霊的変数**：会社の係長として、家庭における父親としての役割が変化していることに対する思いが十分にもちきれずにいる。

保健師は、Aさんが精神的・情緒的に不安定な状態にあると判断した。Aさんのストレスシステムの柔軟な防御ライン、通常の防御ラインを越えて、抵抗ラインに侵入し、Aさんに不安定な状態をひき起こしているものと思われた。

2 看護目標

２次予防として、 胃がんではなく初期の胃潰瘍であることを納得でき、治療を受け、自分の生活していく方策を知っている。

・看護計画

①情緒不安定を克服して胃潰瘍の治療を受けることができる。
②健康上の問題が起きたとき、家族や保健師に気持ちを伝えて支援を受けることができるようにする。

3 看護の結果

看護計画に沿って看護を実施する（看護介入）。看護計画にあげた２点に関する介入、およびクライエントの反応から評価していく。

・看護計画①

(介入)：保健師が面談し、現在のAさんの状況を把握した。

(反応)：その結果、Aさんは徐々に胃潰瘍という病気を受け止められるようになった。そこからAさんは、ようやく治療を受ける方向に変化した。

・看護計画②

(介入)：保健師が相談を受ける方向でAさんを促した。

(反応)：その結果、自分から面談を受けるようになり、よい関係を築くことにつながった。

第 18 章

ジーン ワトソン
Jean Watson

ケアリングの哲学と科学

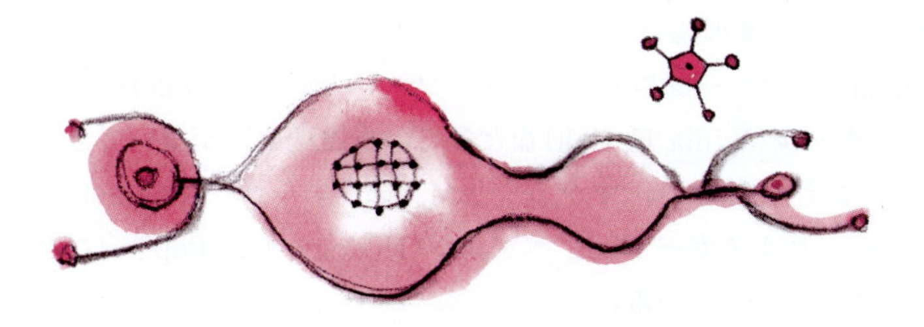

はじめに

マーガレット・ジーン・ハーマン・ワトソン(Margaret Jean Harman Watson)は、これからの医学と看護について、治療(キュアリング curing)を主流にするのではなく、看護(ケアリング caring)を主流にすべきだという考えを示し、ケアリングの重要性を論じている。

ケアリングとはトランスパーソナルなケア(個人を超越したケア)であり、ヒューマンケアリングの科学である。ヒューマンケアリングは、ヘルスケア・システムを変革する基盤になりうるものであるとワトソンはいう。

ワトソンは、ルイス・ゲール(Lewis Gale)病院附属看護学校で看護を学びはじめた。その看護学校の看護学科を1961年に卒業した後、1964年にコロラド大学で看護学士号を取得し、1966年に精神科－精神保健の修士号を取得している。さらに1973年には、教育心理学とカウンセリングの領域の博士号を取得している。これら看護以外の学問の探求をとおして、人間の有り様や人間関係の意味を思索したことは、ワトソンのケアリング理論を構築する糧(かて)となって結実し、看護界に大きな影響を及ぼしている。

博士号を取得した後に、コロラド大学に教員として迎えられ、看護教育者・研究者として活躍している。また、1983年から1990年までは、大学病院の看護副部長としても活躍し、ユニフィケーション(unification)の実践者でもある。

影響を受けた人々と理論の背景

ワトソンの看護理論は、フローレンス・ナイチンゲール(Florence Nightingale)やヴァージニア・ヘンダーソン(Virginia Henderson)、リディア・E. ホール(Lydia E. Hall)など多くの看護理論家が築いてきた知識体系を踏まえたうえで、マデリン・M. レイニンガー(Madeleine M. Leininger)、ヒルデガード・E. ペプロウ(Hildegard E. Peplau)などの看護理論が土台になっている。

それだけでなく、サリー・ガドウ(S. Gadow)やアブラハム・H. マズロー(A.H. Maslow)、マルティン・ハイデッガー(M. Heidegger)、エリック・H. エリクソン(E. H. Erikson)、ハンス・セリエ(H. Selye)、ジャン－ポール・サルトル(J. P. Sartre)といった心理学や社会学、哲学の諸理論と業績も参考に看護理論を構築している。

さらに、カール・ロジャーズ(C.R. Rogers)の理論にも影響を受け、ロジャーズの現象学的アプローチは、他者を理解するために存在するとして受け入れている。

ワトソンの看護理論は、臨床の看護実践から帰納的に導き出されたものと、看護学・心理学・社会学・哲学などの理論から演繹的に導き出されたものが融合し、さらには、ワトソン自らの個人的な経験を背景に結実しているといえる。

ワトソンは、看護はアート(art)でありサイエンス(science)であるという認識から人文科学と社会科学を重視し、心理学に関する実在主義的現象学、実存哲学の立場を貫いている。

看護理論のカテゴリーとしては、看護の哲学に分類されている。

ワトソンの個人的経験

ワトソンは、1997年に事故に遭遇し、治療の甲斐なく左目の視力を失った。このことは、ワトソンのケアリングに関する業績が社会的にも広く認知され、コロラド大学の名誉教授の地位にあるなど、高く評価されているときに起きた出来事であった。そして、この事故は彼女がマーサ・ロジャーズ賞を受賞して4年後のことであった。

ワトソンは、夫や看護師仲間、友人たちからのケアをとおして、失明による心の傷や苦痛、失意から立ち直ることができ、自分のケアリング理論を実証的に「患者として」経験した。それは、ワトソンの個人的経験だったが、ワトソンの看護理論を大きく前進させる出来事でもあった。

ワトソンは、自身のこの経験から、「ケアリングは看護実践の本質であり、ケアリングは癒しである」という確信を得たことになる。

看護教育者として

ワトソンは、1973年の博士号取得後から、コロラド大学で看護学基礎理論や継続教育コースの教育者として活躍するとともに、看護学部長および副学部長の重責も果たしている。また、大学院教育を推進し、1978～1981年には博士課程の副責任者、さらに責任者としてヒューマンケアリング、健康、癒しを重視したカリキュラムを開発している。これらの教育・研究活動は、後に専門職博士(Professional Clinical Doctoral Degree)の設置にもつながった。

ヒューマンケアリングセンターへの貢献

ワトソンは、ヒューアンケアリングと癒しを発展させて活用するための施設として、ヒューマンケアリングセンターをコロラド大学内に設置することに尽力した。このセンターは、アメリカで初めて設置された、ケアリングに関する学際的な施設である。

ヒューマンケアリングセンターは、ヒューマンケアリングと癒しに関する学術研究をとおして、地域社会のヒューマンケアリングに関する活動や各種プロジェクトを支援している。ヒューマンケアリングセンターには、諸外国から多くの研究者や学者が訪れ交流をはかり、学際的な議論も多くなされている。こうした議論から、ヒューマンケアリングは臨床と教育の両者からの学術的なプロジェクトへも発展している。

ヒューマンケアリングに関する賞賛

ワトソンのヒューマンケアリングに関する教育者・研究者としての業績は多方面から高く評価され、数々の賞や栄誉を受けている。

・コロラド大学名誉教授

1992年にコロラド大学から名誉教授を授与されている。

・マーサ・ロジャーズ賞

マーサ・ロジャーズ賞は、すぐれた看護研究者に授与される栄誉ある賞の1つである。ワトソンは、1993年に全米看護連盟からこの賞を授与されている。この賞は、ワトソンが看護学やヘルスサイエンスのなかでケアリング科学を発展させたことが評価され、看護学に貢献していることが認められたものである。

・優秀看護学者

ヒューマンケアリングに関する諸活動が評価され、1998年にはニューヨーク大学の優秀看護学者として任命されている。

・Norman Cousins賞

1999年にThe Fetzer InstituteからNorman Cousins賞が授与されている。この賞は、ワトソンのヒューマンケアリングに関する活動が、ケアの実践を発展、維持、提示することにかかわっていると評価されたものである。

・名誉博士号

ヒューマンケアリングに関する教育・研究活動が評価され、アメリカの大学(アサンプション大学、アクロン大学、ウエストヴァジニア大学)、スウェーデンのグーテンパーク大学、イギリスのルートン大学などから名誉博士号が授与されている。

・名誉客員教授

ボストン大学、カソリック大学、コロンビア大学ティーチャーズ・カレッジ、ニューヨーク州立大学などから名誉客員教授として迎えられている。

・国際的な活動を評価された賞

オーストラリアの国際ケロッグ特別研究奨励が授与されている。

講演や研究プロジェクトでのヒューマンケアリングの発展

ワトソンは、アメリカ国内はもとより、カナダ、イギリス、ドイツ、スウェーデン、オーストラリア、ポルトガル、そして日本など、世界各地の学術会議などから招聘されており、フルブライトによるスウェーデンでの研究のほか、日本やインド、タイ、台湾などにも訪れている。

1989年には、日本看護科学学会第1回国際看護学術セミナーの招聘を受けて来日したとき、「ヒューマンケアリング理論の新次元」と題した講演を行っている。この講演は、わが国の看護師がケアリングについて学ぶ機会になり、ケアリングについての関心が高まった。

看護理論に関するメディア制作

・ビデオ『知識のサイクル』(全米看護連盟)
・ビデオ『ケアリングに関するジーン・ワトソンとジャネット・クインの会見』(全米看護連盟)
・ビデオ『卓越性の描写―看護理論家とその業績』(ヘレン・フールド保健信託)
・ビデオ『ヒューマンケアリングのアートとサイエンスの活用―パート1、パート2』(全米看護連盟)

このほか、テープやコンパクトディスクなどの製作を手がけており、メディアによる看護理論の普及・発展にも貢献している。

著述活動

ワトソンには多数の著作があるが、代表的なものとしては以下のものがあげられる。

①1979年『Nursing : The Philosophy and Science of Caring』(『看護のケアリングの哲学と科学』

②1985年『Nursing : Human Science and Human Care-A theory of nursing』(『ワトソン看護論―人間科学とヒューマンケア』)

③1999年『Postmodern Nursing and Beyond』

上記のうち、①は看護学生のための講義録として書き出したものである。また、②は日本語版のみならず、ドイツ語、スウェーデン語、中国語、韓国語にも訳されており、世界中の看護師に読まれ、受け入れられている。

ワトソンの看護理論

ワトソンの看護理論は、看護哲学に分類されているが、現象学的看護論に位置づけられている。ケアリングの哲学と科学を融合させた人間科学としての看護理論であり、現象学的・実存哲学的アプローチとしてのトランスパーソナルなケアリングが特徴である。

ワトソンの看護理論は、看護師と患者の人間関係の相互作用を指向するヒューマンケアリングにある。そのケアリングは、ヒューマニスティックで利他主義的な価値体系をとおした援助―信頼関係を形成し、患者と家族のニードを充足し、健康と成長を促すものであり、ケア要因として示されている。したがって、ワトソンの看護理論は、記述的・分類的な中範囲理論に分類されてもいる。

そして、ワトソンのケアリングは、問題解決志向的行動というよりも道徳的理念を示す。そして、「なすこと」よりも「存在すること」を重視している。つまり、看護の実際の姿としての行為というよりは、存在することによる看護の“癒し”の可能性を示しているのである。

トランスパーソナルなケア

トランスパーソナルなケアとは、個人を超越したケアであり、相手と1つになる有り様を含んでいる。それは人間と人間との間で結ばれる間主観的な関係であり、生きられる主観的世界との接触である。

看護師と患者が、相互に影響を与え合い、与え与えられる関係として存在し、看護師と患者がともにその時点のなかで確実に関与し合って、お互いの結びつきを感じている関係なのである

ワトソンは、トランスパーソナルなケアが行われているときには、経験と両者を取り巻くものを上まわる独自のフィールドが存在し、自己を超越するきっかけをもつ、という考え方を示しいる。

このとき、看護師は患者の経験のなかに入り込み、患者もまた看護師の経験のなかに入り込むのである。したがって、ともに関与する者として存在することになる(**図1**)。

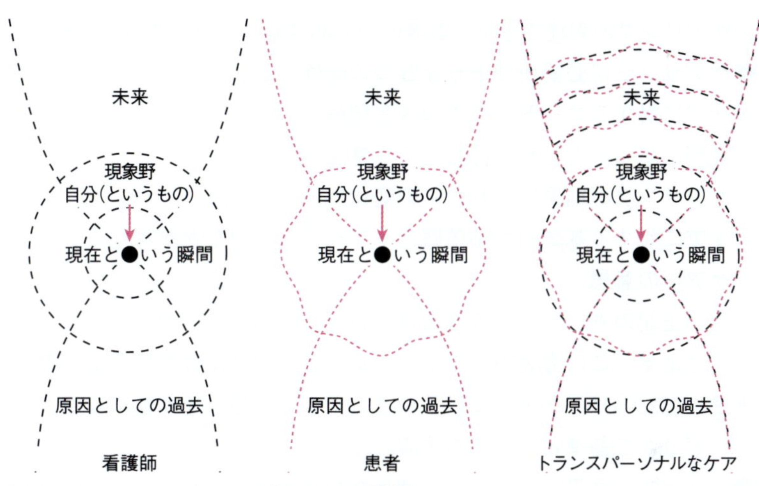

図1　ヒューマンケアのプロセスの動態

(ジーン・ワトソン、稲岡文昭ほか訳：ワトソン看護論—人間科学とヒューマンケア、医学書院、1992より改変)

ヒューマンケアリング理論の前提と条件

ワトソンの看護理論の中心的概念は、「ヒューマンケアリング」と「トランスパーソナル」であるが、看護におけるケアリングの科学に関して、主要な前提や条件があることを明言している。

●ケアリングの科学に関連する７つの前提

①ケアリングは、対人関係のなかでのみ実践することができる。ケアリングは、人間のニードを充足する。

②ケアリングは10のケア因子からなり、人間のニードを充足する。

③効果的なケアリングは健康を増進し、個人あるいは家族の成長を促す。

④ケアリングは人々をあるがままに受容する。そして人間の成長の可能性をもっている。

⑤ケアリング環境は、そのときどきに応じてその人にとって最もよい行為が選択できるという潜在能力の発達を促す。

⑥ケアリングは、キュアよりも健康をもたらすものである。ケアリングの実践は、身体に関する知識と人間行動に関する知識とを統合して健康を増進する。また病む人の世話をすることになる。ケアリングの科学は、キュアの科学を補足し合うものである。

⑦ケアリングの実践こそが、看護の中心的課題になるべきものである。

●ケアリングに必要かつ十分な５つの条件

①ケアに対するニードへの気づきと理解
②理解に基づいた行動や行為を行う意図
③ケアリングの結果生まれた＋の変化(肯定的変化)
④ケアに対する基本的な価値観とケアへの道徳的なかかわり
⑤ケアへの意思

＊注：上記のち、①～③の３項目はガード(Gaut, D.)が提示したものである。この考え方にワトソンが④と⑤の２条件を加えている。
＊注：上記③は、ケアの受け手がこれでよいと思える状態になったかどうかを基準として判断する。

●ヒューマンケアの価値観に関連した11の前提

①ケアと愛は、最も普遍的で、最も神秘的で、根源的な心的エネルギーからなる。
②ケアと愛のニードは見過ごされることが多い。相手のことを気遣ったり愛したりして人間性を育み、文明として発展させ、共存していく。
③看護の実践場面においてケアリングの理念と信念を維持していく能力が、文明の発展に影響を与え、看護の社会への貢献も決定する。
④自分自身をケアリングすることが、相手をケアリングする前段階である。
⑤看護は、健康―不健康に関して心配している人に対して、ヒューマンケアリングの立場をとっている。
⑥ケアリングは看護のエッセンスであり、実践にとって扇の要である。
⑦ヘルスケア提供システムのなかでは、ケアリングは強調されなくなってきている。
⑧看護のケアリングの基盤は、医療テクノロジーの進歩と制度とによって脅かされている。治療(キュア)と、採算を度外視した治療テクニックが激増してきている。
⑨ヒューマンケアを維持し、向上させることは、今日および将来の看護にとって大切な課題である。
⑩ヒューマンケアは、人と人との対人的な関係をとおしてのみ効果的に提示され、間主観的にかかわることにおいて、人間性というコモンセンス(誰もがもっている感覚)を生かすことができる。

⑪看護は、ヒューマンケアの理想を理論として実践し、調査研究として追及することによって、人類や社会に対して、社会的、道徳的、科学的に貢献できる。

●トランスパーソナルなケアという関係を決定する５つの条件

①人間の尊厳を守り高めようとする道徳的熱意

②相手にとって主観的に重要と思われた価値を強化しようとする看護師の意図と意思

③相手の内面の状態とフィーリングを実感し、理解できる看護師の能力

④世界内存在という相手の心身のあり方を見極め、理解し、相手と一体感をもてる看護師の能力

⑤看護師自身の生活史（原因としての過去）、経験、独自の感じ方（フィーリング）

＊注：上記①〜②の条件が揃っている場合に、患者は心・身体・魂の何らかの不調和の放出をうまくできるようになり、溜め込まれたエネルギーを自由に制御して、自然治癒力のプロセスに向けられるようになる。

（ワトソン，1992を要約）

ワトソンの10のケア因子に基づく看護実践

ワトソンは、看護実践のための理論構築として、10のケア因子を定めている。これらの「ケア因子」は、ヒューマンケアとして患者との間で実際に進められていく。

患者の観察、血圧測定、全身清拭、体位変換、車いすでの移送、点滴静脈注射といったものが、そのときどきに具体的な要因として働くのが、10のケア因子である。

ヒューマンケアには、具体的な狙いや意思、価値観が根底にある。看護師と患者双方の人間性の保持に向けて、人間と人間との２人の間でやりとりされる間主観的なケアの理念への熱意が、看護師に要求されているのである。

①人道的―利他的な価値体系の形成

(The formation of a humanistic-altruistic system of values.)

人間的かつ人道的で他人のためになるという利他的な価値観は人生の初

期の段階で学習されるが、看護教育によってさらに育成され伸張に、発達していく。人道的－利他的な価値観によって、与えることで得られる満足感と、自己の存在感を拡大していく。

②信頼―希望の教え導き
(The instillation of faith-hope.)

全人的(ホリスティック)な看護ケアと肯定的な健康を促進するために、看護師は信頼と希望について教え導き、効果的な看護師―患者関係を促進させる。このことによって、患者は健康を求めるようになりウェルネスを促進していく。

③自己と他者に対する感受性の育成
(The cultivation of sensitivity to one's self and to others.)

看護師は、自己の感情と感性を認識して自己を受容し、自己実現していく。看護師が、自己の感性や感情に気づき認識していくことで、相手にもより純粋に、利他的に感情豊かに接することができるようになる。相手も自分の感情と感性を大切にして自己を受け入れ、自己実現できるように感受性を育成していく。

④援助―信頼関係の発展
(The development of a helping-trust relationship.)

信頼関係は、肯定的感情と否定的感情の両方を受け入れる。相互の信頼関係には、一致、共感、温かさ、効果的なコミュニケーションが存在する。一致には、真実であること、正直であること、純粋であること、信頼に値すること、などが含まれる。

共感とは、他者の認知や感情をもとに経験して理解する能力であり、理解したことを相手に伝えて対話できる能力である。効果的なコミュニケーションには、認知的・情意的・行動的な反応があり、援助･信頼関係はさらに発展していく。

⑤肯定的感情と否定的感情(フィーリング)の表出の促進と受容
(The promotion and acceptance of the expression of positive and negative feelings.)

看護師は、患者の肯定的感情も否定的感情も表出できるようにし、それらを共有することで、感情の表出が促進され、相互に受容できるようになっていく。また、肯定的感情と否定的感情(フィーリング)の表出の促進と受容においては、理性的理解と情緒的理解は異なるということを十分に理解したうえで、対応することが求められる。

⑥意思決定への科学的問題解決法の体系的活用
(The systematic use of the scientific problem-solving method for decision making.)

看護過程は、科学的問題解決法に基づく看護ケアを可能にする。そのため、意思決定への意思疎通には科学的問題解決法を体系的に活用していく。

⑦対人的な教授—学習活動のプロモーション
(The promotion of interpersonal teaching-learning.)

看護師は、患者自らがセルフケアを行う機会を設け、患者自らが自己のニードを判定する機会や自己成長できるように対人的な教授—学習活動をとおして働きかける。その際、患者に十分な情報を与えることで、ウェルネスと健康に対する責任を患者に委ね、プロモーションしていく。

⑧支援的、保健的、是正的な精神的・身体的・社会文化的環境とスピリチュアル環境の提供
(The provision for a supportive, protective, and (or) corrective mental, physical, sociocultural, and spiritual environment.)

看護師は、健康および病気に関連している心理的、身体的、社会・文化的、精神的な環境要因を十分に認識していなければならない。内的環境に関連しているものには、心的・スピリチュアルな安寧とともに、その人が有する社会文化的な信念などが含まれている。外的要因には、疫学的な要因に加え、プライバシーが保たれ、快適で、安全で、清潔で、美的な環境要因が含まれている。そこで、支援的、保健的、是正的な精神的・身体的・社会文化的環境とスピリチュアル環境を提供していくのである。

⑨人間のニードの充足支援
(Assistance with gratification of human needs.)

看護師は、自分自身とともに患者の身体的・心理身体的・心理社会的・内的―対人的ニードを認識し、ニードの充足を支援する。食事・排泄・呼吸などは基本的な低次の身体的ニードであり、活動やセクシャリティは低次の心理・身体的ニードである。達成や対人関係は高次の心理・社会的ニードであり、自己実現は、さらに高次の個人的・対人的ニードである。看護師は、これら低次元のニードを充足し、順次、高次元のニードを充足していかなければならない。

⑩実存的、現象学的な力の認識
(The allowance for existential-phenomenological forces.)

実存心理学は、現象学的な分析方法を用いて、人間の実存を研究する科学である。一方、現象学は、探索している現象の理解に必要な状況そのものについて各種のデータを記述する科学である。そこで探索している現象を理解するには、データを受け入れ、解釈していく必要がある。

現象に関連している因子の理解によって、自己と他者をよりよく理解できるようになる。したがって、看護師は10のケア因子を理解して促進するだけではなく、疾病の予防的活動をとおして健康を促進し、成長を促す責任がある(**図２**)。

これらは、健康を促進するための行動変容を考えることになり、状況に合った支援を提供し、問題解決法を教え導く。また、喪失に対する適応と対処技能の熟知などによってケアリングが達成されていく。

ワトソンの看護理論から得られるもの

ワトソンの理論的枠組みを学習することで、内的な洞察力が深まり、人間的にも成長できる。コミュニケーション技術や自己の活用、看護師と患者の対人関係、健康と癒しを促すヒューマンケアリングの過程などが身につくことが期待できる。

そのため、ワトソンの看護理論は、看護実践に有意義な道徳的・哲学的基盤をつくり上げるのに役立つといえる。

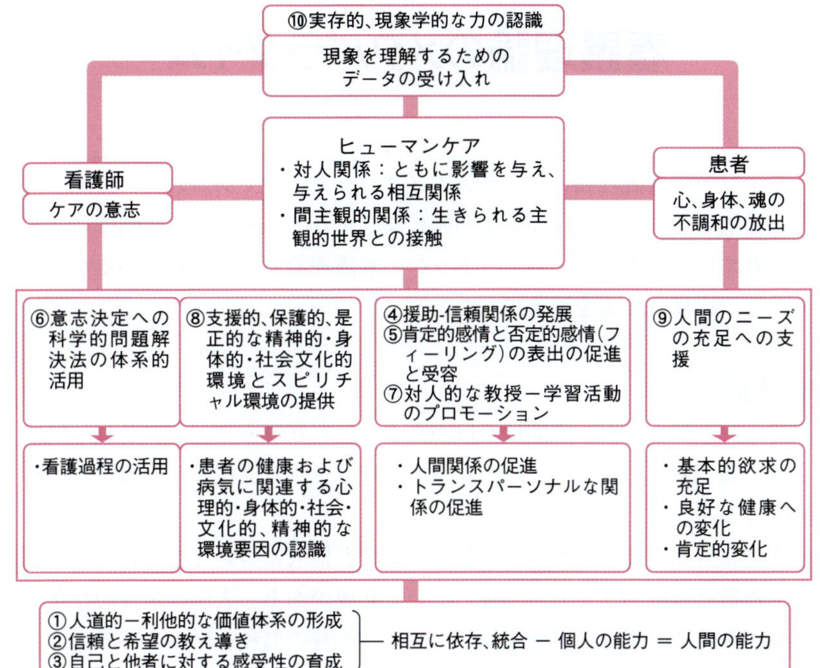

図2 10のケア因子の解釈モデル

（ガートルード・トレス、横尾京子ほか監訳：看護理論と看護過程、医学書院、1992より改変）

ワトソンの看護理論への批判として、

①用語の定義がされていない

②10のケア因子の内容が十分に論じられていない

③病態生理学的な内容が十分に論じられていない

④実存的、現象学的な考え方は複雑で理解しにくい

⑤真のケアリングー癒しの関係についての具体的方法が明確にされていない

ことなどがあげられている。

しかしながら、この理論の特徴は、「なすこと」よりも「存在すること」にある。看護師には、ケアリング理論の内在化が求められているのである。したがって具体的なケアリングの方法論に関して、How to的な不確実性を感じることがあるかもしれない。

看護理論のメタパラダイム

ワトソンの看護理論には、看護のメタパラダイムである人間、環境、健康、看護の4つの概念について明確に論じられているものと、明確には述べられていないものがある。ワトソンの看護理論で論じられているなかから、4つの構成要素を導き出した。

1 人間

ワトソンによると、人間はかけがえのない存在であり、ケアされ、保護され、養育され、尊敬され、尊重され、理解され、支援される価値がある存在である。

人間は人格を備えており、自分についても他人についても精神的存在として尊敬と尊厳の念をもって接していく必要がある。人間は精神的存在であるからこそ、実存の意味を見つけ出し、心身の調和をはかることによって高次の意識レベルに進むことができる存在なのである。さらには、精神的存在であると意識することによって、人間は無限の可能性が開けてくる。

人間が精神的存在である証として、魂の所有を概念規定している。ワトソンのいう魂とは、霊的なものであり、精神であり、内面生活である。また、魂は自分というものに意識を払う感覚であり、内的な力であり、人間の能力を広げられるものであり、自分というものの超越を可能にするものである。つまり、魂・内的な自分・精神的な自分・霊的なものは、同じ現象を指しているといえる。

人間は、心・体・魂を統合したいという欲求をもち、心・体・魂の調和を追及している。

ワトソンは、マーサ・E. ロジャーズ（Martha E. Rogers）やマーガレット・A, ニューマン（Margaret A. Newman）と同様に、人間を部分としてではなく統一的存在としてとらえているが、部分を総和しても、全体としての人間には至らない。

さらに、人間は時間・空間を超越することができ、現在・過去・未来とも同時に共存できる存在でもある。なぜなら、私という人間のありようについて考える場合、「いま、ここにいる私」から超越して過去や未来のことに考えを巡らせることができるからである。

2 環境

ワトソンは、環境について概念は規定していないが、人間を取り巻く環境とのかかわり合いが健康に影響を及ぼすとしている。したがって、環境は人間の心理・身体的健康にとって重要なものであるといえる。

環境は、健康に影響する社会的環境およびケアリングの文化でもある。

どのようにケアするかというケアリングの態度は、環境への独特な対応として専門職の文化によって伝えられ、ケアリング環境は、その時点でその人にとって最もよい行為が選択できるという潜在能力の発達を促す。

3 健康

人間は、心･体･魂の調和を追及する存在である。そのため健康とは、心･体・魂における統一と調和にほかならない。

健康とはプロセスであり、常に健康を気遣い、健康になることは、自分の人生をよくすることである。つまり、身体的・精神的・社会的安寧がはかられ、調和していることが健康なのである。健康の程度は、知覚された自分と経験された自分との一致度に依存している。

一方で不健康とは、必ずしも疾患がある状態ではない。個人の魂のレベルで主観的なトラブルまたは不調和があることを指している。心の悩みや罪悪感、絶望感、悲しみ、対象喪失など具体的なストレスは、不健康をもたらし、やがて病気になるかもしれない。遺伝的な気質や体質が原因で不健康になり病気になる場合もあるが、その不健康がさらに不調和をひき起こし、不健康が増進されていくことになっていく。

4 看護

ワトソンの示す看護は、健康についての人間科学の視点を重視する。看護は、専門的、個人的、科学的、審美的、倫理的な人間対人間のケアリング過程をとおして、看護の目的である人々の、より高いレベルでの調和を達成していくことである。

ケアリングこそが看護の本質であり、人間による人間のケアを、アートと倫理、そしてサイエンスによって結び付けて統合している。

ケアには、人間的尊厳を守ること、人間性の保持をめざして道徳的にかかわることという哲学が求められ、そこにはケアへの意志が存在する。そしてヒューマンケアには、価値観やケアの意志と熱意、知識、実践などによって生み出される事柄が含まれる。

看護にこそ、健康や不健康の人間をケアする責任がある。看護は、人間の健康増進と健康の回復、病気の予防をはかって、ケアリングを行うが、ケアの最初の段階で気配りや愛を注ぐ対象は、自分自身である。そのため、まず、自分自身を大切にすることから始めなければならない。なぜなら、自分を愛し、自分を大切にすることで、相手のことも尊重し、心から気遣えるようになるからである。そして、看護は患者に対してかけがえのない独自の一人の人間として接していくのである。

看護を受けるその人と看護師個人の内面の主観的世界の意義を考慮しながら、人間の内面の主観的経験を重視し、親しみのある個人的かつ人間的なものとして追及していく。看護は、患者の心身の不調和、患者の心の悩みやトラブルの意味を見いだせるように援助し、健康―不健康にまつわることに対して、セルフコントロールできるように支援し、患者が自己決定できるように援助していく。

そのため、患者の感情を受け止め、関心と共感をもって意思疎通をはかり、患者と看護師との時間を共有し「存在すること」を重視して、人間的なつながりを構築しながらヒューマンケアとしてともに参与していくことになる。

したがって、看護は間主観的なプロセスとしてのヒューマンケアであり、看護師である人間と患者である人間が、ともに主体としてやりとりしながらケアを進めていく。

看護におけるケアは行為であり、ケアリングは癒しであり、道徳的理念であり、価値観のことである。この考え方によって、患者を尊敬し尊重する態度が看護師から引き出される。ケアリングには、患者―看護師間の感情と行動の両者を含んでいる。ゆえに、患者のそばに存在して傾聴するのである。そして教育・指導し導くこと、患者の権利擁護をすること、あるいはタッチングなど、援助するすべての看護行為が含まれている。具体的な看護実践は、人道的視点と科学的知識から引き出された10のケア因子を活用して、看護の理念が間主観的なものに成長していくプロセスに患者と看護師ともに参与することになる。

要　旨

①ワトソンの看護理論は、看護哲学に分類され、現象学的看護論に位置づけられ、現象学的・実存哲学的アプローチをとる中範囲理論である。
②ワトソンの看護理論の中心概念は、「ヒューマンケアリング」と「トランスパーソナルなケア」である。
③ワトソンのケアリングは、問題解決志向的行動というよりも道徳的理念であり、看護の実践の姿というよりも看護の可能性のあり様を示している。
④「なすこと」よりも「存在すること」に理論の特徴がある。
⑤ケアリングの科学に関連する前提とヒューマンケアの価値観に関連した前提がある。
⑥ケアリングに必要かつ十分な条件とトランスパーソナルなケアという関係を決定する条件がある。
⑦看護実践は10のケア因子に基づいて行う。
⑧ワトソンの看護理論を活用することで、看護師も患者も自己成長できる。

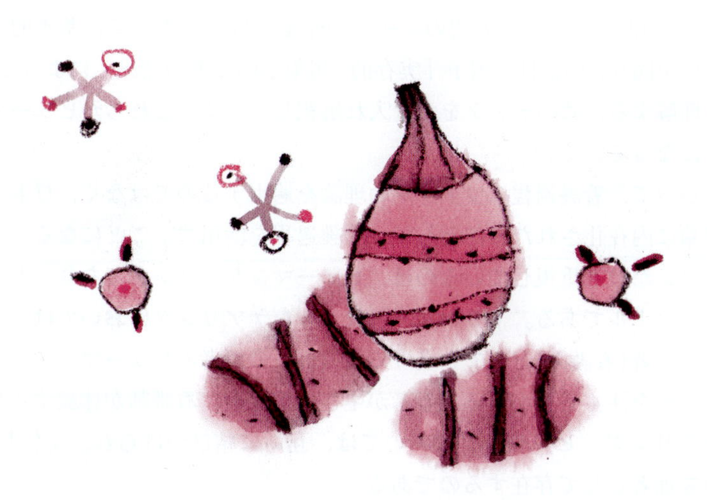

看護理論に基づく事例展開

ワトソンと看護過程

ワトソンの看護理論に基づく看護実践は、10のケア因子に基づいて行われるが、その因子の6番目に「意思決定への科学的問題解決法の体系的活用」がある。その因子には、看護過程を活用することによって科学的問題解決法に基づく看護ケアが可能になることが示されている。しかし、どのように看護過程を活用するのかという具体的な方法は示されていない。

10のケア因子の最初の3つ因子である「人道的―利他的な価値体系の形成」「信頼―希望の教え導き」「自己と他者に対する感受性の育成」は、相互に関連しており、ケアリングの科学を支える哲学的基盤を形成するものである。4番目の因子「援助―信頼関係の発展」、5番目の因子「肯定的感情と否定的感情(フィーリング)の表出の促進と受容」、7番目の因子「対人的な教授―学習活動のプロモーション」によって人間関係の「存在すること」の促進をめざし、8番目の因子「支援的、保護的、是正的な精神的・身体的・社会文化的環境とスピリチュアル環境の提供」により、患者が置かれている健康及び病気に関連している心理的、身体的、社会文化的、精神的な環境要因を十分に認識していくことになる。

そして、9番目の因子「人間のニードの充足支援」によって、基本的欲求の充足を図り、10番目の因子「実存的、現象学的な力の認識」によって、現象を理解するためのデータを受け入れ解釈していく。これらがヒューマンケアになっていく。

したがって、看護過程にワトソンの理論を適用するのではなく、ワトソンの理論に内在化された一部として、看護過程を活用することになる。

ワトソンが最も重視しているのは、ヒューマンケアリングであり、トランスパーソナルである。トランスパーソナルなケアリングにおいては、ケアを与える者(看護師)とケアを受ける者(患者)の両者のヒューマン・センターに注意を注ぐ必要がある。患者が生きる世界や、看護師が体験する生きたケアリング／ヒーリングにおいては、互いに結びつけられ、交信し、共同の参加者として存在するのである。

①哲学的基盤の形成

看護師は、人道的で利他的な価値観をもち、誠実に患者にかかわる意志を自覚する。自分の感情を素直に認識して、患者に向け合うとき邪念なく感情豊かな看護師として存在する必要がある。そこには、倫理的看護実践者としてのプロフェッショナリズムがあり、それらが哲学的基盤を形成していく。

②人間関係の促進

看護師は、患者とともに「存在すること」をとおして、信頼関係を発展させ、感情を表現し受け入れていく。そして、教え教えられるトランスパーソナルな相互作用によって、両者の人間関係を促進させる。

③病気に関連する心理的、身体的、社会文化的、精神的な環境要因の認識

患者と看護師は、患者に影響を及ぼしている心理的・身体的・社会文化的・精神的環境の種々の要因の支援や保護などから環境要因を認識していく。

④トランスパーソナルなケア

看護師は、患者の経験している痛みの世界のなかに入り込み、患者もまた看護師の看護する者としての経験のなかに入り込むことで、トランスパーソナルな関係が構築される。

看護師と患者との間で結ばれる間主観的な関係として、生きられる主観的世界との接触が行える。看護師と患者は、ともに影響を与え与えられる者として存在することで、お互いの結びつきを感じていく。このお互いの結びつきを感じる心の有り様がトランスパーソナルなケアとなる。

⑤評価

看護師にケアへの意志があったかどうか、ケアリングの結果生まれたものはプラスの変化(肯定的変化)をもたらしたかについて評価していく。ケアの受け手がどのような苦悩のなかにあっても、看護師との関係において「これでよい」と思える状態になったのかどうかが判断基準になり、看護として評価されるのである。

事 例

Aさん、45歳、独身男性、身寄りはいない。職業はカメラマン。肝臓がんの末期で手術適応の時期は過ぎている。唯一の治療である放射線治療も、吐気や全身倦怠感が強くて進まず、病状は悪化する一方である。

もともとは大人しい性格の人であったが、身体的消耗が強く、精神的にも動揺が激しくなり、イライラ感から看護師はもちろん近くにいる人に、誰かれとなく当り散らしてしまう。

1 哲学的基盤の形成

看護師は、病気への怒りを表出できるようにして、Aさんの感情を受け止めようとする。病状からくる苦痛と絶望に、混乱した精神状態を呈しているAさんは、「もう死ぬしかない」「いまさら何をしてもダメだ」「いっそ苦しまずに死にたい」と死へのいらだちや不安・恐怖を表出している。

死という言葉に、死にたくないという信条を吐露しており、死に対する恐怖と生への執着がありありとうかがえる。

看護師は、身寄りのない肝臓がん末期のAさんの苦悩や悲しみを利他的に自分のことのように切実に感じている。Aさんに残された短い最期のときを少しでも安らかな気持ちで過ごせるようにしたいと願ってやまない。看護師にはAさんを安らかな気持ちにしたいと願う、強く明確な意志がある。

2 人間関係の促進

絶望的な思いにとらわれていらだつAさんは、ある夜、何かが癇に障ったらしく、とうとうそのいらだちが最高潮に達して怒鳴り出し、その怒りの声は病棟中に響きわたった。

看護師は、急いでAさんのところへ行き、Aさんに逆らうことなく大きく頷きながら、Aさんの感情表出を受け止め、Aさんのそばにいて興奮が冷めるのを待つ。極度の興奮と混乱状態にあるAさんは、病気になって何もできなくなってしまったという無力感と焦りからやがて解放され、気持ちを整理する必要がある。

Aさんの苦痛の叫びにも似た感情表出に、ただひたすら耳を傾けて手を握っていると、数十分経った頃からAさんは次第に落ち着きを取り戻してきた。

やがてＡさんは、「生きている証を何か残したい。でも体力はない。絶望的だ」「何をしたらいいかさえ、きつくて考えられない」「残された時間で何ができえるだろう」と、さっきまでのいらだちが嘘のように、静かに語り出した。看護師は、内面の苦悩を吐露されるＡさんの手を握って頷き、黙ったまま聴いて受け止めている。

看護師は、「存在すること」をとおしてＡさんのいらだちを表出させ、受け止めるという援助を行うことによって信頼関係を発展させ、Ａさんの苦悩の感情をさらに深く受け入れるようになる。

そして、やがて写真をとおして教え教えられるトランスパーソナルな関係によって人間関係を促進させていくことができるようになっていく。

3 病気に関連する心理的、身体的、社会文化的、精神的な環境要因の認識

Ａさんはカメラマンとして、大自然の雄大な景色を写真というかたちで表現していた。しかし、いまはカメラを持つ体力がない。

「写真のネガはありませんか」という看護師の言葉にＡさんはハッとし、ロッカーにしまっていたネガのことを思い出す。

看護師が「現像しましょう」と提案すると、Ａさんは「そうか。写真は撮れないと諦めていた」と愛しむようにネガを手に取られる。出来上がった写真を整理する体力は、わずかしかない。写真の整理は、看護師との共同作業になる。そのなかでＡさんが熱意をもって語った数枚を大きく引き延ばす作業は、Ａさんを生き生きと輝かせていく。

Ａさんは、病気に関連する心理的苦悩を話し、看護師はそれを理解した。病気に関連する身体的な体力の限界を査定し、病気に関連するカメラマンとしての心理的、身体的、社会文化的、精神的な環境要因を認識することができたのである。だからこそ、写真という存在の介在によって、時間と空間を越えてＡさんが希望に包まれる瞬間を迎えることができた。

4 トランスパーソナルなケア

Ａさんと看護師は、写真の世界に浸る時間を過ごす。

「この写真は○○で撮った写真、撮影のときにはこんな苦労があった」と語るＡさんのそばで、あたかもその写真は、いままさに撮影している現場にいるかのように感じられる。

Ａさんと看護師は、ともに写真家になって野山を撮影して歩き回る。まさに、トランスパーソナルなケアとして、看護師はＡさんの写真家としての経験のなかに入り込み、Ａさんもまた、看護師の写真家を思う経験のなかに入り込む。写真家としての喜びに、ともに生きる主観的世界との接触ができたのである。看護師とＡさんは、写真の世界をとおして、ともに影響を与え、与えられる関係として存在し、お互いの結びつきを強く感じている時間を過ごす。

Ａさんは、死ぬ数時間前まで意識は清明だったため、引き伸ばした写真を撮影したときの状況を看護師と語り明かし、主観的世界と接触し合っていた。時間と空間を越えて語り、思い描き、過去と現在と未来を越えて存在するＡさんと看護師であった。

やがてＡさんは意識を消失し、引き伸ばした写真に囲まれた静かな環境のなかで、安らかな表情をして逝く。まさにＡさんは、トランスパーソナルなケアのなかに生きたのではないかと判断される。

5 評価

看護師のＡさんに対するケアへの意志は強く、看護師としてＡさんの苦悩に寄り添いたいという強い意図と愛情がある。ケアリングをとおして生まれたのは、何もできないと絶望の淵にいたＡさんの輝きである。まさに、ケアリングの結果生まれたプラスの変化（肯定的変化）である。

ケアの受け手であるＡさんが、写真家としての輝きを取り戻し、安らかに逝くことができたのは、トランスパーソナルなヒューマンケアリングとして評価できる。

この事例は、ワトソンの看護理論を看護過程との関係で展開したものではない。ワトソンの看護理論に沿って、「哲学的基盤の形成」「人間関係の促進」「病気に関連する環境要因の認識」「トランスパーソナルなケア」「評価」を中心に、事例の検討を試みたものである。

第19章

マージョリー ゴードン
Marjory Gordon

機能的健康パターンによる看護診断

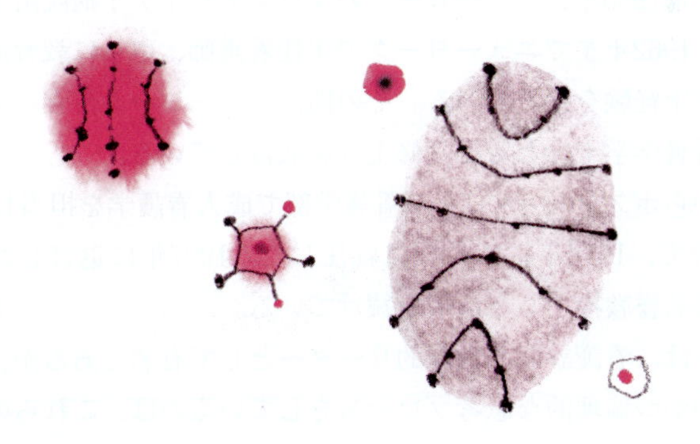

はじめに

看護診断を導くための１つの上方の枠組みとして「機能的健康パターン」を示したのが、マージョリー・ゴードン（Marjory Gordon）である。

ゴードンは、看護診断における第一人者である。彼女自身のもつ親しみやすい雰囲気と、その理解しやすく実践的な考えが、多くの人々に賞賛されていることは数々の文献で紹介されている。

では、ゴードンはどのような理論を展開しているのだろうか。それを紹介する前にまず、彼女が影響を受けたであろうと思われる看護における社会背景と臨床・教育背景を概観する。

1950年代の看護での動き

ゴードンが看護学生だった1950年代のアメリカでは、ブラウン・レポートの影響から、看護を科学として位置づけ、専門職として看護独自の機能や役割を明らかにしようとする動きがあり、看護師の高等教育の必要性が主張されはじめていた。

チームナーシングという新たな看護方式や、看護診断という言葉が登場したのもこの頃である。またこの年代から、優れた看護理論が多数誕生していった。

ゴードンの歩み

ゴードンは1955年、ニューヨークのマウントサイナイ病院附属看護学校を卒業後、1962年までニューヨークで主任看護師、さらに教育師長を務めるなどの臨床経験を積んでいる。その間、ニューヨーク市立ハンター・カレッジで看護学学士号と看護学修士号を取得している。

1962年からボストン・カレッジ看護学部で成人看護学を担当し、助教授、准教授を経て、1978年には教授に就任した。1997年に退官した後は、同カレッジの名誉教授として活躍を続けている。

ゴードンは、看護診断の世界的リーダーとして有名であるが、彼女の理論が実践的かつ倫理的な思考プロセスをしているのは、これらの職歴・学歴が影響している。

著作活動

ゴードンの著作は、看護診断に関するものが多い。彼女の博士論文のテーマは『Probabilistic Concept Attainment：A Study of Nursing Diagnosis』（蓋然的概念の見込み：看護診断の研究）であった。このことからも、彼女が早期から看護診断概念に関する研究に取り組んでいたことがわかる。

著書では『Manual of Nursing Diagnoses』『Nursing Diagnoses : Process and application』(『看護診断　その過程と実践への応用』)があり、再販、翻訳されている。また、論文では、看護過程の教授および研究のための統合モデルを提案した『The Nurse as a thinking Practitioner』(1987)、『Nursing Process and Clinical judgment』(1990)などがある。

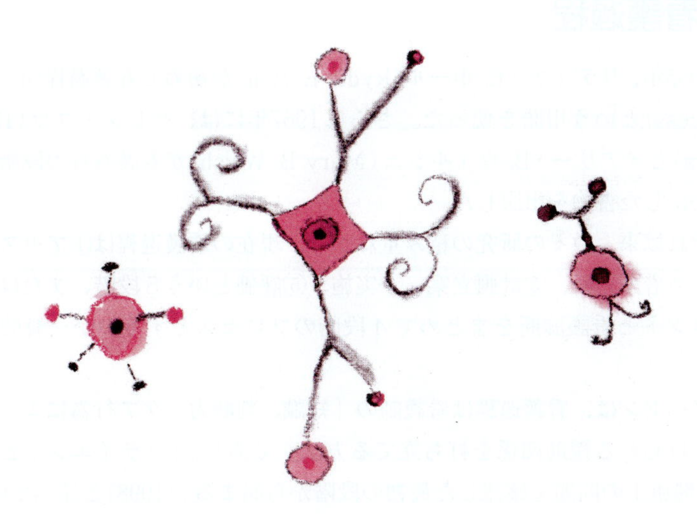

ゴードンの看護理論

ゴードンの理論は、看護理論として紹介されているわけではない。代表的な理論家たちのように「看護とは何か」を説明しているわけではないからである。また、理論家の部類には入らないという指摘があるのも、事実である。

確かにゴードンは、看護の構成概念である人間、環境(社会)、健康、看護について明らかな言及はしていない。またわが国でも広く知られている「機能的健康パターン」は、1970年代に開発された多くのアセスメントを分析した結果から、人間の機能面に焦点を当てて11に分類した情報の枠組みである。この枠組みはあくまで看護診断を導くためのデータベースとして開発されたものであり、看護理論として紹介されたものではない。

しかし、その開発の過程にはゴードン独自の見解が述べられており、そこに「看護とは何か」という問いかけに対する答えをみることができる。

本章ではゴードンが看護過程、看護アセスメント、看護診断、機能的健康パターンをどのようにとらえているかを明らかにしながら、ゴードンの理論を考える。

看護過程

1955年、リディア・E. ホール(Rydia E. Hall)が初めて看護過程(nursing process)という用語を使った。さらに1967年には、ヘレン・ユラ(Helen Yura)とメアリー・B. ウォルシュ(Mary B. Walsh)が看護過程の段階を明らかにした書物を出版した。

それ以来、数々の研究の積み重ねから、現在の看護過程は①アセスメント、②看護診断、③計画立案、④実施、⑤評価という５段階、またはアセスメントと看護診断をまとめて４段階のプロセスとするのが一般的である。

ゴードンは、看護過程は看護師の「知識、判断力、ケア行為によって特徴づけられる援助関係を打ち立てる方法」であり、「クライエントと出会い、健康上の問題を確認した最初の段階から始まる」(1998)と述べている。

表１　看護過程の２段階

Ⅰ　クライエントのケアに対する問題確認	Ⅱ　問題解決のアプローチ
A　データ収集 B　診断的判断 C　実在的・潜在的問題に診断名をつける	A　期待される成果の想定 B　ケア計画 C　介入 D　成果の評価

そして看護過程には、上記のようにクライエントのケアに対する問題確認と、問題解決の２段階がある（**表１**）。それぞれの要素をていねいに書き出していくことが、客観的で科学的な視点を養うことにつながる。

また看護過程において看護師が行う専門的判断には、以下の３つがある。

①**診断的判断**（diagnostic judgment）：看護アセスメントと問題の明確化の際に用いる技術

②**治療的判断**（therapeutic judgment）：ケア計画を立案し、実施する際に用いる技術

③**倫理的判断**（ethical judgment）：看護診断や治療の決定などクライエントと看護師の相互作用は、直接患者に影響するものであり、いずれの判断においても、批判的な思考が必要である。

看護におけるアセスメント

ゴードンは、看護アセスメントとは「情報収集過程」であり、人や家族、または地域社会の健康状態の評価であると述べている（1998）。

そして看護アセスメントによってクライエントの実在する、または潜在する健康問題やクライエントのもつ強み（strengths）を把握することができる。だからこそ、看護アセスメントは意図的、体系的、熟考されたプロセスでなければならないといえる。

アセスメントが意図的、体系的でなくてはならないということは、目的をもち、系統立った情報収集を行うとともに、その情報を分析・解釈しなくてはならないことを意味している。

看護アセスメントは、患者―看護師の相互作用が続くかぎり何度も継続して行われるのである。これは、私たちが常に臨床で経験していることである。

ゴードンは看護過程のなかで、この看護アセスメントの重要性を強調している。

看護診断

看護診断の歴史をひもとくと、それはフローレンス・ナイチンゲール（Florence Nightingale）までさかのぼる。そこではまだ看護診断という用語は使用されてはいなかったが、ナイチンゲールはクリミア戦争での負傷者の健康問題をすでに診断していたといわれる。

看護診断という用語が実際に登場したのは、1950年代になってからである。1973年には看護診断開発の始まりである第１回全米看護診断分類会議（National Conference on Classification of Nursing Diagnosis）が開催された。その後1982年の第５回会議でカナダが加わり、北米看護診断協会（NANDA, North America Nursing Diagnosis Association）と名称が変更され、現在も発展を続けている。

1977年の第３回会議の場で、看護診断分類のためのカテゴリーを組織立てる理論的枠組みを開発することを目的に、シスター・カリスタ・ロイ（Sister Callista Roy）を中心とした理論家集団が結成された。ゴードンは、この理論家集団の１人である。

ゴードンは、看護診断とは「看護師がその教育や経験で得たものによって看護治療を行うことができ、またそのための免許も取得している、実在あるいは潜在する健康問題を表現したもの」（1998）と定義している。また、それは意図的で体系的な分析プロセスから生まれる「臨床判断」（clinical judgment）であると述べている。

さらにゴードンの看護診断は、看護によって解決可能な生活機能上の問題を診断するものであり、医学診断とは区別されている。

看護診断上には以下の３つの構成要素がある。

①健康問題（problem）

②原因または関連因子（etiology）

③症状・徴候、定義上の特徴（symptoms & signs）

これらは、それぞれの頭文字を取ってPES形式とよばれている。これらを明確にすることが看護診断における根拠になり、さらにケア計画の焦点になる。

機能的健康パターン

私たち看護師は患者を前にしたとき、その人がどのような健康問題を抱えた人間であるのかを、意図的・体系的・論理的にアセスメントしたうえで、必要なケアを導き出さなくてはならない。これは看護師としての腕の見せどころであり、それ相応の知識と技術が必要になる。

前述したようにゴードンは、看護過程におけるアセスメントを「健康状態の評価」とし、その重要性を述べている。そして看護アセスメントを意図的・体系的に行うための枠組みが「機能的健康パターン」である。

ゴードンは、看護ケアの提供される場ごとに異なるアセスメントツールが使用されていることに注目し、その多様性はかえって看護の発展を妨げている、と主張した。

そしてすべての理論に共有できる情報の枠組みが必要であると結論づけた。そこで開発されたのが「機能的健康パターン」分類である。「機能的健康パターン」は、人間の統合された生活機能に焦点をあて、人為的に11のパターンに分類したもので、アセスメントのための看護の視点であり、看護診断を導くための枠組みである。この枠組みはどのような看護理論、看護モデルとも使用することができるといわれている。

パターンという用語は、人間の生活機能上の問題が単独で起きているのではなく、パターン同士が相互に関連し合っていることを意味している。つまり、1つのパターンのみを明らかにするだけでは、本当の問題をとらえることができない、ということである。

健康パターンには以下の2つの状態がある

①**機能的パターン**：健康パターンが機能的に働いているときで、健康とウェルネスを意味する。

②**機能障害的パターン、機能障害的パターンの潜在状態**：実在または潜在する健康問題を意味する。

クライエントの機能的健康パターンについてアセスメントは、看護歴(質問)と診査(観察)によって行われる。そして、すべてのパターンについて得た結果を統合し、看護問題(看護診断)を明らかにしていくのである。

機能的健康パターンにおける焦点

ゴードンは、機能的健康パターンを開発するうえで、いくつかの重要な焦点があることを紹介している。機能的健康パターンを活用する際には、これらを念頭に置く必要がある。

1 機能の焦点

看護でいう機能とは、生活機能を表し、健康増進、援助、リハビリテーション活動における焦点になる。

一方、医学における機能は、生物学的機能を表し、看護とは視点が異なる。看護において生物学的機能を情報収集する目的は、クライエントの生活機能面のどこに問題があるのかを部分ではなく、クライエント全体からとらえて判断していくためである。

2 クライエント―環境の焦点

環境はクライエントに影響し、またすべての機能的パターンと相互作用をもつ重要な要素である。クライエントの環境に関する情報は、どのパターンにおいても不可欠である。

3 年齢―発達の焦点

看護は、あらゆる発達段階にある人間を対象にしている。人間の成長を発達は、それぞれの機能パターンに反映される。したがって、クライエントの年齢からどのような発達段階にある人なのかをとらえることは重要であり、機能的パターンのなかに取り込んで分析してかなければならない。

4 文化の焦点

私たちの行動や性別による規範などは、文化が基盤になっている。それは意識しようとしまいと、社会のなかに、また私たちのなかに息づいているものである。ゴードンは、「文化は機能的パターンの発生に重大な影響を与える」と述べている。また「健康パターンは環境と文化の産物」であるとし、クライエントの置かれた状況の個人的・文化的意味を理解していくことは、「クライエントの経験を理解するための大きな助けになる」(1998)としている。

機能的健康パターンの分類と定義

情報収集で浮彫りになったパターンは、単独で理解していくものではない。それぞれを相互に関係づけ、統合し、理解していかなくてはならない。そのうえで、看護ケア提供上の問題、および予測される問題についてを分析する。11の機能的健康パターンの分類と定義を**表2**に示す。

表2　11の機能的健康パターンの分類と定義

①健康知覚―健康管理パターン **「クライエントが知覚する健康と安寧（well-being）のパターン、健康管理の方法」** クライエントが自分の行動をどのように知覚しているか、それが現在のクライエントの行動や今後にどのような関係をもっているか（クライエント自身が行っている健康増進方法や疾病予防活動、医師や看護師の療養上の指示や勧め、フォローアップも含まれる）
②栄養―代謝パターン **「代謝に必要な飲食物消費に関するクライエントのパターン、身体各部への栄養補給状態がわかるパターンの指標」** 個人の食習慣、毎日の食事時間、摂取する飲食物の種類と量、嗜好、栄養剤やビタミン剤など、クライエントの食生活全般（皮膚病変と全般的な治癒力も含まれるため、皮膚、毛髪、爪、粘膜、歯などの状態、体温、身長、体重の測定値の情報も該当する）
③排泄パターン **「排泄機能（腸、膀胱、皮膚）のパターン」** 規則正しい排泄機能についてのクライエントの知覚、個人の排泄習慣、薬剤などの使用、排泄コントロールに使用する器具、排泄量や性状に伴う変化やクライエントの反応、家族や地域の廃棄処理パターン
④活動―運動パターン **「運動、活動、余暇、レクリエーションのパターン」** 清潔、料理、買い物、仕事、家庭維持などエネルギー消費を伴う日常生活行動、スポーツをはじめとする運動の種類、量、質（個人にとって望ましい、または期待されるパターンを妨げる因子も含まれる）
⑤睡眠―休息パターン **「睡眠、休息、くつろぎのパターン」** 1日24時間内の睡眠と休息、くつろぎの時間パターン（睡眠と休息におけるパターン、質、量、エネルギー水準に対する知覚、使用している薬剤、睡眠時の日課なども含まれる）

表2　11の機能的健康パターンの分類と定義（つづき）

⑥認知―知覚パターン
「感覚―知覚と認知のパターン」
　視覚、聴覚、味覚、触覚、臭覚などの感覚の適切さ、障害のために利用される代償（眼鏡、補聴器、義肢などの人工装置の適切性）、言語、記憶、意思決定といった認知機能（状況によっては疼痛の知覚、管理方法も含まれる）

⑦自己知覚―自己概念パターン
「クライエントの自己概念のパターン」
　自己に関する態度、諸能力（認知、感情表出、身体）への知覚、ボディ・イメージ、自己同一性、一般的な価値観、一般的情動パターン（身体の姿勢や動き、視線、声、話し方のパターンも含まれる）

⑧役割―関係パターン
「役割任務と人間関係についてのクライエントのパターン」
　個人の現在の生活状況における主な役割、それに伴う責任、それらに対する認識（家族関係、職場での人間関係など社会的な関係における個人の葛藤や障害などが含まれる）

⑨セクシュアリティ―生殖パターン
「セクシュアリティ・パターンに対する満足と不満足についてのクライエントのパターン、生殖パターン」
　個人が男性、女性としてのセクシュアリティに関して知覚する満足、または障害（女性の生殖期、閉経前後期、問題を感じたすべての事柄が含まれる）

⑩コーピング―ストレス耐性パターン
「クライエントの一般的なコーピングパターン、およびストレス耐性の観点からそのパターンの有効性」
　自己完全性への挑戦に耐える個人の予備力や能力、ストレス解消法、家族やそのほかのサポートシステム、個人が状況を制御し管理する能力をどのように知覚しているか

⑪価値―信念パターン
「価値、信念（宗教的信念を含む）、クライエントの選択や決定の手引きになる目標についてのパターン」
　個人が人生で重要であると感じていること、生活（生命）の質、そして健康に関連した価値観、信念、予想に伴う葛藤などを情報収集し分析する

ゴードンの看護理論から得るもの

　私たち看護師は、初めて患者を前にしたとき、できるだけ早期にその人のもつ健康上の問題をとらえていこうと考える。そのとき、人間が社会のなかで生活を営んでいる存在であることを忘れてはならない。人間がもつ健康問題は、生活という視点をもち、患者全体からとらえていくことで初めて明らかになるからである。しかし、人間を全体でとらえていくことは

簡単なことではない。だからこそ、私たちには何か手がかりになるものが必要である。そのようなとき、ゴードンの理論は有効である。

ゴードンは、看護はあくまでクライエントの生活機能面の問題を診断し、アプローチするものだとして、医学と明確に区別している。私たち看護師が医学的知識を必要とする理由は、クライエントの生活機能面のどこが障害されているのかを分析、予測していくためなのである。

彼女の考えは、ともすれば看護診断が医学診断と混同されがちな臨床の場で、看護の本質とは何かということに立ち返らせてくれるのではないだろうか。

またゴードンは、クライエントのケアに対する専門職としての責任を強調する。当然、知識、技術、態度を切磋琢磨することが求められている。それらをしてこそ、看護師はゴードンという「考える実践家」になるのである。

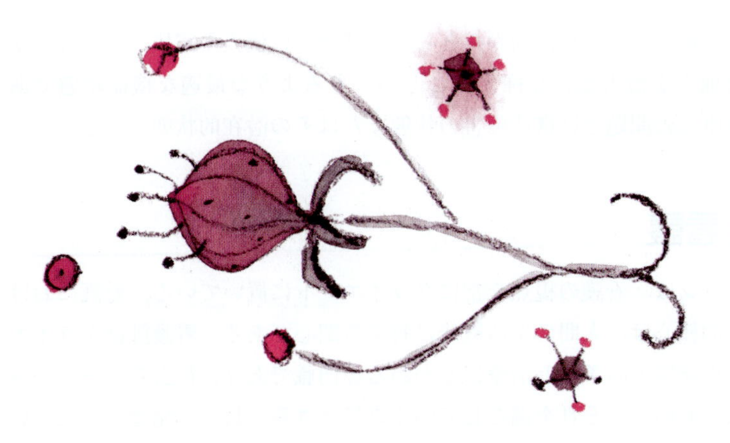

看護理論のメタパラダイム

先述しているように、ゴードンの看護のメタパラダイムである４つの概念について明確に言及しているわけではない。彼女の著書(1998)に論じられているなかから導き出していくことにする。

①人間

人間は、自らの環境内で統一体として機能する。行動は個人―環境複合体の産物であり、統合されたすべての人間は、その健康、生活の質、人間の可能性の達成に寄与するよな機能的健康パターンをもつ。

②環境

人間と環境とは、常に相互作用をしている。どの機能的健康パターンにおいても、クライエント―環境の相互作用は重要であり、情報収集において不可欠な要素である。

③健康

人間の健康を生活機能面からとらえ、健康とは個人や家族、地域社会がその可能性を最大限に発揮することができるような最適な機能状態である。健康上の問題とは機能障害の状態またはその潜在的状態である。

④看護

ゴードンは、看護の視点を常にクライエントに置いている。看護における基本的核心は、人間の生活機能に対する関心である。看護師はクライエントの機能障害の予防と治療にかかわる専門職であり、社会のニードから生まれたもので、それを満たしていく責任と責務を負う。発達、文化といった焦点をもつ。これらはすべてのパターンにおいて考慮されるべき重要な要素である。

要　旨

①看護過程における看護アセスメントは、体系的で熟考された最も重要なプロセスである。

②看護師の使う独自の専門的な判断とは、「診断的判断」「治療的判断」「倫理的判断」である。そのどれにも批判的思考が必要であり、看護診断を導く。

③「機能的健康パターン」は人間が統合された機能を11に分類したもので、すべての理論に共有できる情報の枠組みである。

④機能的健康パターンは、機能、クライエント—環境、年齢—発達、文化といった焦点をもつ。これらはすべてのパターンにおいて考慮されるべき重要な要素である。

用語

・機能的健康パターン：人間の統合された生活機能を11に分類したもので、意図的・体系的にクライエントをアセスメントし、看護診断を導くための情報の枠組み

・看護診断：看護師がその教育や経験から得たものによって看護治療を行うことができ、またそのための免許も所有している。実在あるいは潜在する健康問題を表現したもの。健康問題を解決するための容認された療法が、薬物の処方、手術、放射線療法、そのほか法的に医学実践として定義されている治療の場合は、この定義は含まれない

看護理論に基づく事例展開

患者のもつ健康問題を明らかにし、看護ケアを提供するためには、情報収集を綿密に行うことが大切である。収集した情報は、パターンごとに整理して分析・解釈・統合を行い、看護診断と照らし合わせながら、まず仮の看護診断(看護問題)を導く。

そして、仮の看護診断の妥当性を検証し、最終的な看護診断を決定する。さらに、それに対する看護目標・看護計画を立案するという過程をたどる。

紙面の都合上、情報やアセスメント、また診断の妥当性の検討について簡略にまとめた。これはゴードンの機能的健康パターンによる看護がイメージできるようにしたものであり、看護診断自体には力点を置いていない。

事　例

Aさん、55歳、女性。１年前から２型糖尿病を指摘され、薬物療法を続けていた。２週間ほど前から右殿部中央に発赤し、疼痛が持続しているため受信。２型糖尿病による高血糖、皮膚障害の疑いで入院。医師からAさんの現在の状況は糖尿病と関係しており、血糖コントロールが必要であると説明され、糖尿病教室への参加が勧められた。

機能的健康パターンによる看護アセスメント

（S情報：主観的情報、O情報：客観的情報）

1 健康知覚─健康管理パターン

《S情報》 血糖が高いっていわれても何の症状もないから、私の糖尿病は軽いほうよね。糖尿病教室ってほんとに必要なのかしら。

お尻のことは糖尿病とは絶対関係ないと思うの。受診はきちんとしているし、薬を飲んでいるから、食事や運動療法はしなくてもいいと思っています。

《O情報》 15年前から２型糖尿病を指摘され薬物療法を続けている。教育入院の経験はない。主治医から「現在の状況は糖尿病と関係しており、血糖コントロールが必要である」と説明されている。教育入院の経験なし。糖尿病教室には参加しているが消極的。

体温：36.6℃、脈拍：80回/分（規則的）、呼吸：18回/分、血圧130/78 mmHg、全般的な外見（印象）についてはとくに問題なし。

《アセスメント》 Aさんには、右殿部中央に2型糖尿病による影響と考えられる発赤、疼痛がある。しかしそれは糖尿病とは無関係であると考えている。Aさんにとって自覚症状がないことが糖尿病の重症度の基準になっていること、糖尿病教室に参加することへの疑問、受診や内服を継続しているために食事や運動療法は必要ないと述べていること、またこれまで教育入院などの経験もないことなどから、Aさんは疾患に対する知識が不足していると考えられる。この知識不足が、食事運動療法を日常生活に取り入れた健康管理がとられていないことと、糖尿病教室への消極的な参加につながっていると考えられる。

したがって、仮の看護診断は「非効果的治療計画管理：食事・運動療法」にする。

《妥当性の検討：「非効果的治療計画管理：食事・運動療法》

Aさんは、日常生活に治療法を取り込むための行動ができていない。その原因は自覚症状がないことで疾患を軽く受け止めているなどの疾患の知識不足であり、診断では妥当であると考える。

2 栄養―代謝パターン

《S情報》 食欲もあるし、好き嫌いはない。子どもや孫、夫の食事と一緒でふつうの食事をとっています。とくに注意していることはありません。水分は、食事のときに緑茶を2～3杯飲みます。甘いものが大好き、食事の後に食べるのが習慣になっています。あまり動かないし、だから太るのよね。

《O情報》 入院時指示：糖尿病食1500kcal、食事摂取：全量、身長：152m、体重：60kg、肥満度：18％、体重は3か月で2kg増、義歯：あり（部分）、右殿部中央に直径3cm程度の発赤と疼痛がある。

検査値：BS260mg/dL、HbA1c8.0％、TC250mg/dL（HDL30、LDL 176）、TG 220mg/dL、TP、7.8g/dL、Alb4.6g/dL、WBC7000/μL、CRP2mg/dL

《アセスメント》 食後に甘いものを摂取する習慣があり、また標準体重から約18％過剰で肥満傾向であること、３か月で２kgの体重増加があることから、摂取―消費エネルギーバランスの不均衡が置きていると考えられる。またコレステロール、中性脂肪の値が高く、高血糖が持続していることからも、日頃の食事内容にも問題がある。血糖コントロールのためにはバランスのとれた食事に是正し、標準体重に近づける必要がある。

これらの結果から仮の看護診断は「栄養摂取の変調：肥満」とする。

また、Ａさんの殿部の発赤は２型糖尿病による免疫機能の低下により引き起こされた炎症の可能性が高い。現在のところ検査データの異常は軽度であるが、血糖値が高い状態が続いているため十分な観察をしていく必要がある。

これらの結果から仮の看護診断は「皮膚統合性障害のリスク状態：右殿部」にする

《妥当性の検討：「栄養摂取の変調：肥満」》

Ａさんは標準体重からみると18％で10％以上の過剰体重である。また食後に甘いものを摂取する習慣があること、食物摂取―エネルギー消費量の不均衡があることから、診断は妥当であると考える。

《妥当性の検討：「皮膚統合性障害のリスク状態：右殿部」》

右殿部に発赤、それに伴う疼痛があり、２型糖尿病による代謝の変調があることから、診断は妥当であると考えられる。

3 排泄パターン

《Ｓ情報》 排便：１回/日、排尿：５～６回/日、下痢や便秘はない

《Ｏ情報》 尿糖（＋）、尿たんぱく（－）、微量アルブミン16mg/GCr、排泄障害なし

《アセスメント》 血糖増加のため尿細管で吸収しきれない糖が尿中に流出していく状態ではあるが、血糖値によって徐々に改善していくと考えられる。そのほかの排泄については、いまのところ問題はない。

4 活動―運動パターン

《Ｓ情報》 とくに運動はしていないの。歩いたり、走ったりするのに支障はないわ。歳の割にはしっかりしているほうよ。

《O情報》 日常生活についてはすべて自立している。運動障害なし。循環器、呼吸器などの異常を表すデータなし。

《アセスメント》 Aさんの活動に影響を及ぼすような運動機能障害はない。

しかし、血糖コントロールのためには運動療法が重要になるので徐々に取り入れていくことが必要になる。

5 睡眠─休息パターン

《S情報》 主婦なので忙しくしています。でもよく眠れています。

《O情報》 入院前の睡眠時間は7時間、薬剤などの使用はしていない。入院中、睡眠障害なし。

《アセスメント》 いまのところ睡眠は効果的にとれていると考えられ、問題はない。

6 認知─知覚パターン

《S情報》 しびれやふらつきなど、全くありません。お尻が赤くなっているところが少し痛いけど、我慢できないほどじゃないの。薬局で買った軟膏を塗っていたんだけど、なかなか治らなくてね。

《O情報》 殿部疼痛については自制範囲内であり、それによる心身の影響は出ていないためいまのところ問題には挙がらない。しかし、高血糖の持続により炎症の悪化の可能性もあるため、今後、十分な観察が必要である。そのほか、感覚、認知、言語機能に問題はない。

7 自己知覚─自己概念パターン

《S情報》 病気のことなんかもあんまり深く考えないようにしているの。糖尿病でも何ともないから、いままでと何も変わりないわ。

《O情報》 明るい表情、はっきりとした口調で話す。

《アセスメント》 いまのところ自己知覚に関する問題はない。

8 役割─関係パターン

《S情報》 夫と子ども、それに孫まで世話をしなくてはならないの。だから早く退院しなくてはね。でもしばらくの間だから、みんな協力してくれているわ。

《O情報》 Aさんは専業主婦。夫(60歳)は工場勤務。夫の前妻の子ども2人、実子1人の計3人を育ててきた。現在は夫、前妻の子どもである長男(30歳、会社員)と孫(2歳、男の子)の4人暮らし。家事の一切をAさんが行っている。家族は面会によく来ている。

《アセスメント》 発達段階や役割上、また家族関係にはいまのところ問題はない。しかし今後Aさんは糖尿病を自己管理していかなければならない。それには家族の協力が必須である。

9 セクシュアリティ―生殖パターン

《O情報》 既婚、子どもは前妻の子ども2人と実子1人の計3人。とくに訴えはない。

《アセスメント》 いまのところ問題はない。

10 コーピング―ストレス耐性パターン

《S情報》 夫の子どもが離婚して、その孫を連れて帰ってきたの。それで私が面倒をみているのよ。近所の友だちがいい話し相手になってくれているわ。でもストレスがたまったときは甘いものをいっぱい食べちゃうのよね。だから太るのね。

《O情報》 家族や友人の面会があり、楽しそうに話している。

《アセスメント》 いまのところ問題はない。しかし、ストレスの対処として甘いものを摂取するという習慣を徐々に見直していく必要がある。

11 価値―信念パターン

《S情報》 とくに宗教はない。大事なものはやっぱり家族よね。

《O情報》 家族の面会時にはとりわけ表情が明るい。実践している宗教習慣はない。

《アセスメント》 とくに問題はない。

看護診断

それぞれの機能的健康パターンを分析した結果、看護診断(看護問題)は3つあがった。Aさんの場合は、健康知覚―健康管理パターンにおける問題が、栄養―代謝パターンに影響を与えていると判断できる。

この看護問題の統合は、関連図などを書くことで、より理解が深まる。

看護診断の記載は「～に関連した＊＊＊」という２部形式か、P（看護問題）、E（原因または関連要因）、S（症状・徴候、定義上の特徴）の３部形式で表現する。３部形式で文章が複雑化する場合は、そのまま表現するとよい。

今回のＡさんの看護診断は、とらえ方が理解できるよう３部形式で表現した。

（1）

P：非効果的治療計画管理：食事・運動療法

E：自覚症状がないことで疾患を軽く受け止めている

糖尿病教室に参加することへの疑問がある

受診や内服を継続しているために食事や運動療法は必要ないと考えている、教育入院などの経験がない

S：食事・運動療法が日常生活に取り入れられていない

糖尿病教室への参加が消極的である

（2）

P：栄養摂取の変調：肥満

E：18％の過剰体重、食後に甘いものを摂取する習慣、摂取―エネルギー消費量の不均衡

（3）

P：皮膚統合性障害のリスク状態：右殿部

E：右殿部中央の直径３cm大の発赤と疼痛、２型糖尿病による代謝の変調

看護目標

看護診断では、看護問題に対する原因や関連因子が示される。それが解決されたときの理想、つまり「望ましい成果」が看護目標である。

ここでは、Ａさんの優先順位の高い「非効果的治療計画管理：食事・運動療法」について述べる。

看護問題：非効果的治療計画管理：食事・運動療法

看護目標

①糖尿病教室に毎回参加できる。

②糖尿病について質問すると正しく答えることができる。
③血糖コントロールのために必要な治療計画について説明できる。
④日常生活に食事・運動療法を取り入れるという意思を表現できる。
⑤フォローアップに必要な機関やサービスを紹介する。

看護計画

「望ましい成果」に達するための看護ケア計画を立案する。
①日常生活における血糖コントロールに影響している要因、学習を阻害している要因を見いだす。
②糖尿病教室で得た知識をすぐに活用し、学習への積極的な参加につながるようにする。
③日常生活を踏まえながら疾患や治療についてよく話し合う。
④Aさんを尊重し、自尊心が保てるかかわりをもつことで信頼関係をつくる。
⑤フォローアップに必要な機関やサービスを紹介する。

実施・評価

クライエントへの直接的なケアを「望ましい成果」に実際に達したかどうかを判断する。

機能的健康パターンは、疾患に関連する1つのパターンだけの情報をアセスメントして問題を明らかにするのではなく、すべてのパターンについて情報収集し、アセスメントしなければならない。それは「各パターンは相互に依存し合う関係」にあるからであるとゴードンは述べている(1998)。

そして機能的健康パターンは、「あらゆる場や専門分野で、またすべての年齢層に適用することができる」(1998)という。私たちは、これらのことを臨床の場で、また看護実習をとおして理解することができるだろう。

補　章

それぞれの理論による看護過程

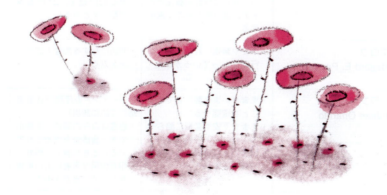

理論家名	アセスメント	看護診断	
ナイチンゲール Florence Nightingale	・個人をめぐる物理的、心理的、社会的環境に関する情報を収集する ・環境が個人に及ぼす影響を判定する	・健康を回復するために必要な環境や環境上不足している情報を明確にする ・患者の環境に対する反応をみていく ・収集した情報の判断によって必要な看護を判断する	
ヘンダーソン Virginia Henderson	・14の基本的欲求の状態、基本的欲求に影響する常在条件、基本的欲求を変容させる病理的状態について情報を収集する ・未充足の基本的欲求と常在条件、病理的状態との関連を考える ・未充足の基本的欲求を充足させるために必要な能力(体力、意思力、知識)で、欠けているものは何かを考える	・基本的欲求の未充足状態とその原因・関連因子および基本的欲求の未充足への反応(体力・意思力、知識)からその人の問題を総合的に判断する	
ウィーデンバック Ernestine Wiedenbach	・そのとき・その場の「援助を求めるニード」の明確化をはかる	・個人(患者)によって「援助を求めるニード」が認識され、問題解決に必要な個人(患者)の力・能力を明らかにする	
アブデラ Faye Glenn Abdellah	・21の看護問題をもとにデータ収集の方向づけを行い、さらに情報を顕在的なもの、潜在的なものに選択する	・看護問題から導き出す。アセスメントされた顕在的・潜在的問題を、21の看護問題にまとめる	
ペプロウ Hildegard E. Peplau	・不安や緊張に対してどんな行動をとっているか観察・アセスメントする	・問題に対する患者の認識状況をみる	
オーランド Ida Jean Orlando	・患者がいま必要としていることを確認する ・患者を不安や苦悩に陥らせているニードを患者自身が認識できているかについて情報を収集する	(オーランドの理論では看護師の反応に該当) ・患者は自分の気持ちを表出でき、看護師も求められていることを自覚し、両者の相互作用が患者によい影響を与えているかをみる	
トラベルビー Joyce Travelbee	・知識・技能・能力を用いて、患者の苦悩をともに体験し、ニードの存在を判断する	・その苦難が患者にとってどのような意味をもっているかをみる	

	看護計画	看護の実践	看護の評価
	・患者の回復を促し、健康を増進するためのよい環境条件を提供するために変更あるいは調整を要する環境を明らかにし、具体的な計画を立案する	・患者を可能なかぎり最善の環境に置くように看護を実行する ・環境を調整し、患者がもつ自然治癒力を促進するための方法を実行に移す	・患者をめぐる環境の変化が回復に向けての過程を促進しているかどうかについて評価する
	・基本的欲求を充足するための目標と具体的計画を設定する	・計画に従って基本的欲求を充足するための行動をとる	・未充足であった基本的欲求がどの程度充足できたかについて、患者の反応や確認や観察などから、その目標や達成度とケア計画、ケア内容の適切性について総合的に評価する
	・個人(患者)の「援助を求めるニード」を満たすための計画を立て、個人(患者)に確認する	・患者の哲学と看護師の哲学に基づき、看護師の思考や感情を吟味し、不一致がないか確認しながら実践する	・「援助を求めるニード」が満たされ、個人(患者)が「安楽」であり、「有能」であることについて確証を示しているか確認・評価する
	・21の看護問題のうち、選択された問題は看護目標を表す。看護診断をすると目標が設定される	・目標を枠組みとして計画が立てられ、実践方法が決定される	・設定された目標に対する患者/クライアントの変化を評価する
	・目標を相互に設定し、目標達成に向けて看護師と患者が協働して計画を立てる	・計画に立てた目標を達成するよう援助する	・相互に設定した期待される行動がとれたか評価する
	(オーランドの理論では看護師の行動計画に該当) ・患者がニードを表出できるようにする ・患者のニード解消に向けた計画を立案する	(オーランドの理論では看護師の行動に該当) ・ニードの確認し、熟慮した看護活動を行う ・ニード充足に向けての積極的な看護活動を行う	(オーランドの理論では看護師の行為の有効性の評価に該当) ・患者の不安や苦悩が改善されたか否かを評価する ・患者の行動の変化について評価する
	・人間対人間の関係を確立するために、患者との相互関係を意図的に計画する	・患者がその病気や苦痛に意味を見いだせるよう行動する	・患者のニードをどこまで満たすことができたかを、患者とともに探究する

理論家名	アセスメント	看護診断	
ロイ Sister Callista Roy	・適応様式を示す行動と、行動に影響を及ぼす刺激を、２つの段階に分けてみる	・適応様式に関する判断を記述(行動＋刺激で示す)する	
オレム Dorothea E. Orem	・普遍的、発達的、健康逸脱に対するセルフケア要件や、セルフケア能力を構成する要素からセルフケア能力について査定する	・セルフケア能力と治療的セルフケア・デマンドとの関係から、セルフケア不足を見いだす	
ロジャーズ Martha E. Rogers	・統一体である人間に対して人間と環境の周期的なパターン、相互作用を探求する	・ホメオダイナミクスの原理に基づき、人間と環境の場のパターンとパターン化を反映する	
ベナー Patricia Benner	・かぎられた情報からその意味をとらえ、経験に基づいた直感的な予想を立てる	・理論的知識と実践的知識を統合させた経験的な診断をする	
キング Imogene M. King	・個人と個人間システムを構成する主要概念をみていく ・成長発達、知覚、自己概念、身体像、時間、空間、コミュニケーション、役割、ストレス、相互作用、相互浸透行為をみる ・看護師－患者間の言語的・非言語的コミュニケーションが中心になる。患者とのコミュニケーションの客観的な観察と査定を行う	・患者の社会システムや他者との相互関係、健康についての情報に関する分析・判断を行う ・アセスメントで得た情報から診断する	
マーガレット・ニューマン Margaret A. Newman	・看護過程の考え方を支持しない	・アセスメントに同じ	
レイニンガー Madeleine M. Leininger	サンライズ・モデルに関連してデータを収集する ・患者の社会構造、世界観、言語、環境状況 ・患者が個人、家族、集団、社会のいずれにあるのか ・患者のヘルスシステム(民族的・専門的システム) ・文化的ケアの多様性と普遍性	・文化的ケアの多様性と普遍性に関する、患者のもつ問題を明確にする	

	看護計画	看護の実践	看護の評価
	・適応を促進するために期待される成果（行動）を設定する	・適応を促進するためにケアを選択し実施する	・期待される成果（行動）に対するケアの有効性を判断する
	・セルフケア能力を高めるために、セルフケア不足をどのように調整するか、患者の意思決定に基づき整理し、計画を立てる	・適切な看護システムを選び、看護行為を行う	・セルフケア能力がどの程度習得できたかを評価する
	・人間と環境の場、生命過程のパターンとパターン化の促進の計画を立てる	・統一体である人間に対して、人間と環境の場に働きかける介入を行う	・人間と環境の場のパターンとパターン化の評価を行う
	・経験を生かした気遣い（caring）のある計画を立てる	・気遣い（caring）のある看護を実践する	・何が、なぜできなかったのかを評価し、次の看護に生かす
	・看護師ー患者が互いに納得し合って目標を達成するための計画を立てる	・目標達成のために患者と相互に設定した目標を達成するための計画を実施する	・実施されたことが目標達成に繋がったか評価する ・看護ケアの有効性があったかどうかを評価する
	・看護による「コントロールの慎重な放棄」を強調するので、あらかじめ計画を立てて予測することはしない	・患者に混乱する出来事が生じたときに、患者とパートナーとしての関係性を築くようにする	（あえて評価するとすれば） ・患者も看護師も高いレベルの意識の拡張ができたか、患者との関係を終わりにする準備ができたかを評価する
	・患者のニーズを満たすために、文化的ケアの保持、調整、再パターン化のうちいずれか、または組み合わせのうち、どの看護行為の様式を用いるかを判断し、計画に盛り込む	・看護行為の様式に基づいて看護の実践を行う。文化的ケアを保持する	・レイニンガーの看護理論でとくに取り上げられていないが、文化的な多様性、普遍性が充足されたかどうかを評価する

理論家名	アセスメント	看護診断	
ホール Lydia E. Hall	・ケア・サークル、コア・サークル、キュア・サークルの枠組みで情報を収集し、アセスメントする	・3つのサークルの枠組みにしたがって、患者のニードを導き出す	
パースイ Rosemarie Rizzo Parse	・アセスメントや看護診断の考えを支持しない	・アセスメントに同じ	
ベティ・ニューマン Betty Neuman	(ニューマンの理論では看護診断に該当) ・患者の生理的・心理的・社会文化的・発達・霊的な変数に関する情報 ・顕在的あるいは潜在的なストレッサー(人間内部、対人的、人間外部の力)に対する反応に関する情報 ・基本的な中核構造の統合性や防御線、抵抗線に関する情報	(ニューマンの理論では看護診断に該当) ・患者に関して収集した情報を分析し、ニーズや問題を明確にする	
ワトソン Jean Watoson	・心・体・魂の主観的混乱および不調和の有無をみる ・認知している自己と経験している自己との個人内不一致の有無をみる	・心・体・魂の主観的混乱および不調和における患者の行動と反応をみる ・認知している自己と経験している自己との個人内不一致における患者の行動と反応をみる	
ゴードン Marjory Gordon	・意図的・系統的に行われた情報収集に基づいて健康状態を判断する	・看護ケアを行うことができる顕在/潜在する生活機能上の問題を表す	

	看護計画	看護の実践	看護の評価
	・患者の自己認知力が高まるよう、ケア・サークル、コア・サークル、キュア・サークルに対する計画を立てる	・ケア・サークルでは身体的、コア・サークルでは心理的、キュア・サークルでは医学的処置、リハビリテーション等への患者および家族への援助を行う	・ケア・サークル、コア・サークル、キュア・サークルへのケア、および患者の自己認知力が高まったか否かについて評価する
	・意図的なかかわりをもつことはしない。その人の健康体験を尊重し、生命と生活の質を高めるために、あくまでもガイド的なかかわりを計画する	・患者とともにあることで患者の示す一示さないものから意味を明らかにするガイド、リズムに同調できるようなガイド、そこから超越できるようにガイドするといったかかわりをする	・意味を明らかにできたか ・リズムへの調和ができたか ・可能性に向けて超越することができたか ―を評価することはできる
	(ニューマンの理論では看護診断と看護の目標に該当) ・患者が安定性を獲得し、回復(あるいは維持)するために有効な計画を立案する	(ニューマンの理論では看護の結果に該当) ・可能な範囲での高いレベルに再構成するために必要な事柄を実行する ・看護行為は、1次、2次、3次で行われる	(ニューマンの理論では看護の結果に該当) ・再構成がどの程度達成されたか評価する
	・10のケア因子について計画を立案する	・患者と看護師の人間対人間としての間主体的な関係、つまりトランスパーソナルを実施する	・心・体・魂の統一と調和がはかれたか、プラスの変化が生じたか、ケアの受け手がこれでよいと思える状態になったかを評価する ・看護師にケアの意思と意図、愛情があったかを評価する
	・望ましい成果に到達するための看護ケアを計画する	・直接的なケアを実施する	・望ましい成果に到達できたかどうかを判断する

終　章

実践に生かす中範囲理論

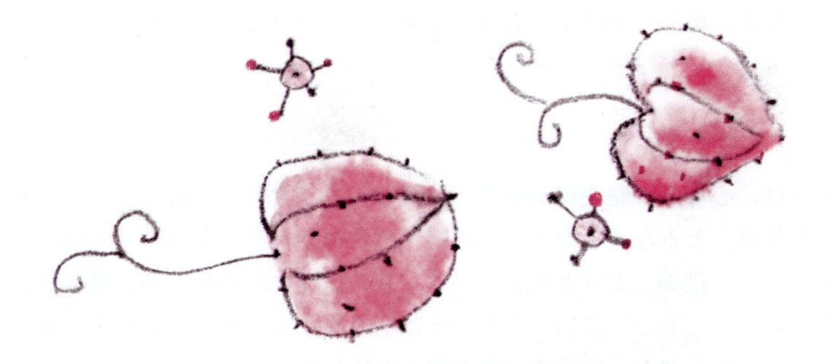

アブラハム・H. マズロー

ニード論

はじめに —理論家を知る

アブラハム･H. マズロー（Abraham H. Maslow）はロシアからのユダヤ人移民の長男として、1908年にブルックリンで生まれ、1970年に62歳で死去したアメリカの心理学者である。ウィスコンシン大学を卒業し、1951年から69年まで、ブランディス大学の心理学教授として活動し、この間の1967年から68年までは、アメリカ心理学会会長となった人である。

マズローの研究活動は1960年代に「精神的に健康で自己を実現しつつある人間の研究」を行っていた。彼は「自己実現」を研究対象としており、「人間性心理学（ヒューマニスティック心理学）」の最も重要な生みの親といわれている。そして、自己実現の特徴については、「自己実現とは、老齢者だけにみられるもので、生涯にわたるダイナミックな活動の過程ではなく、事柄の究極的あるいは最終的な状態」[2)]と述べている。

フランク・ゴーブル（Frank G. Goble）著『マズローの心理学（The Third Force；The Psycology of Abraham Maslow, 1970）』においては、マズローを「ギリシャ時代からずっと、心理学に課せられてきた根本問題、つまり『心とは何か』という問題を解決するために、その生涯をかけた人である」[1)]と紹介している。また、上田はマズローの理論について、「人間科学を追及しつつある学究、あるいは実際に人間の問題と取り組んでいる人びとの一読に値する」[3)]と述べており、私たち看護師の看護の対象は人間である以上、ぜひ、マズローのニード論について理解しておきたい。

歴史的背景：第三勢力

マズローは、心理学の歴史において、1960年代の二大勢力である「人間の本性を邪悪な衝動」とみなすフロイトの提唱する精神分析学の立場と「人間の本性を機械論的」に把握しようとするワトソンらの提唱する行動主義心理学の2つの立場を批判しており、この二大勢力とは全く異なる心理学の立場を「第三勢力の心理学」と命名し、自己の立場を明らかにしている。

彼は、とくに「人間」について興味をもっており、いくつかの調査結果から、「完全に成熟した人間」について知りたいと考えるようになった。そして、「自己実現した人」とは、どのような人であるのかをとらえるために、自己実現しているであろうと考えらえる人について調査し、その内容を明らかにした。この成果は、1962年に『完全なる人間(Toward a Psychology of Being)』という著書において発表している。

その後、フロイトの発達理論をもとに、心身の発達とともに人の成長に伴う欲求とその自己実現を最上位として5つの欲求階層について検討している。この5つの段階は、発達段階に視点を置いてとらえると、基本的欲求を基盤とした理論の組み立てから始まるのだろうと考えていた。しかし、マズローの理論の研究過程をたどると自己実現から始まっており、この最上段の自己実現の欲求階層にむけて、ニード論が築かれたことがわかる。

1965年には、『自己実現の経営(Eupsychian Management)』を発表し、経営に関する研究であるとはいえ、モチベーションの理論なども含んだ人間と社会という視点で書かれており、マズローの心理学は幅広く経営学についても関係していることがわかった。

ニード論と主な概念

1 《自己実現》と《欲求》とは

看護の対象である「人間」が成長や発達をしていくためには、どのようなことが必要なのか。「人間」は、どうやって成長していくのだろうか。

ニード論というと、看護理論ではヘンダーソンやアブデラがあげられるが、ここでは、心理学の立場にあるマズローのニード論について述べていきたい。

マズローのニード論は、5つの段階を表し、最上段にある自己実現に向かっていく「人間」のニードについて階層化・体系化により示されている。

ここでは、まず言葉の意味から確認していくこととする。

《自己実現:self-realization》とは、大辞林によると「自己の素質や能力などを発展させ、より完全な自己を実現していくこと」[5]と書かれている。つまり、個々の人間がもっている力を余すことなく使って完全となるであろう自己実現に向かって発展させようとすることと考えられる。

次に、ニード論と紹介されている以上、ニードは日本語で「欲求」と訳されるため、それについても確認しておく。

《欲求》とは、大辞林によると「②『心』生活体の内部で、心理的・生理的に必要なものが不足または欠乏しているとき、それを補うための行動をおこそうとする緊張状態」[6]と書かれている。

つまり、欲求とは生活体としての人間が心や身体に関係する問題を抱えたときに、本来、必要なものの不足や欠乏を感じたときに、その欠乏などを補おうとする行動であり、緊張を感じている状態でもあるといえる。

このように、看護の対象である「人間」が成長や発達を遂げていこうとするためには、自己の欲求を満たそうと努力し、そのときに抱えている緊張状態をもって、次の段階への欲求に向かいながら、最終的な自己実現に向けて行動しようとする思考がマズローのニード論であるといえよう。

看護学を学んでいくうえで、マズローのニード論に出会うのは、看護過程を展開していく際に、どのように看護問題を抽出しようか、どうやって優先順位をつけていこうか、という看護学生としての課題を抱えたころに意識される理論の1つであろう。それは、紙上事例による看護展開において、患者には、直接、情報が聞けない。つまり、与えられた情報のなかでアセスメントし、看護問題を抽出し、優先順位を決定していく必要があるからである。そのときに、マズローの欲求階層(生理的欲求から始まる5段階)を想起する必要がある。

ところで、山下は、経営学の視点から、マズローの欲求階層について、モチベーション論のなかの「欲求理論」と位置づけ、モチベーションの問題は、「何が人を動機づけるか」という問題と「どのように人は動機づけられるか」という問題があり、それが、前者の「モチベーションの内容論」と後者の「モチベーションの過程論」である[7]と述べている。これは、ニード論で示されるその欲求とはどこを指すのかと問うているのである。そして経営学の視点から一般にマズローの欲求理論は、〈モチベーションの内容論〉と評されるが、これは自己実現論が心理的健康とはいかなる状態であるのかを表す〈心理的健康の内容論〉であることに対し、欲求階層説とはそうした心理的健康に至るためにはどのようにしたらよいのか、その経路を示す〈心理的健康実現の過程論〉である[7]としている。

つまり、この山下の考え方は、人間は自己実現という目的があって、そこをめざすための過程がその前に位置しているという考えであるといえるのであろう。確かに、マズローが行った自己実現に関する研究の過程からすると、そういった考え方は納得できるのである。

2 「自己実現」に関する研究について

彼は精神的に健康な人間に興味をもち、研究した結果、「自己実現」という言葉を用いるようになった。これは、マズローの学生時代に自分が大変尊敬し、精神的に健康な人間としてとらえ、賞賛していた2人の教授に出会ったことに始まる。マズローは、2人の教授を丁寧に分析することで、自分に興味を引き付ける何かを発見しようと試みたことに始まる。

2人とも、マズローが学位授与後にニューヨークへ来てからの師であった。この2人の教育者に強い興味をもって調査し分析したのである。この調査から、完全に成熟した人間について、さらに広範な研究を始めることになった。彼の研究対象は、個人的な知人や友人、現在および故人の公的人物、大学生などであった。当初、200人の大学生から調査を開始したが、十分に成熟した人は１人しか見いだせなかったということであった。その後も調査を続けたが、自己実現した人の定義には曖昧さが残ったということだった。

しかし、マズローはおおよそ次のように記した。「自己実現とは、才能･能力･可能性の使用と開発である。そのような人は、自分の資質を十分に発揮し、なしうる最大限のことをしているように思われる」[8]と述べているのである。これは、自己のもっているすべての力を発揮し、全力で打ち込んでいる状況を自己実現であると示しているものと解釈できる。

3 マズローの「基本的欲求階層」

個人的・社会的生活のほとんどを側面に当てはめることができる。彼は、合理的な動機づけ理論には、次のような仮説が必要であると考えていた。

「個人は統合され、組織化された全体であり、１つの行為、あるいは意識的願望が唯一の動機づけしかもたないということはありえない」[9]と述べ、それは「一部分ではなく全体としての人間が動機づけられる」[9]ということである。

たとえば「歯が痛い」というときには、その人間全体が疼痛に対して苦痛なのであって、痛みの軽減を求めているのは齲歯による痛みという部分ではなく、その人間自身なのである。さらに、その痛みは、食欲を低下させて、ときには睡眠さえ阻害する問題としてあげられる。

つまり、個人のなかのほとんどの欲求は密接に関連しているのである。このことは、「歯が痛い」という状況が、基本的欲求に関して食欲や睡眠の質や量の低下や不足にも影響する現象に関係するといえるのである。

「従来の研究のほとんどのものは、欲求はそれぞれ切り離して、手段と目的という用語を用いて個々に研究できるものであると仮定してきた」[10]。しかし、心理学の視点から「動機づけについて完全に理解するためには、基本的な目的･目標をそれに達する手段よりも重視する必要がある」[10]と述べているのである。

①生理的欲求

人間の欲求において、最も基礎的で明らかなのは、生命維持に関する欲求である。生命欲求ともいわれ、本能的な欲求であるといわれている。

①正常な呼吸、②飲食、③排泄、④移動と体位の保持、⑤睡眠と休息、⑥脱衣と着衣という生理的欲求である。

ここでは乳児期にある赤ちゃんを例にあげ、人間性の発達段階とともにみられる欲求階層について述べる。人間の発達過程において、基盤にあるのは生理的欲求である。赤ちゃんは自分では自分の世話ができないため、「お腹が空いた」という飲食や「尿、便が出た」という排泄に関する生理的欲求を第三者の援助を受けて満たそうとする。

②安全の欲求

生理的欲求が満たされると、次には危険や恐怖を回避し、安全や安心を求める欲求が現れる。ここでは、物理的な危機ばかりでなく雇用の安定なども含まれると考えられる。一般には、健常人は満たされているが、子どもや認知機能などの障害をもつ人は、予測可能な世界を求めるということが明らかになっている。つまり、一貫性や公平を好むが、この決まった工程がなくなると安定感を失う。

赤ちゃんの場合は、物理的には衣服を身にまとうことで外部からの刺激による外傷や体温の保持により身体を守り、生存を脅かされない欲求であり、精神的には、安心を得るという欲求を満たそうとする。

③所属と愛情の欲求

安全の欲求が満たされると所属と愛情の欲求が現れる。社会的欲求ともよばれ、社会やさまざなな集団のなかで人々と交流し、自分が1つの位置を占めることで、認めてもらいたいということを望む。

また、マズローは「心理学は、愛についてわずかのことしか言っていない」と気づき、次のように述べている。『家族、結婚、セックスについて真面目な論説を書く著作者は、愛という課題が自分たちに与えられた固有の基本的な仕事の一部であることを考慮しなければならない。ところが、私の仕事をしている図書館には、これらの問題について書かれた本で、愛という課題を真剣にとりあげたものは一冊もない。それどころか、愛という言葉は索引にすら載せられていないのである』」[11]と述べたといわれている。

赤ちゃんから少し成長し、幼児期をを向かえる。養育者などとの関係において家族の一員であるということ。また、保育園や幼稚園などの同じクラスの子どもたちとのかかわりから、自分が社会に存在するというなかで帰属するということ。そして、そこに居て認められる存在であるということを満たそうとする。

④承認の欲求

所属と愛情の欲求が満たされると承認の欲求が現れる。人から認められることや尊敬されることを求める欲求である。「人間は、２種類の承認の欲求をもっている。すなわち自尊心と他者からの承認である。①自尊心は、自信・能力・熟練・有能・達成・自立、そして、自由などに対する欲求を含んでいる。②他者からの承認は、名声・表彰・受容・注目・地位・評判そして、理解などの概念を含んでいる」[12]。

アルフレッド・アドラー（Alfred Adler）はマズローの承認の欲求について、「十分な自己承認をもっている人間は、より自信があり、有能で、生産的である。ところが、この自己承認が不十分であると、人間は劣等感や無力感を抱くことになる。その結果、絶望したり、神経症的な行動を起こしたりすることもある」[12]さらに、「最も安定した、またそれだけ健康な自己承認は、外見上の地位・名声あるいは不当なへつらいなどではなく、周囲からの相応な尊敬に基づいている」[12]と述べている。

やがて、乳幼児期を経た人間は、学童期や思春期、成人期を向かえる。そして、承認の欲求とは社会に出て活動することで、自己を認められたいと思うことや自分の思いどおりにしたいと感じるようになることである。

⑤自己実現の欲求

マズローは自己実現への欲求は、「所属と愛情の欲求と承認の欲求が適度に満足された後に発生する」[13]と述べている。自分の能力を活かして何かを達成したい。あるいは潜在能力を発揮したいなど、自己の表現や自己の実現に関する欲求である。そして、「人は、なれる可能性をもつものになる必要がある」[13]と述べており、「人がなるところのものにますますなろうとする願望、人がなることのできるものなら何にでもなろうとする願望」[13]が自己実現への欲求であると述べている。

これは、マズローの研究の成果として述べられている100人か200人に１人が自己実現できるという結果であり、老齢期だけにみられる。

事例への応用

マズローの欲求階層について、よく目にするのは**図１**に示されるものである。ニード論ということでは、ヘンダーソンの14項目とマズローのニード論を対比して解説されることもある。しかし、マズローは、このような単純な図で示していたのかを改めて確認すると、**図２**のように紹介されるものがあった。つまり、欲求階層を示すには、まず、外的環境には欲求充足の前提条件があったり、基本的欲求の部分は欠乏欲求とも示されていたりする。さらに、自己実現の手前には、成長欲求という存在価値やメタ欲求と示されるものがあった。

マズローが示してきた欲求階層は、これまでに５つくらいの形があるともいわれているが、いくつかの過程を踏んで今の形が紹介されてきた。これには、自己実現の研究では優れた人を対象として自己実現について研究してきているのだが、その結果から、欲求充足の前提条件として「自由」「正義」「秩序」などが示されていることだと解釈できる。

ここでは、そうした前提もあるということを踏まえたうえで、略式の**図１**の表現を用いて、人間性の発達段階(**図３**)とともに具体的な事例を述べる。

また、マズローの欲求階層については、人間の発達そのものとしてとらえることもできるが、何らかの障害や負担を背負うことになると年齢に関係なく、さまざまな欲求を求めることになるといえるだろう。さらに、マズローの欲求

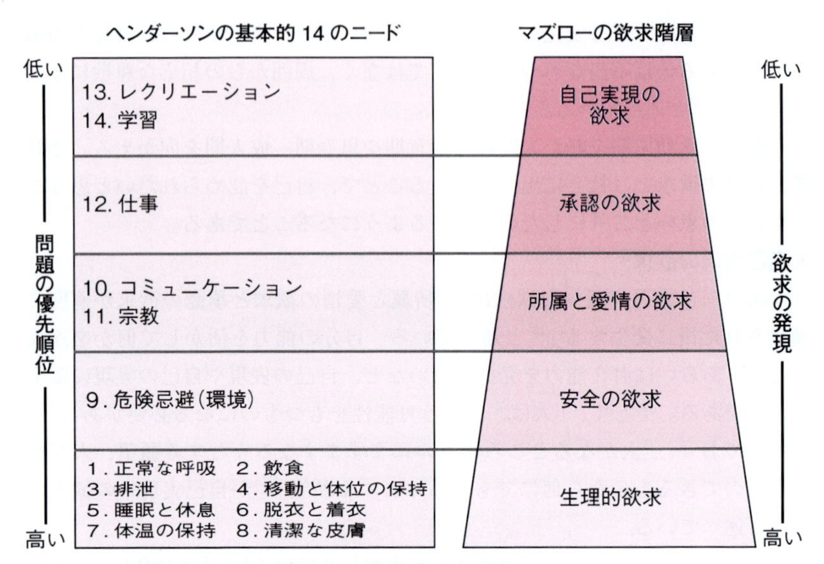

図1　ヘンダーソンとマズローの欲求階層の対比

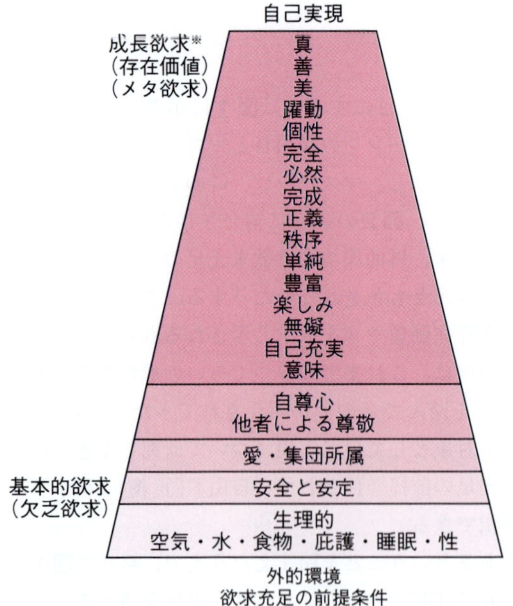

※成長欲求はすべて同等の重要さを持つ(階層的でない)

図2　アブラハム・マズローの欲求の階層

(フランク・ゴーブル著、小口忠彦監訳：マズローの心理学、p.83、産業能率大学出版部、1972より改変)

〈死〉

		（ポジティブな面）	人間の強さ	（ネガティブな面）
老年期	8段階	統合	英知	絶望・嫌悪
壮年期	7段階	世代性	世話（ケア）	停滞
成人初期	6段階	親密性	愛	孤立
青年期	5段階	アイデンティティ	誠実	同一性拡散
学童期	4段階	勤勉性	有能感	劣等感
幼児期	3段階	自主性	目的	罪悪感
幼児初期	2段階	自律性	意志	恥・疑惑
乳児期	1段階	基本的信頼	希望	基本的不信

〈誕生〉

ライフタスク（ポジティブな面・ネガティブな面）

図3　エリクソンの発達段階

（岡堂哲雄：心理学－ヒューマンサイエンス、p.125、金子書房、1985より改変）

階層では下段の欲求が満たされると次の段階へ行くと考えられているが、**図2**の※印で示されるように成長欲求については、16項目がすべて同等の重要さをもつと説明を加えている。

事例1

右乳房がん、35歳、女性、独身、未婚だがパートナーあり。乳房切除術を勧められたが、手術による乳房の喪失というボディイメージの変化、女性生殖器の喪失に悩んでいる。

【考えられる問題点や課題】

35歳という発達段階は、「成人初期」にあたる。「親密性」と「孤立」を対概念とする。社会人としての生活を送る時期であり、ボディイメージの変化、女性生殖器について問題を抱えることになる。

【解説】

未婚だがパートナーがいることで、手術による乳房の喪失というボディイメージの変化や女性生殖器の喪失に悩む。結婚というかたちをとっていないため、手術や抗がん剤治療などパートナーへのさまざまな遠慮や迷惑をかけてしまうという負い目がある。彼は「手術して、しっかり治療してほしい」というがこれからの生活に対し不安を抱えている。この時点では《所属と愛情の欲求》の段階において欲求が障害されていると考えられる。

直接介入としては、抗がん剤の使用による脱毛に対するかつらの準備や乳房切除後の補整具などについて、なるべく早い時期から説明をしていく。

パートナーはいても婚姻関係がないことや乳がんの手術を受けなくてはいけな

いことなどにより、その後の生活に関する不安があり、《安全の欲求》が脅かされたと感じている。さらに、婚姻関係がないということに関して《所属と愛情の欲求》が脅かされたと考えられる。

事例2

生後1か月女児、母子家庭、母21歳。親に反対された結婚で両親の協力なし。帝王切開手術により母乳の授乳が遅れる。仕事復帰のため、人工栄養となる。

【考えられる問題点や課題】

21歳という発達段階は、「青年期」にあたる。「アイデンティティ」と「同一性拡散」の対概念を示す。社会人としての生活を送り、育児における母親役割を果たせないという困難さを話す。

【解説】

人は、家族という集団における場や職場という社会において、それらの集団に所属している。しかし、この家族は自分と生後間もない乳児のみであり、2人で暮らす現実において、《所属と愛情の欲求》を充足させているとはいえない。産後8週間は休暇があるが、他の家族の協力がないために友人や知人との交流を図り、孤立しないよう支えることが必要である。また、児童手当や児童扶養手当、ひとり親家庭医療費助成制度など経済的な支援も充足させる必要がある。

事例3

脳梗塞後遺症、左半身麻痺、嚥下障害、83歳、男性、妻79歳、子供なし。麻痺があるために移動には時間がかかり、食事時には妻の介助も必要である。二人暮らしのために、他の家族の支援を受けることができない。

【考えられる問題点や課題】

83歳という発達段階は、「老年期」にあたる。「統合」と「絶望」を対概念に示す。社会人として統合される時期であり、充実した余生を送る年代である。しかし、脳梗塞の後遺症により、介護が必要な状況にある夫との生活に困難を抱えている。

【解説】

老々介護といわれる状況にある。お互いに精神的な支えにはなっているが、実際の身体的な介助には限界があり、十分な《生理的欲求》が充足されず、さらに《安全の欲求》も障害される恐れがある。高齢であるため、早急に介護保険の手続きをとり、介護度の認定を受けられるよう申請を促すことが必要である。

さらに《承認の欲求》が充足し、これまでの人生を振り返り、十分養護されるようかかわる必要がある。

事例4

体育の時間に転倒し、左膝蓋骨々折、左下腿シーネ固定、11歳、男子。学校を欠席しなくてはならない。屈伸ができないため移動が不自由である。

【考えられる問題点や課題】

11歳という発達段階は、「学童期」にあたる。「勤勉性」と「劣等感」の対概念をもつ時期である。学童としての日常生活が一時的に障害される。

【解説】

左膝蓋骨々折による左下腿シーネ固定のために、日常生活において屈伸ができないことによる活動の制限や運動に困難がある。さらに術後の疼痛により苦痛を伴う。そのため、移動の不自由さがあり、《基本的欲求》が障害され、疼痛があることによる《安全の欲求》も障害される。移動の困難さや疼痛の軽減について考える必要がある。

おわりに

マズローの欲求階層について、基本的な考え方を述べてきた。また、ここに示した4事例については紹介されている内容が少なく、実際の患者を対象にした場合には、さらに詳細なアセスメントが必要になるだろう。看護問題を抽出したり、優先順位を決定するときの参考になればと考えている。

●引用・参考文献

1）フランク・ゴーブル著、小口忠彦監訳：マズローの心理学－第三勢力、訳者まえがき、p.Ⅲ、産業能率短期大学出版部、1972
2）前掲書1）、p.39
3）A.H.マズロー著、上田吉一訳：完全なる人間－魂のめざすもの、第2版、p.283、誠信書房、1998
4）マズローの欲求段階説：https://www.motivation-up.com/motivation/maslow.html、2018.6.10検索
5）大辞林、三省堂、第2版、p.1098、1995
6）前掲書5）、p.2658
7）山下剛：マズローの心理学・科学観、高松大学紀要、p.231～273、2010
8）前掲書1）、p.36
9）前掲書1）、p.59
10）前掲書1）、p.60
11）前掲書1）、p.65
12）前掲書1）、p.67
13）前掲書1）、p.68
14）桑野紀子：看護理論の概要、看護科学研究、12（2）：68～75、2014
15）都留伸子監訳：看護理論家とその業績、第3版、医学書院、2004

S.L. フィンク、D.C. アギュララ

危機理論

はじめに ―危機とは何か

危機とは、危機で困難な状況という意味があるが、ある経過における重要な局面や転換点という意味ももっている。危機は不安定な事態ではあるものの、重要な転換期としての意味があり、そこにとどまり続けるものではなく、飛躍をもたらす好機であり、成長へと至る出発点にもなる。危機的状況とは分岐点にさしかかり、どのように対処すべきか、どちらに進むべきか、すぐに解決できない状況である。危機は触媒であり、古い習慣を動揺させ打ち破り、新しい反応を引き起こし、新しい発展を促す大切な要因である。

患者や家族の危機に影響を及ぼす要因として、危機を引き起こす出来事、出来事の受け止め、ソーシャル・サポート、コーピング(対処)があげられる。医療の場では、外見上の変化がわかる手術や外傷などによる形態や機能の障害、愛する人や場所などの喪失、喪失の予期を伴う危機を起こす出来事が常に起こっている。そのため、患者は何らかの健康障害に伴い、生命あるいは形態や機能の喪失に脅かされて、通常の役割が果たせないことが多い。よって、医療の場では、健康障害に伴う喪失が増え、あるいはゆがめられて患者や家族は危機に陥りやすい状況だといえる。

歴史的背景

危機理論の基盤となった理論には、フロイト(S. Freud)の精神分析、フロイトの理論から導かれたエリクソン(E.H. Erikson)やハルトマン(H. Hartman)らの自我心理学、ラド(S. Rado)の適応的精神力学などがある。とくに精神分析学と自我心理学においては、危機理論の中核であり、危機に関する考え方の基盤となっている。さらに、危機理論の構築に至ったキャプラン(G. Caplan)やリンデマン(E. Lindemann)による死別反応に関する研究があげられる。

キャプランの予防精神医学は、自我機能に焦点をあてて危機概念を構築し、危機理論の実践や研究で最も重要である。キャプランによると、精神的平衡状態を保つ働きは、自我機能の１つの側面であるとし、自我の働きによって、人は絶えず精神の均衡状態を維持し、さまざまな問題を解決している。つまり、人は恒常的な精神のバランス維持機能があり、問題に直面したときには一時的に逸脱することがあっても、やがて平衡状態に戻る。しかし、問題が大きく、それまでの解決方法では乗り切れないような危機状況に直面すると、その困難

さに立ち向かうための対処する自分に知識や経験などの貯えが不十分で、危機が促進されることになる。このような自我と危機状況に関するキャプランの記述が、現在の危機理論の中核となっている。

リンデマンは、急性悲嘆反応の研究から危機の概念構築に貢献している。彼は、1942年のボストンで発生したナイトクラブの火災で犠牲となった人々の遺族ら101人の悲嘆に対する反応をまとめて、理論化していった。急性悲嘆反応プロセスとは、身体的虚脱感(咽頭部の緊張、呼吸促拍、深いため息など)、死のイメージを伴った思い、罪悪感、敵対的反応、通常の行動パターンが取れなくなるというものである。このような悲嘆のプロセスを中心に、離別という人生で誰も経験しなくてはならない危機的状況に対する反応を分析し、危機理論と実践方法を明確にしていった。

その後には、手術療法の心理学的影響や家族の結束に関する研究、兵士たちの神経症や災害に対する反応に関する研究が行われている。公衆衛生部門では、結婚や養育、退職、配偶者の死による一人暮らし、離婚などの研究が行われ、登校拒否の取り扱いに関する危機的アプローチの利用も報告されている。

このように、危機理論は、アメリカにおける社会的要請や予防医学、精神予防医学の視点から急速に発展して1960年代後半から1970年代前半にかけて活用されるようになった。それは、人々の生活の都市化や核家族化、社会的孤立が進み、家庭や地域社会のなかで相互の助け合いや調整する力が弱くなったことで必要になったといわれる。

また、科学技術の発達はストレスを増大し、病気や病人を対象としていた医学が、予防医学に目を向けるようになったことなどが、危機介入の発展につながったともいわれている。そして、看護領域においても、危機理論の導入は、患者ケアの新しい道を示すものとして推奨され、わが国においても、実践や教育、研究に活用されるようになってきた。

危機理論と主な概念

危機モデルは、危機の過程を模式的に表したものであり、危機の構造を明らかにして、その概念を具現化し、理解しやすくしたものである。危機モデルは、危機介入に対する考え方を明確に示し、患者がたどる経過や必要な介入を全体的にわかるように表現しているので、援助者が何をするべきか方向性を示すものである。

したがって、危機モデルの活用は、危機状態にある患者の全体的な把握をするとともに個別性を見きわめ、危機介入をより効果的に行うことを助ける。

1 さまざまな危機モデル

危機モデルには、危機に陥った人がたどるプロセスに焦点をあてた危機モデルと危機に陥るプロセスに焦点をあてた危機の問題解決モデルがある。

危機モデルは、その人にとって重大な喪失が引き金となって危機に陥った人が、それを乗り越えて受け入れていくプロセスを表現している。そのプロセスはさまざま視点から、危機のプロセスや悲嘆のプロセスとして、あるいは障害受容や死を受容するプロセスとして表している。

ステファン・L.フィンク(Stephen L. Fink)やションツ(F.C. Shontz)は、危機のたどるプロセスを明確に示している。エンゲル(J. Engel)やラマーズ(Lamers)、デーケン(A. Deeken)は、危機のプロセスを悲嘆プロセスとして述べ、コーン(N. Cohn)は障害受容のプロセス、キューブラー・ロス(Kübler Ross)は死の受容のプロセスとして述べている。これらのプロセスは、フィンクの危機モデルの衝撃、防御的退行、承認、適応の各段階の内容に共通しており、3～5段階で示されている。フィンクの危機モデルは、危機に陥った段階からその人がたどると思われる適応へむかう経過と介入の考え方がわかりやすく示されており、突然の予期せぬできごとに遭遇して危機に陥った人々の理解と危機看護介入に有効である。

危機の問題解決モデルは、危機をもたらす突然の出来事に対して、危機を左右する決定要因をあげて、それらの要因の有無によって危機に陥るか否かが決まるというプロセスを示している。ドナ・C.アギュララ(Donna C. Aguilera)は、危機に陥る、または回避するまでの過程を述べたもので、心理的な不均等状態が持続した結果を危機ととらえている。したがって、危機をもたらす突然の出来事によって死に直面するような急激な危機状態よりも、基本的には危機に陥る前のモデルとして活用でき、看護過程を展開する看護職にとっては臨床の場で活用しやすい利点がある。

わが国では、フィンクの危機モデルが活用されることが多く、アギュララの危機の問題解決モデルとともに医療の場で利用されている。それぞれの特徴を踏まえて臨床の場に適応させることが望まれている。

2 フィンクの危機理論

フィンクは、危機とは個々人ができごとに対してもっている通常の対処する能力が、その状況を処理するのには不十分な状態であるといい、そのような出来事の後に続く適応の過程をモデル化している。このモデルは外傷性脊髄損傷により機能障害をもった人の臨床的研究と喪失に対する人間の心理的反応から展開されている。対象は、ショック性危機に陥った中途障害者を想定しており、障害受容に関するプロセスモデルとして構築されたものである。このモデルの影響を受けた重要な理論は、マズロー（Abraham H. Maslow）による動機づけ理論であり、参考にした理論は、リンデマンの急性悲嘆反応のプロセスとションツの危機反応プロセスである。

危機のプロセスは、①衝撃の段階、②防御的退行の段階、③承認の段階、④適応の段階という連続する4つの段階で表現している。この4つの段階は、危機に対して望ましい適応をするための連続的なプロセスを述べたものである。最初の3段階は、4段階目の適応の段階に欠くことのできないものであり、全体が適応の過程である。

①衝撃の段階

衝撃の段階は、最初の心理的ショックの時期としている。迫ってくる危険や脅威を察知し、自己保存への脅威を感じる段階である。現実には対処できないほど急激で、結果的に生じる強烈なパニックや無力状態を示し、思考が混乱して判断や理解ができなくなる。また、胸苦しさや頭痛など身体症状が現れることもある。この時期は、治療が開始される時期でもあり、障害が一時的か永久的か、まだわからない段階である。

②防御的退行の段階

防御的退行の段階は、危機の意味するものに伴って自らを守る時期である。危険や脅威を感じる状況に、現実に直面するには圧倒的な状況のために、無関心や非現実的な多幸症を抱く。これは、変化に対しての抵抗であり、現実を逃避し、否認し、希望的思いのような防御機制をつかって自己の存在を維持しようとする。そうすることで、不安は軽減し、急性身体症状も回復する。

③承認の段階

承認の段階は、危機の現実に直面する時期である。現実に直面して省察することで、もはや変化に抵抗できないことを知り、自己イメージの喪失を理解する。あらためて、深い悲しみや苦しみ、強度の不安を示し、再び混乱を体験する。しかし、徐々に新しい現実を判断し、自己を再認識していく。この状況が圧倒的すぎると自殺を企てることもある。

④適応の段階

適応の段階は、期待できる方法で積極的に状況に対処する時期である。適応は、危機の望ましい結果であり、新しい自己イメージや価値観を築いていく段階である。現在の自分の能力や資源で満足をする経験が増えて、しだいに不安が軽減する。しかし、このモデルはよい方向に向かうであろうと仮定した段階モデルであって、ときに適応の段階に到達できない場合もある。すなわち、自殺や精神病的抑うつで承認の段階を超えることができない場合、幻想や治療の望みに没頭して防御的退行の段階から抜け出せない場合など、直線的な経過を示さないことがある。

3 アギュララの問題解決型危機理論

アギュララは、人はいつも情緒的に均衡を保つために、さまざまな問題を解決する必要に迫られ、人が直面する問題の大きさとその問題を解決する能力のバランスが崩れると危機が促進されるとして、危機に至る過程に焦点をあて、危機への問題解決アプローチを表現している（**図1**）。

問題解決要因としては、①ストレスの多い出来事に対するその人の知覚と、②その人が活用できる社会的支持、および、③その人のもてる対処機制をあげている。

図1のA欄において問題解決要因が働いており、危機は回避される。しかし、B欄においては、これらの要因が1つ、あるいはそれ以上欠けていることが問題解決を妨げて、ひいては不均等を増大させて危機が促進される。

①出来事の知覚

ストレスの多い出来事を知覚することである。知覚には現実的なものと非現実的なものがあり、出来事について適切な知覚が働くと正しく現実的に知覚さ

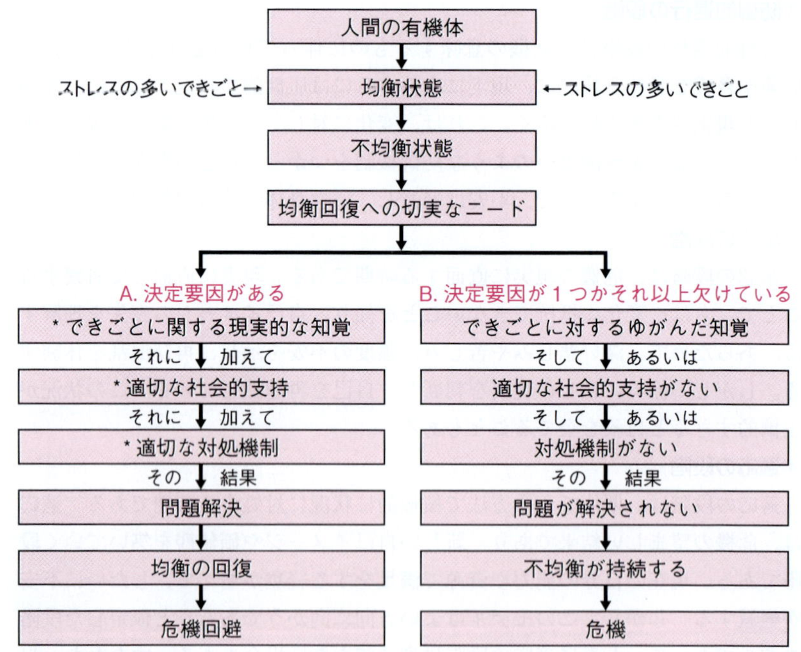

図1　ストレスの多い出来事における問題解決決定要因の影響

（ドナ・C. アギュララ、小松源助・荒川義子訳：危機介入の理論と実際－医療・看護・福祉のために、p.25、図3-1、川島書店、1997より引用）

れる。現実的な知覚はストレス源を認識させ、問題の解決を促進させる。出来事についてゆがんだ知覚が働くと、出来事はゆがめられて非現実に知覚される。出来事がゆがんで知覚される場合、ストレス源を認識するには至らず、問題は解決されない。

②社会的支持

問題解決をしていくために頼ることができ、しかも身近にいてすぐ助けてくれる人やサポートをしてくれる人のことである。適切な社会的支持は、ストレスに耐え、問題解決を行う能力を大いに高める。一方、社会的支持がない場合、人は孤立し、均衡回復に向けた問題解決のサポートを得ることができずに不均衡な状態が持続する。

③対処機制

ストレスを緩和するためによく用いられる手段である。人は日々の生活の中で、不安に対処したり、緊張をやわらげたりする方法を身につけてきている。強いストレス状況で、情緒的安定を維持するためには、活用できる対処機制が多いほど効果的である。しかし、対処機制が不十分、不適切な対処機制しかもっていない場合は、不均等状態が持続する。

事例への応用

アギュララの問題解決型危機理論を用いて事例を説明していく。Mさん(女性、30歳台)は、不妊治療を優先したため、子宮頸がんが進行し、日本に帰国して療養することになり、危機に陥る事例である。

事例紹介

①患者の背景

Mさん、女性、30歳台。Mさんは日系アメリカ人と結婚し、アメリカで住んでいた。不妊治療をきっかけに子宮頸がんが発見されたが、初期(I期)段階であり、代理母での出産を考えて卵子の採取後に子宮全摘出術を行う予定であった。しかし、子宮頸がんの進行が予想以上に進み、治療ができない状態となった。

夫は弁護士で多忙なため協力が得られず、Mさん1人では日常生活に支障ができてきたので、母親にアメリカまで迎えに来てもらい帰国することになった。夫は日本までつきそうがすぐにアメリカに帰国してしまう。

母親はMさんの父親と離婚後に再婚してマンションに住んでいた。近所に祖母と弟が一緒に住んでいるので、母親が仕事で留守の間は祖母がマンションに来て、Mさんの食事などの世話をしている。
Mさんは、もともとは明るく優しい性格である。帰国後にはA病院を受診し、アメリカでの診断と同様にⅣ期であり、骨盤内に腫瘍が広く浸潤していた。疼痛は、デュロテップMT2.1mg1枚半貼付、レスキューとしてアンペック座薬10mgの指示で、痛みのコントロールはできていた。緩和する排泄障害などもなく、化学療法や放射線療法は行わない方向であった。
A病院の医師は自宅での療養を勧めて、下肢浮腫の軽減のためにリンパ浮腫外来の予約と状態観察のために1週間に1回の訪問看護を依頼した。

②訪問看護を利用しての自宅療養の経過

訪問看護師が訪問すると、Mさんは、「すみません、こんな身体でごめんなさい」と肩で息をしながら青白い顔で言った。知り合いに譲ってもらったという上半身が挙上できるベッドを利用して、座位をとっていた。
バイタルサインは、体温37.0度、血圧112/68mmHg、脈拍88回/分、呼吸22回/分、SpO_2は88%であった。
Mさんは、「こんなかたちで日本に帰ることになって、どうしたらいいのか、お母さんやおばあちゃんに申し訳がない」と小さな声で言う。下肢が全体的に浮腫んでいたが、トイレに近い部屋であり、自力で歩行し排泄していた。痛みに対しては、コントロールできており訴えはなかった。
母親は「なんでもっと早く手術を受けなかったのか、こんな状態になるまで1人でおいておくなんて、早く迎えにいけばよかった」といら立ちを隠せない様子であった。祖母は、母親が仕事に行く間にマンションに来ているが、Mさんにどのように対応してよいのかわからずに黙々と家事をしており、悲しげな様子であった。
訪問2回目、訪問看護師は、「今いちばんしたいことは何ですか」とMさんに聞いてみた。するとMさんは「犬に会いたいです」と少し声を大きくした。犬の話をしながら、「焼肉を食べに行きたいです」と少しずつ、やりたいことを話すようになってきた。「お風呂に入ってみようかな」とぽつりと言った。訪問看護師は、訪問時間を気にせずに急遽入浴の準備を行い、支えて洗髪から始めた。湯船に入るとMさんの表情が和らぎ、自分の生い立ちを語り始めた。Mさんには、腹違いの弟がいること、祖母や母親より自分が先に亡くなることへの負い目、義父への気兼ねなどであった。
訪問後、訪問看護師は、仕事で留守であった母親の携帯に連絡して、Mさんの状態を報告した。母親は、訪問看護師にいろいろ話したことへの驚きと話せる相手ができた喜びを伝えて、Mさんの状態を理解したようであった。

その後、毎週末には、車いすを借りて紅葉を観に行ったり、実父と焼肉を食べたりしたと訪問看護師に話すMさんの表情は少し明るくなっていた。しかし、Mさんは入浴できる体力が徐々になくなり、下肢浮腫の軽減と気分転換をはかる目的で足浴に切り替えた。肺水腫も出現しており、呼吸音は弱くSpO_2が80％を切るときも出てきた。

A病院の医師と連絡を取り、母親と共に話し合い、緊急時はA病院に受け入れてもらう体制を整えた。緩和ケア（ホスピス）の選択肢も情報を提供したが、自宅にできるだけいたいということであった。母親には、いつ呼吸が止まってもおかしくない状態であることは説明し、緊急時はA病院に行くことで共通の認識をしていた。

その2日後に入院し、酸素1L/分で開始された。入院中は実父や弟、Mさんの友人が病室を訪れてお花や手土産でにぎやかであった。Mさんは看護師がケアを行うと「ありがとうございます」と丁寧にお礼を言っていた。そして、1週間後に息を引き取った。

初七日が過ぎた頃、訪問看護師は母親に遺族訪問を行った。母親は、「あのときはどうなることかと思いましたが、看護師さんのアドバイスのおかげで出かけたり、会いたい人に出会ったりしました。1週間の入院は、私のために生きてくれたと思います」といい、表情は晴れやかであった。その後、離婚して再出発するとも話された。

看護師は患者の問題を明確にとらえて、問題解決のための看護計画を立案して、実施、評価といった看護過程を展開している。アギュララの問題解決モデルはこの看護過程と似ており、段階的ではないため問題点を明確にするうえで有効である。以下にMさんの事例をアギュララの問題解決モデルによる危機の分析を行う。

①出来事の知覚

Mさんは、日系アメリカ人と結婚し、不妊治療をきっかけに子宮頸がんがみつかるが、卵子の凍結保存を優先した。そのため、子宮頸がんが進行し、骨盤内に腫瘍が広く浸潤している状態となった。Mさんは、アメリカの医療保険を理解していなかったのか、言葉（英語）のニュアンスを取り違えたのか、夫を信じた自分が間違っていたのか、がんの進行を受け入れられないでいる。子宮頸がんと告知されるだけでも衝撃は大きいものである。また、卵子の採取は成功しているが、自分の子どもの誕生をみることもできない。それにもまして、Mさんは徐々に悪化していく全身状態の経過から病状の進行を感じざるをえない様子であった。しかし、夫は弁護士で多忙なため、自宅に1人でいる状況は不安で計り知れなかったと考えられる。また、夫は日本までMさんを送っただけであり、夫への態度にも失望している。

日本では、母親の再婚相手と同居することになるために環境の大きな変化にも希望を失う衝撃であったと思われる。下肢浮腫のため、歩行にも困難があり、１人で外出ができない。また、自宅には義父と住んでいることで友人をまねくことも気兼ねとなり、不安や抑うつ状態のニードが満たされずに危機状態に陥ったと考えられる。

②社会的支持

祖母や母親の支持は十分得られているが、母親は経済的な理由で仕事を継続しなければならず、母親は心身だけでなく経済的な負担も大きい。

訪問看護師は、Mさんだけでなく、母親の思いを聞くなど精神的な面でサポートしていることは評価できる。母親に対する支援も強化できるように、現在の夫や離婚した夫、弟がどの程度現状を把握しているのか、どの程度サポートが得られるのか、他にサポートが得られる人がいないかどうかをアセスメントすることも必要である。また、母親にはMさんがどのような状況に置かれているのか、どのように対処したらよいのかを伝えて、Mさんへのかかわり方をアドバイスすることも重要である。

訪問看護師は、Mさんの気持ちを引き出し、訴えを待つだけでなくMさんが家族や友人などのサポートも把握し、社会的支持が得られる状況をつくり出す働きも評価できる。Mさんと母親は、実父や腹違いの弟とかかわることで、不安やいら立ちが少しではあるが軽減できたように思われる。

また、入院をきっかけに母親が仕事を休んで付き添えたこと、家族や友人が病室を訪ねる機会となり、社会的支持が増えた。身体的には医師や看護師が支持し、精神的には家族や友人の支持が得られた結果であった。

③対処機制

Mさんは自身の病気の受け入れだけでなく、住む環境や同居家族の変化に伴い、不安や抑うつ状態となり危機が起こっている。Mさんが不安や抑うつ状態で、会話もほとんどない状態でも傾聴する姿勢で接することが大事である。そして、Mさんが自身の気持ちの変化に対応しようとする情緒的防御機制をとっていると認識することが重要である。

看護師は、Mさんの気持ちを理解しようとコミュニケーションをとり、日常の身体的なケアをスムーズに行うことで、Mさんとの信頼関係を築いて感情表出のきっかけをつくることができたといえる。

とくに、Mさんと同様に母親も危機状態であったため、２人の間を調整しながら一緒に問題を解決していくパートナーとして認識してもらえたのではないかと考える。

母親とMさん、祖母の関係は良好であったが、義父と会話はほとんどなく気兼ねをしながらの自宅での療養であり、最後の入院は療養場所の再考をしていく時期でもあったと考える。

おわりに

アギュララの問題解決モデルによる危機モデルは、問題点を患者の心理的な変化を捉えながら、出来事の知覚のタイミングや対処機制の種類を見極めるために、バランス保持要因の提供と強化が必要になる。

そして、社会的支持として看護職としての役割遂行に加えて、家族や専門職がその役割を発揮できるように提案することも大切であり、その結果として危機回避につながる。また、患者の対処機制を上手く機能させるためには、社会的支持の充足が重要である。

●引用・参考文献

1）山勢博彰：救急・重症ケアに今すぐ生かせる みんなの危機理論－事例で学ぶエビデンスに基づいた患者・家族ケア、エマージェンシー・ケア、2013年新春増刊、2013
2）山勢博彰：救急・重症患者と家族のための心のケア－看護師による精神的援助の理論と実践、メディカ出版、2010
3）山勢博彰：つかえる・わかる・役に立つ臨床現場の困ったを解決する看護理論、月刊ナーシング、37（12）：10月増刊号、p80～90、2017
4）小島操子：看護における危機理論・危機介入－フィンク/コーン/アグィレラ/ムース/家族の危機モデルから学ぶ、金芳堂、第４版、2018
5）小島操子ほか：危機状況にある患者・家族の危機の分析と看護介入-事例集－フィンク/コーン/アグィレラ/ムース/家族の危機モデルより、金芳堂、第２版、2017
6）ドナ・C. アギュララ、小松源助・荒川義子訳：危機介入の理論と実際－医療・看護・福祉のために、川島書店、1997
7）黒田裕子：看護診断のためのよくわかる中範囲理論、第２版、学研メディカル秀潤社、2015

ハンス・セリエ ストレス適応理論

はじめに —ストレスとは

日常的によく使われている「ストレス」という言葉は、元来、工学分野・物理学分野の用語である。**図1**に示すように、水平に置かれた板に上から力を加えるとその板は下方に曲がり、ゆがみやひずみといった変形を起こす。板に加えられた力がストレスで板の変形をストレインという。

このストレスという概念を医学分野に持ち込んだのがカナダの内分泌学者ハンス・セリエ(Hans H. B. Selye、1907〜1982)である。彼は有害作用によって引き起こされる、生体の変化・反応をストレス状態にあると考え、これらの状態を「ストレス(stress)」、このような状態をつくり出す有害作用を「ストレッサー(stressor)」とよんだ。しかし、その後、ストレッサーという言葉はあまり普及せず、一般的には、人々に加えられる有害な因子・刺激がストレスとよばれている。

歴史的背景

今から約90年前の1930年代、あらゆる病気の原因は病原体であると考えられていたこの時代に、セリエが肉体と心のストレスが身体の変調をもたらすという「ストレス学説」を提唱した。

セリエがストレス学説を提唱する以前には、フランスの生理学者クロード・ベルナール(Claude Bernard、1813〜1878)が、生物体においても無生物におけると同様、現象の発現には主体と環境の2つの存在条件の結合が必要不可欠であるという主張に基づきさまざまな研究を行い、後の実験医学の基礎を築いた。さらに、アメリカの生理学者キャノン(Walter Bradford Cannon、1871〜

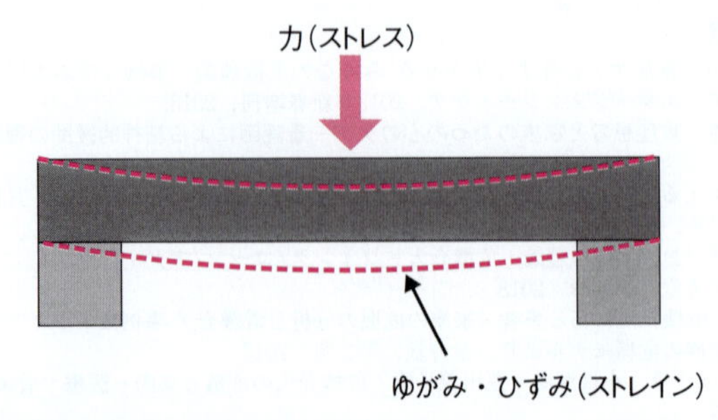

図1　ストレスとストレイン

1945)が、生体内の諸器官は外部環境の変化や運動・体位などの身体的な変化に応じて、体温や血液成分などの内部環境を一定の状態に保つ性質を恒常性(ホメオスタシス：homeostasis)と名付けた。セリエはこの２人の学者から大きな影響を受け、実験医学的にストレスの研究を始めた。

1935年、セリエはカナダ、モントリオールのマックギル大学医学部のコリップ教授が主宰する生化学研究室の研究員として採用され、実験動物ラットに卵巣や胎盤の抽出液(エキス)ほか、さまざまな物質を注入しラットの体内にどのような変化が起こるのかを調べていた(**図２**)。その結果、いずれの場合も①副腎皮質肥大、②リンパ組織萎縮、③胃・十二指腸潰瘍という３つの同じ変化が起こることを発見した。そこで、セリエは物質の注入だけでなく外傷、高温、低温、X線、拘束、過剰な運動負荷など、考え得るあらゆる刺激を与えてみた。するとやはり、同じ３つの変化が起こったのである。

この実験によりセリエは、「動物は有害な外的刺激を加えられたとき、その刺激が何であろうと同じように反応する」という大自然の摂理をとらえたのである。1936年、セリエの「各種有害原因によって引き起こされた症候群」というタイトルの論文が「ネイチャー」誌に発表された。セリエが研究に着手してから約１年後のことであった。

セリエはラットを用いた実験結果と向き合いながら、ヒトの病気の原因が何であれ、発病初期によくみられる症状である①舌の荒れ、②発熱、③胃腸障害、④身体の痛みなどは同じしくみで発症するのではないかと考えていた。この発想がストレス学説の構築へとつながっていくのである。

1956年、セリエの仕事の集大成は、『The Stress of Life』という書物にまと

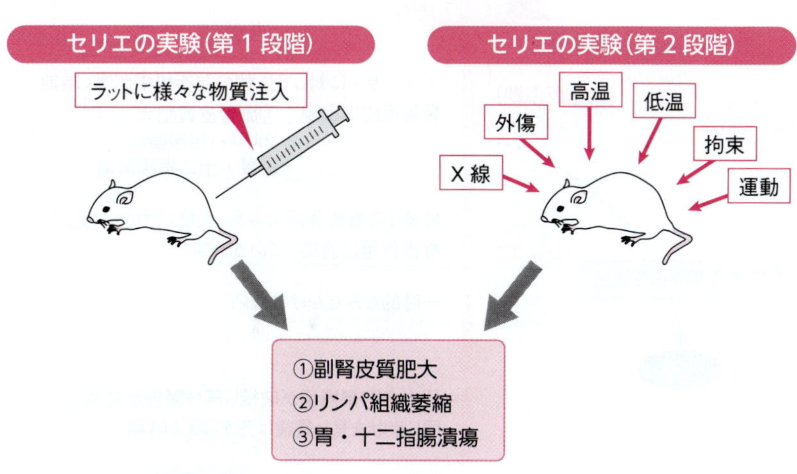

図２　セリエの実験内容

(杉(2008)を参考に作成)

められた。

このように生理学的ストレス研究が進むなか、一方では心理学・社会学分野におけるストレス研究が盛んに行われていた。1960年代には、トーマス・H. ホームズ(Tomas H. Holmes)とリチャード・H. レイ(Richard H. Rahe)による、ストレッサーの総量の評価方法に関する研究、1970年代には、リチャード・S. ラザルス(Richard S. Lazarus)によるストレス・コーピング理論に関する研究がその代表である。

理論の概論と主な概念

ストレスを発見した天才科学者セリエの名を知る一般の人々はほとんどいなくなり、彼の提唱したストレス学説を正しく理解する者も極めて少ないといわれている。

セリエによると、生体は外部からの刺激によってゆがみや緊張を起こし、これらの刺激に適応しようとして非特異的な反応(①副腎皮質肥大、②リンパ組織萎縮、③胃・十二指腸潰瘍)を示す。セリエはこのような状態にあることをストレスとよび、ストレスをつくり出す有害作用をストレッサーとよんだ。

セリエは、ストレッサーの種類に関係なく生じるこれら3つの非特異的症候群を「警告反応」と命名し、警告反応は警告反応期、抵抗期、疲弊期という一連の過程をたどることを明らかにした(**図3**)。

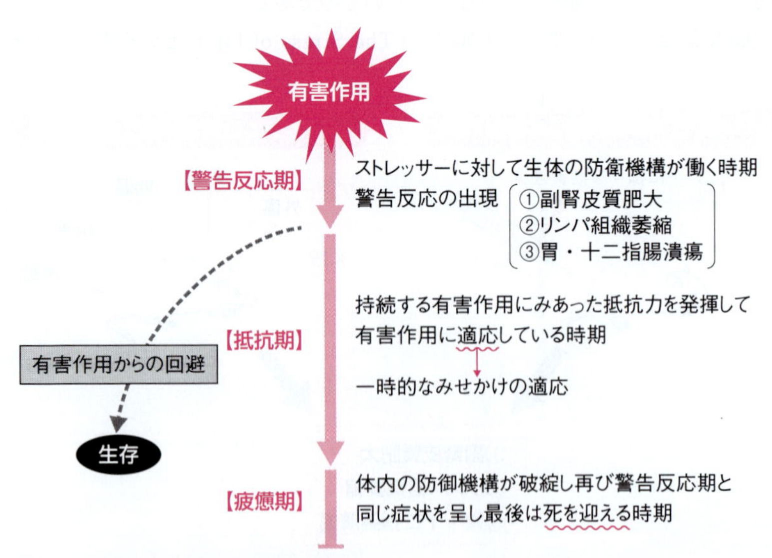

図3　ストレスに対する生体の適応

①警告反応期

警告反応期とは、ストレッサーに対する生体の防衛機構が働く時期のことである。警告反応とは、有害作用を加えられた動物の有害作用に打ち勝とうとする努力の表れであり、動物は身体のすべての機構を総動員して抵抗するのである。

研究が進むにつれ、警告反応がどのようなしくみで起こるのかが明らかになってきた。**図4**に示すとおり、動物に有害作用が加えられると脳下垂体から副腎皮質刺激ホルモンが分泌される。血液の流れによって副腎皮質に達した副腎皮質刺激ホルモンはコルチコイドというホルモンを分泌させるため、副腎皮質に貯蔵されていたコルチコイドの顆粒はすべて放出される。一方、コルチコイドは全身のリンパ組織に到達しリンパ組織を萎縮させてしまう。つまり、①副腎皮質肥大と②リンパ組織の萎縮は同時ではなく。①②の順に起こるのである。

胃・十二指腸潰瘍の発症は、有害作用が自律神経活動の失調をもたらし、胃・十二指腸からの粘液の分泌を減少させることが原因で起こる。粘液の分泌が減

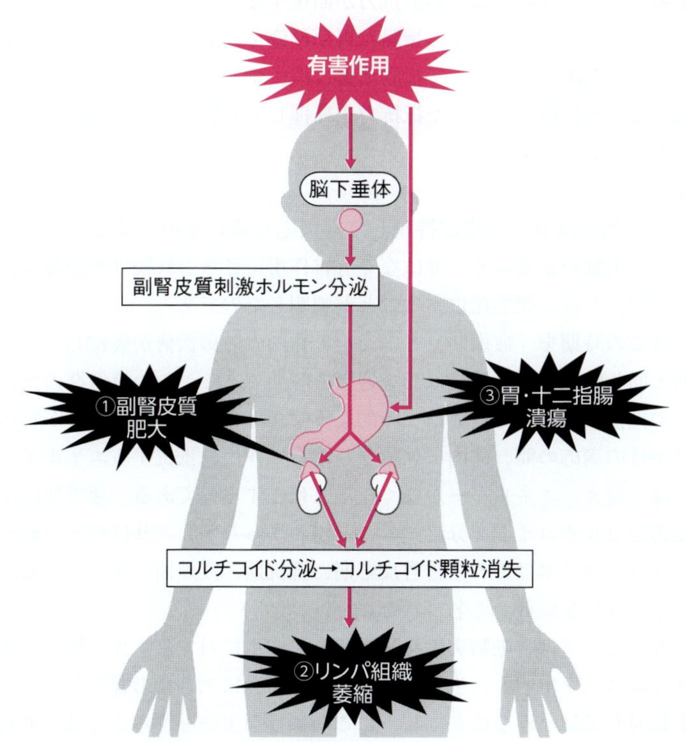

図4　警告反応が起こるメカニズム　（杉(2008)を参考に作成）

少した胃や十二指腸は消化酵素の作用を強力に受けるため、胃壁・十二指腸壁の細胞が破壊され出血や潰瘍が生じる。

セリエの実験は、有害作用の量と警告反応の量はいずれも定量化が可能であった。有害作用の程度が強いほど受ける時間が長いほど、警告反応は顕著に表れるという両者の相関も明らかにされた。

②抵抗期

警告反応期の次は抵抗期に移行する。セリエは持続するストレッサーに対して生体の防衛機構がバランスを取り適応するこの時期を「抵抗期」という言葉で表した。警告反応期にみられた３つの症状は数週間以上にわたり安定的に持続するが、有害作用が強烈であると動物は警告反応期に死亡するのである。

抵抗期のしくみについて説明する。コルチコイド顆粒を消失した副腎皮質細胞はこの時期、再びコルチコイド顆粒で満たされコルチコイドを分泌するようになる。このコルチコイドは動物の体内に貯められている栄養素をブドウ糖に変化させる。そして、ブドウ糖の燃焼により大量のATPがつくられ、有害作用に耐えうるエネルギーが供給される。萎縮したリンパ組織は回復し、再びリンパ球を産生するようになるため抵抗力が回復する。

自律神経活動も回復し胃・十二指腸は再び粘液を分泌するため、胃壁・十二指腸壁の細胞は保護され胃・十二指腸潰瘍は消失する。セリエはこの時期の動物は持続する有害作用に見合った抵抗力を発揮して有害作用に「適応」していると考えたのである。

③疲憊期

セリエは、動物は有害作用が持続しても適応し続けるのではないかと考えた。しかし、実験の結果はそうではなく有害作用にさらされ続けた動物は、ある一定期間耐えた後、突然死亡することが判明したのである。

セリエはこの時期を「疲憊（ひへい）期」とよんだ。体内の防御機構が破綻し、再び警告反応期と同じ症状を呈し最後は死を迎える時期である。この疲憊期の発見により、先の抵抗期における適応は一時的なみせかけのものであることが判明した。みせかけの適応の間、体内に供給された有害作用に抵抗するエネルギーを使い、懸命に耐え、エネルギーがなくなると死亡するのである。疲憊期には副腎皮質は再びコルチコイドを分泌することがわかったが、これは動物の最後のあがきである。セリエはこれら警告反応期、抵抗期、疲憊期の３つの期間をまとめて「全身適応症候群」と名づけた。

このようにセリエは、動物実験を通して有害作用に対する生体の反応や適応に至るメカニズムを解明し、生理学的ストレス研究に大きな影響を与えた。一方、ヒトに対してはどうなのか。ヒトにこのような実験をすることは不可能であるため解明することは容易ではない。

しかし、さまざまな有害作用によって引き起こされるヒトの病気について、セリエの動物実験の知見をもとに解釈されるようになった。たとえば、全身のさまざまな不調を訴えるが検査による客観的な異常や病変がみつからず、特定の診断がつかない患者に、先述した３つの症状が起こっていることが確認されるなどである。

事例への応用

セリエのストレス学説を事例に応用して検討してみる。ここではセリエが提案したとおり、有害作用をストレッサーと表現する。

事例１

Ａさん、32歳、女性。一般企業の事務職員で、夫（33歳）、長男（１歳）、義父（59歳）、義母（57歳）の５人家族である。

第１子の出産を期に知らない土地で義父母との同居生活、自宅から職場まで自家用車で片道約１時間の通勤という生活が始まった。１年間の育児休暇後に復帰した職場の配属先は、それまでの人事事務から経理事務であった。毎日の現金出納、伝票処理、帳簿作成など、仕事内容が大きく変更となり、お金のやりとりにかかわる業務だけにミスは許されず、とくに大きなお金が動くときや直接銀行に行ってお金の出し入れするときは気が張り詰めた。義父母はまだ仕事に就いていたため、長男を保育園に預けて仕事をしていたが、長男の急な発熱などで保育園から呼び出しがあると仕事を早退しなければならなかった。

職場復帰してから２か月が経ったある日の夜、Ａさんは就寝中に突然胃の痛みに襲われた。腹部を温めながら様子をみたが翌朝になっても胃の痛みはおさまらず、体温は37.5℃、倦怠感も認めた。上司に連絡をとると「疲れが出たのだろう」と言われしばらく休養することを勧められた。その日は一日、安静にして過ごした。３日間の有給休暇取得後には、胃痛や発熱はすっかり消失し出社することができた。

Ａさんはこの出来事をきっかけに、この２か月間の働き方、生活の仕方、物事の考え方などを振り返り、改善できる点について家族間で話し合った。

Ａさんの状況をセリエのストレス学説を用いて考えてみる。**図５**に示すとおり、出産後のＡさんには、仕事内容の変更により慣れない仕事をミスなく、こ

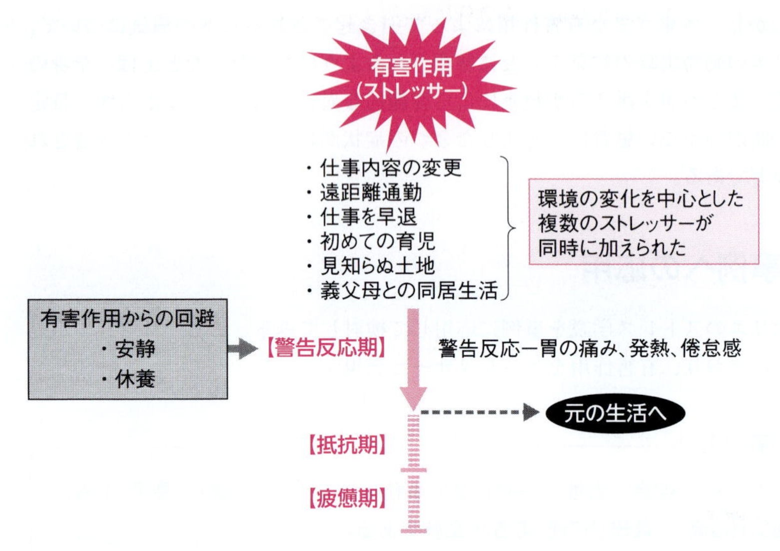

図5　セリエのストレス学説を用いた事例の分析（Aさん）

なさなければならないという精神的なプレッシャーがかかったうえ、遠距離通勤による身体的な疲労、見知らぬ土地での義父母との同居生活という生活環境の変化による精神的な疲労、初めての育児に対する不安や仕事と育児の両立の困難感からくる身体的・精神的疲労など、複数のストレッサーが同時に一定期間加え続けられた結果、ある日突然、胃の痛み、発熱、倦怠感という症状が発現したのである。

ヒトが何かしらのストレッサーを受けて生活していると、倦怠感、食欲不振、めまいなどの全身のさまざまな症状を発現させて、ストレッサーに抵抗していることを警告するのであり（警告反応期）、Aさんはまさにこの状況下にあったことがわかる。Aさんの胃の痛みという症状は先述したセリエの警告反応のひとつ「胃・十二指腸潰瘍」発症のしくみから説明ができる。

警告反応期は、ヒトの身体の病原菌やウイルスなどに対する抵抗力が低下するため、身体の過度の活動を控え疾病を予防しなければならない。したがって、この時期は休養が不可欠であり、仕事を休むなどして休養すれば、やがて症状は消失し元の元気な生活を送れるようになる。Aさんは上司の勧めに従い無理をせず、有給休暇を取得し安静と休養に努めた結果、抵抗期、疲憊期へのプロセスをたどることなく、症状が消失し元の生活に戻ることができたのである。

何をストレッサーとして感じるかはヒトによって異なる。同じ出来事を「快」ととらえるヒトと、「不快」ととらえるヒトがいる。したがって、ストレッサーからの回避も各人がそれぞれの方法で行うことが望ましい。Aさんは上司の勧めもあり休暇を取ることでストレッサーから回避できた。しかし、実はこれでストレッサー自体が消失したわけではない。重要なのはAさんがこの出来事をきっかけに自分自身の生活を振り返って、考え方を変えたり家族と改善できることを話し合ったりしたことなのである。

つまり、これは大脳皮質と自律神経の連絡路を繋げてストレッサーが容易に自律神経系に伝わるのを遮断する行動なのである。これによりストレッサーが加わったときでもそれをストレッサーと感じない鈍さをつくり、抵抗期、疲憊期へと移行することを予防してくれるのである。

事例２

Ｂさん、53歳、女性。スーパーマーケットのレジチェッカー部門で働いている。長女は２年前に嫁ぎ、長男は今春就職し、親元を離れて一人暮らしをしている。現在、夫(55歳)と二人暮らし。

Ｂさんは長男が独立してから心にぽっかり穴が空いたような感じになりなんとなく体調がすぐれない日々を送っていた。しばらくすると、倦怠感、動悸、食欲不振、便秘、肩こり、頭痛などの症状が出現してきた。近くのクリニックを受診し種々の検査を受けたが異常はみつからず、整腸剤や鎮痛薬が処方された。

また、一日のうちでも訴える症状がころころ変わるため、夫や職場の人には「わがまま」と思われていた。Ｂさんは徐々に「眠れない」「死にたい」と訴えるようになり、カウンセリングを受けたところ自律神経失調症と診断された。２週間に１回のカウンセリングを受けるうち、食欲がわくようになり不眠も解消されるようになった。

Ｂさんの状況をセリエのストレス学説を用いて考えてみる(**図６**)。Ｂさんは母親、妻としての役割を担いながら仕事との両立をはかってきたが、子どもの独立というライフイベントによりこれまでの役割に変更が生じ、これが空虚感となってＢさんのストレッサーになったと考えられる。そして、警告反応として倦怠感、動悸などの種々の症状が出現したのである。さらに、周囲の無理解や不十分な治療というストレッサーが加わり、Ｂさんは持続するストレッサーに抵抗力を発揮し適応しようとした結果、「不眠」や「生きる意欲の喪失」というさらなる症状が出現したと考えられる。しかし、この「抵抗期」にカウンセリングという適切なケア、治療を受けたことにより、「疲憊期」には移行せず、うつ病の発症や自殺の危険性は免れたと考えられる。

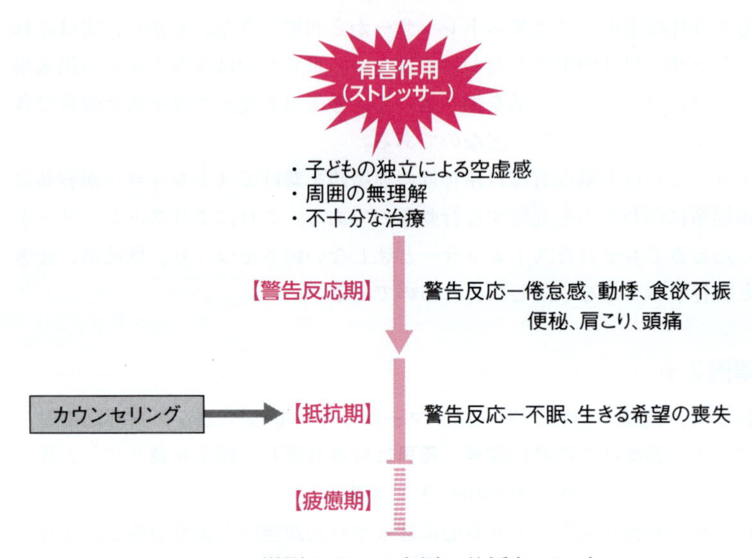

図６　セリエのストレス学説を用いた事例の分析（Ｂさん）

おわりに

以上のＡさん、Ｂさんの事例分析から、ヒトがストレッサーを加え続けられた場合、どのような生体反応が起こりそしてどのような経過をたどるのかをセリエのストレス学説に基づきアセスメントすることにより、早期に指導などの適切な介入ができると考えられる。

●引用・参考文献

1）ハンス・セリエ著、田多井吉之介訳：適應症候群、医歯薬出版、1953
2）ハンス・セリエ著、田多井吉之介訳：夢から発見へ、丸善、1969
3）Hans Selye：Stress Without Distress, J.B. Lippincott Company, 1974
4）ハンス・セリエ著、杉靖三郎・田多井吉之介他訳：現代社会とストレス、法政大学出版局, 1988
5）Hans Selye：A syndrome produced by diverse nocuous agents, Journal of Neuropsychiatry, 10（2）：230〜231, 1998
6）杉 春夫：ストレスとは何だろう－医学を革新した「ストレス学説」はいかにして誕生したか、講談社、2008
7）W.B.キャノン著、舘 鄰・舘 澄江訳：からだの知恵、講談社、1981.
8）クロード・ベルナール著、三浦岱栄訳：実験医学序説、改訳版、岩波書店、1970

A.L. ストラウス、J.M. コービン

病みの軌跡

はじめに —慢性の病いを生きる人間

人の一生は、誕生で始まり老化し何らかの病を得て死んでいく(生・病・老・死)。この一生のなかで誰もが病気をし、その病気が慢性の経過をたどる可能性もある。

1992年、ストラウス(Anselm L. Strauss)とコービン(J.M. Corbin)は慢性の病いをもつ人々を対象とした調査から、「病みの軌跡(trajectory of illness)」という考え方を生み出した。「病みの軌跡」は軌跡理論に基づく慢性疾患の管理の看護モデルである。つまり、「病みの軌跡」とは、病気の慢性状況のなかで病気とともに生きるその人の人生や生活を一連の軌跡ととらえたもので、病気の慢性状況は、長時間かけて多様に変化していく１つの行路(cause)をもつという考え方に基づいている。

病みの行路(illness cause)は方向づけや管理することが可能であり、病気に伴う症状を適切に管理(コントロール)できれば、症状のコントロールや病状の安定保持ができ延長することもできると述べている。また、治療法もその人の身体的安寧に影響を与え、さらに、生活史上の満足や日々の生活活動にも影響を与えることになるので、その人が自分の人生で何を大切にしているかによって、病みの行路が異なったものになるのである。

このモデルは、現在看護の実践や教育・管理の研究領域で活用され成果を上げている。

本論では、病みの軌跡の概要と事例展開を紹介したい。

歴史的背景

「軌跡」の概念が慢性状態にある人々に用いられたのは、1960年代のA. ストラウスとJ. クイント・ベノリエル(Jeanne Quint Benoliel)であった。彼らの調査は、臨死状態になるまでの期間において患者と家族、医療従事者は、病みの行路の方向づけでさまざまな方法を工夫していることを知った。そこから「軌跡」が導き出され、活用するようになった。その後、ストラウスは慢性の病いに関する研究を重ね、理論的枠組の明確化に努めた。この「軌跡」の方向性から著書『Chronic illness and the Quality of Life(慢性疾患を生きる－ケアとクオリティ・ライフの接点)』でこの「軌跡」を用いている。

さらに、その後1970年代前後に病院や家庭における慢性病の管理についての

調査で慢性状況の多様な局面を知り、管理の方法などの知見を得ている。この研究で、とくに家庭のケアを中心としてみると慢性状況を管理するときの特性「患者や配偶者あるいは家族の語る経験の語り」から軌跡の局面を導き出したのである(**表1**)。

その後もストラウスらは、さまざまな研究に着手し、家庭における患者に焦点を当て日々の生活活動のなかでの問題や悩み、苦しみなどを、明らかにし支援の必要性を述べた。

この軌跡モデルは、わが国には1995年に紹介され、このモデルを活用した調査や研究が多くなされて今日に至っている。

病みの軌跡と主な概念

ストラウスらの提唱による軌跡の枠組み(A. Strauss & J.M. Corbin、1988)は、病院および家庭における慢性疾患の管理上の問題を調査したなかから導き出されたものである。その目的は、慢性的状態全般に関する知識や洞察を提示するために開発されたもので、私ども看護師は、看護の意味を探り、どのように看護に活用するかを検討していかねばならないと考えている。

表1　軌跡の局面(phase)と定義

局面(phase)	定義
1．前軌跡期(pretrajectory)	病みの行路が始まる前、予防的段階、徴候や症状がみられない状況
2．軌跡発現期(trajectory onset)	徴候や症状が見られる。診断の期間が含まれる
3．クライシス期(crisis)	生命が脅かされる状況
4．急性期(acute)	病気や合併症の活動期。その管理のために入院が必要となる状況
5．安定期(stable)	病みの行路と症状が養生法によってコントロールされている状況
6．不安定期(unstable)	病みの行路や症状が養生法によってコントロールされていない状況
7．下降期(downward)	身体的状態や心理的状態は進行性に悪化し、障害や症状の増大によって特徴づけられる状況
8．立ち直り期(comeback)※	障害や病気の制限の範囲内での受けとめられる生活のあり様に徐々に戻る状況。身体面の回復、リハビリテーションによる機能障害の軽減、心理的側面での折り合い、毎日の生活活動を調整をしながら生活史を再び築くことなどが含まれる
9．臨死期(dying)	数週間、数日、数時間で死に至る状況

※：2001年のハイコンとコービンの著書では局面の一つとして提示されたもの。立ち直り期の内容は、文献2)より引用

(Woog, P. ed.、黒江ゆり子、市橋恵子、宝田穂訳：慢性疾患の病みの軌跡－コービンとストラウスによる看護モデル、p.13、医学書院、1995)

①軌跡の枠組み

「軌跡(trajectory)」は「病みの行路」と同じ意味がある。この「病みの行路(illness course)」は、方向づけや管理、安定の保持や延長させることも可能で、管理次第によっては症状のコントロールもできるのである。

行路の方向づけは、患者・家族・医療関係者がともに取り組む必要がある。方向づけのプロセスにはさまざまなものを用いるが、慢性病の人々の身体的安寧や生活史上の満足および日常生活活動にも影響を与えるものである。これは慢性病の人々の生活史上のニーズが日々の生活活動を行なううえでどのように病気を管理するのかの選択や、病みの行路の方向づけにも影響することを示している。

しかし、この「軌跡」は不確かで、しばしばはっきりわからないこともある。軌跡を図表にすることもできるものの、それは過去の出来事を振りかえってみたときにだけわかるというものである。この軌跡の枠組みは、A. ストラウスらによって慢性疾患とその管理に伴う問題を理解するうえで有効であり、看護師がこの枠組みを用いてケアのモデル開発に活用して有効であるなど実証されている。

②軌跡の局面移行

軌跡の局面移行(trajectory phasing)は、慢性の病気がその行路をたどるときのさまざまな状態を表す。局面とその定義は**表1**のとおりである。諸局面にはいくつかの下位局面がある。

下位局面移行は、病みの行路が毎日変化したり、さらに続いて起こる可能性も示している。局面全体は、上に向かうとき(立ち直り期)と下に向かうとき(下降期・臨死期)、同じ状態を保つとき(安定期)があるが、どの局面でも逆転現象やプラトー(平坦)現象、上昇現象や下降現象の特徴を示す数週間から数か月の期間があるとされている。

③軌跡の予想

軌跡の予想(trajectory projection)は、病みの行路の見通しを意味し、病気の意味や症状、生活史および時間が含まれる。人々は病気になった時次のような疑問をもつことがある。これから何が起きるのか、それはどのくらい続くのか、自分はどうなるのか、どのくらいの期間を経でどうなるか、それは自分や家族にどのような意味があるのかという事柄である。

患者の病気とその管理(コントロール)にかかわる医師・看護師・患者および家族は、それぞれ独自に軌跡の予想を行ない、どのように方向づけるべきかを考えるものである。しかし、それらはその人の知識や経験、伝聞・信念などによって行われるものなのである。

したがって、ここで注意すべきことは、医療者の描く予想と患者・家族の予想は、必ずしも同じではないこと、医療者の中でもそれぞれ異なる予想をしていることである。

④軌跡の全体計画

軌跡の全体計画(trajectory schema)は、病みの全体的な行路の方向づけや現在ある病状のコントロールおよび障害の対応をめざして立案される計画のことである。全体計画には、選択肢として医学的な治療計画、薬物療法、食事療法や瞑想なども含まれる。

⑤管理に影響する条件

軌跡の全体計画がどのように、どの程度遂行されるかは、さまざまな条件に影響される。最も重要な条件は「資源」である。これには人的資源、社会的支援(ソーシャルサポート)、知識と情報、時間、経験等が含まれる。

その他の条件には、医学的状態とその管理に伴う過去の経験、必要なことを実施する動機づけ、ケア環境、ライフスタイルや信念、軌跡の管理にかかわる人々の相互作用と相互関係、病気や慢性状態のタイプや身体的影響の程度、および保健医療関係の法律に関連する政治的・経済的環境が含まれる。

こうした軌跡に影響を与える条件は幅広く多種多様であり、その組み合わせなどにより管理の過程が促進あるいは遅延することもある。

軌跡の管理で目標を立てる時にこれらの条件を考慮して必要な資源の準備や互いの課題の調整を行ない、期待する効果を明確にして取り組む必要がある。

⑥軌跡の管理

軌跡の管理(trajectory management)とは、病みの行路がいくつかの局面を経て軌跡の全体計画に従って方向づけられるプロセスである。管理の全体的な目標は、プロセスの方向づけを通して生活の質(quality of life；QOL)の維持を図ることである。そのためには、病気の局面に合わせた個別的な全体計画を立てることが大切である。また、目標設定では目標達成に必要な調整を考慮して期待する結果を明らかにしていく。達成のために必要な資源を準備し課題の遂行を調整し目標達成につなげていくが、管理の課題として立ち直りだけではなくリハビリテーション課題と「編み直し」(relcnitiy)とよばれる個人の生活史上の課題が含まれる。

1 病みの軌跡の看護への適用

①人間

人間は、慢性状態に陥ることを予防したいと望むものの予防が困難になれば慢性状態をコントロールしようと試みる存在である。

予防とコントロール(管理)には、個人と家族が参加する。日常生活活動をどのようにコントロールし、どのような人生を送るかを考え慢性状態に陥ることを予防し管理を行なう存在である。

②健康

慢性状態にある人の予防と管理は、家庭で行われる。また、ケアの焦点は、治癒ではなく慢性疾患の予防および管理で病気とともに生きる方法を見いだし、病みの行路の方向づけを促すことである。長期にわたる支持的援助を続け生活の質(QOL)を高め、維持できるような支援が必要となる。

③環境

慢性状態にある人の病気の予防と管理は、家庭で行われることが多く、ケアの場も家庭となる。また、患者の状況によっては、病院、リハビリテーション施設などを使い家族の足りない所を補う、いわゆるバックアップ資源を活用することもある。

④看護

慢性状態にある患者の看護では、患者の病みの行路を方向づけ生活の質を維持できることをめざすが、これは「支持的援助」のかたちでケアすることにある。看護ケアは、病気の予防への援助となるが、発症時は、その人の生活史上のニーズと日常生活活動ができるために適切な管理と援助が求められる。また、看護ケアの対象は個人、家族、地域、社会であるが、看護行為には直接的なケアや教育、調整、モニタリングなどが含まれる。

2 病みの軌跡における看護プロセス

看護のプロセスは５段階で進展していく。

①第１段階

最初の段階は、患者と家族の位置づけと目標設定である。つまり、患者と家族が管理のプロセスのどの位置にいるのかを明確にすることである。

位置づけに含まれるものには、軌跡の局面と下位局面、過去から現在までの局面にある全ての症状や障害、管理プロセスにかかわる人の軌跡の予想、医学的養生法と選択可能なすべてのケアを含む軌跡管理の全体計画や「折り合いをつける」ために家族の各人はどこでかかわるか、日常生活活動のための調整など含まれる。

位置づけができる管理目標を設定する。目標の設定は各々の局面に適したもので望ましい結果の達成をめざしたもので、生活の質が最も大事な目標となる。

②第２段階

第２段階は、管理に影響を与える条件のアセスメントである。慢性状態にある人の管理を促進する条件や管理の目標達成能力の妨げとなる条件を明らかにする。アセスメントすべきものには資源、時間、資金、行動力、人的資源、装具、技術、知識などがある。

③第３段階

第３段階は介入の焦点を定めることである。患者の望ましい目標への到達にむけて必要な条件の操作を明らかにしていく。

④第４段階

第４段階は介入である。この段階は問題になっている条件を直接的ケアやカウンセリング、教育、調整等の方法を用いて操作する段階である。望ましい目標達成に向けて継続して介入を繰り返していく必要がある。

⑤第５段階

最後の段階は介入の効果の評価である。介入は、すべて長期間維持されるとはいい切れない。調整やコーピングなどの目標で、達成のための介入は、主な条件が同じ状態にある間だけ継続される。

事例への応用

ここでは、病みの軌跡を用いて事例を説明していく。

事例紹介

Ａさん、44歳、女性、会社員(食品製造)。夫と死別後80歳の実母と二人暮らし、子ども２人は各々独立し県外に居住している。

Ａさんはこれまで大きな病気をしたことがなく、健康自慢をしながら生活してきた。３年前の６月、職場の健康診断で尿タンパクを指摘されたが、とくに自覚症状はなかったので、従来の生活を続けてきた。

昨年５月頃から下肢の浮腫に気づいたものの、長時間にわたる立ち仕事によるものと判断し、就寝時下肢の下にクッションを置くようにし、翌朝には浮腫が軽減していたので、この方法を続けてきた。

ところが本年４月強い全身倦怠感と感冒から近医を受診したところ、高度の尿タンパク、血尿、浮腫および高血圧が認められ入院となった。会社へは入院で仕事を休む旨、伝えると上司から長期にわたる厄介な病気だと言われショックを受けていた。

入院後、諸検査が実施され慢性糸球体腎炎と診断され、安静、保温、食事療法、薬物療法が開始された。食事療法では、減塩食、水分制限(前日の尿量＋500mL)、高エネルギー食(35kcal/kg)、タンパク質制限(1.0g/kg)が指示された。薬物療法では、抗圧療法、ステロイド療法、抗血小板療法などの指示があり、利尿剤の投与も開始された。生活指導では、安静と保温に関する指導がなされた。

看護面では、自己管理における生活指導を中心に調理の工夫などの食事指導及び運動・休息に関する指導が行われ、3か月後、状況が安定し退院となった。
退院後も外来で継続した治療を受けていたものの、本年10月に中間管理職に昇格したことから仕事上多忙になり、生活や食事が不規則になることが多くなるなど生活上の変化が起こり、通院を中断するようになった。ところが最近になって、全身倦怠感や浮腫が強くなり、再び近医を受診。尿タンパク、血尿、高血圧が認められ、再度入院となった。
入院後、生活指導、食事療法、薬物療法に関する指導を受け、1か月後症状が軽減し退院となった。通院後は、現在の生活を維持していくために薬物療法および規則正しい食事や生活に心がけるなど、自己管理の重要性を認識し、近医にも定期的に通院し生活のコントロールができるようになった。

A. ストラウスによる慢性疾患の病みの軌跡モデルでは、慢性疾患の自己管理には、軌跡の局面、軌跡の予想、生活史および日常生活への影響などが重要な要素であると述べている。そこで、次にこれらの要素について検討したい。

①病みの軌跡の局面

病みの軌跡モデルによると9つの局面が提示されている(**表1**)。本事例を過去から現在までの軌跡をたどると次のようになる。

⑴**前軌跡期**：病みの行路が始まっていない状況、慢性糸球体腎炎の病状などは出現していない

⑵**軌跡発現期**：徴候や症状がみられる時期である。Aさんは職場の健康診断で尿タンパクが認められたが、腎炎の症状とは自覚していなかったので放置した。また、下肢の浮腫も立ち仕事の影響ととらえ放置した。ここでは症状が発現しているものの、Aさんは放置する行動をとっている。

⑶**急性期**：病気の活動期で、その管理のために入院が必要となる状況である。Aさんは近医で受診し、尿タンパク、血尿、高血圧および浮腫などの症状が顕著に認められ入院となった。Aさんはこれまで腎臓病など考えてもみなかったので、この診断に青天の霹靂とばかりに驚き、「どうして私が？」とショックを受け、自分に起こっていることが理解できず、混乱状態にあった。ちょうどこの時期に、実母が見舞客と「親戚には腎臓病の人なんていないのにどうして一生治療する厄介な病気になったのか」と話しているのを聞き、そんな病気になったことで絶望感に襲われた。また、会社の上司からも厄介な病気と言われたこともショックであった。治療は、安静・保温、食事療法、薬物療法を基本としてとくに塩分制限、タンパク質制限の食事(減塩食)とな

った。

⑷**安定期**：病みの行路や症状が治療や食事療法、生活指導などで、コントロールされている状況にある。Ａさんは治療の開始とともに、看護師による病気に関する指導や長期にわたってコントロールする意味を考えさせるなどの教育的支援が行われると、病気とともに生きる姿勢がみられるようになり、積極的に対処する行動がとれるようになって退院した。

⑸**不安定期**：病みの行路や症状が、さまざまな療法でコントロールできない状況である。Ａさんは、退院後継続して外来で治療を受けていたものの仕事上の役割の変化から多忙になり中断した。また、不規則な生活や食生活の乱れなどから症状のコントロールが不可となり、不安定な状態に追いこまれた。

⑹**下降期**：心身ともに悪化し、症状が増大する状況である。Ａさんは全身倦怠感や浮腫が強く近医を受診し、尿タンパクや血尿、高血圧が認められ、再入院となった時期である。

⑺**立ち直り期**：さまざまな治療、療法によって徐々に立ち直っていく時期である。

Ａさんは、退院後、外来受診を継続し、生活、食事なども工夫しながら懸命に規則正しい生活を送るように努力し、実行できるようになっていった。主治医から、現段階でコントロールしていかなければ、腎不全に陥り将来血液透析になる危険性があるとの説明があった。Ａさんは血液透析だけは避けて病いをもちながらも安定した生活を、母親の協力も得ながら送りたいと決意し、自己管理の意識が高まり実行に移せるようになった。医師によるこのような助言も、立ち直りのきっかけになることが伺えた。

②軌跡の予想

一生治らない厄介な病気という認識。軌跡の予想は、病みの行路の見直しを意味し、軌跡の安定期に向けて援助するうえで、重要不可欠な要素である。慢性病のコントロールにかかわる人々(患者、家族、医療関係者など)は各々独自の予想をもつが、これは軌跡の管理のうえに影響を及ぼすものである。この事例でもＡさんや家族は一生治らない厄介な病気といった軌跡の予想をしており、会社の上司も、同様の予想をしているものと考えられる。これらの予想がまたＡさんに影響を与えるというように悪循環していく。

このような患者のＡさんに対して看護師は、自己コントロールしながら生活ができるように指導するなどのかかわりが必要である。

③生活史および日常生活への影響

生活史(biography)とは人生の行路のことである。病気やその管理によって、生活史や日常生活がどのように影響を受け、変わっていくのか。自分の人生はこの先どのようになっていくのかに関する認識と行動である。

本事例では、日常生活のなかでの規制も大きく、食事の著しい制限があり、家庭でも自分の食事は食品の選択や味付けなど家族とは異なる対策を心がけながらの生活である。友人たちとの食事の場面でも食品に注意しながら、食べる必要があり、心より楽しめないと思えることもたびたびあった。自由にゆったりと食事ができないことは、自分の病気を意識することにつながり、日常生活への影響も大きい。

こうした状況のAさんに対して、生活史への影響を調整するためには、慢性糸球体腎炎という病気と向きあい、生理的な管理や立ち直りをめざすだけではなく、「編み直し」(reknitting)とよばれる生活史上の課題もある(Corbin & Strauss, 1991)。

また、「折り合いをつける」ことも必要であるが、これは慢性状況を抱えつつ、生きる患者には必要となる適応のプロセスでもある。

おわりに

病みの軌跡を生きる人々の生活は、症状のコントロールを初め、心身の状態を調整しつつ、病とともにどう生きるか、社会にいかに適応していくかを考えつつ、心に大きな負担を抱えながら生活していかねばならないのである。したがって、看護師には慢性の病いがその人や家族に与える影響を捉えた病気とともに生きることへの支援が求められている。

●引用・参考文献

1) Woog P., ed.: The Chronic Illness Trajectory Framework; The Corbin and Strauss Nursing Model, Spring Publishing Company, 1992(黒江ゆり子、市橋恵子、宝田穂訳:慢性疾患の病みの軌跡－コービンとストラウスによる看護モデル、p.13、医学書院、1995)
2) 黒江ゆり子、藤澤まこと他:病いの慢性性(Chronicity)における「軌跡」について、岐阜県立看護大学紀要、4(1):54~160、2004
3) Strauss A.L., Corbin J.M. et al.: Chronic Illness and The Quality of Life, Mosby Company,1984(南裕子監訳:慢性疾患を生きる－ケアとクオリティ・ライフの接点－、p.83~96、医学書院1987
4) Corbin J.M.: Chronic Illness in Nursing, in Hyman R.B., Corbin J.M. ed.: Chronic Illness; Research and Theory for Nursing Practice, Springer Publishing Company, 2001
5) Glaser B.G., Strauss A.L.: Awareness of Dying, Adline Publishing, 1965(木下康仁訳:死のアウエアネス理論と看護－死の認識と終末期ケア、医学書院、1988)
6) Edelwich J & Brodsky A.: Diabetes Caring for your emotions as well as your Health(黒木ゆり子、市橋恵子、宝田穂訳:糖尿病のケアリング－語られた生活体験と感情、医学書院、2002)
7) 佐藤栄子編著:中範囲理論入門、日総研出版、2005
8) Kleinman A.: The Illness Narratives; Suffering. Healing and the Human Condition, Basic Books, 1989(江口重幸、五木田紳、上野豪志訳):病の語り－慢性の病いをめぐる臨床人類学、誠信書房、1998)
9) Lubkin I.M, Larsen P.D. Chronic Illness－Impact and Intervention, Jones and Bartlett publishers, 2002(黒江ゆり子監訳:クロニックイルネス－人と病いの新たなかかわり、医学書院、2007)
10) 井上泰:疾病論、医学書院、2011
11) 大西和子、岡部聰子編:成人看護学概論、ヌーベルヒロカワ、2015
12) 安酸史子、鈴木純恵他編:成人看護学概論、メディカ出版、2015
13) 松田暉、荻原俊男他編:疾病と治療Ⅲ、南江堂、2010
14) 鈴木久美、野澤明子他編:慢性期看護、南江堂、2010

E. キューブラー・ロス

死の受容過程

はじめに

死は、誰にでも訪れるものであるが、普段の生活のなかで意識して生活している人はほとんどいないであろう。人は、病や災害や障害などと向き合って初めてそのことに気づくのが正直なところである。とくにがんは、かつては不治の病の代表であり、最後まで激しい痛みを伴うとして恐れられていた。早期発見・早期治療が提唱されている現代においても、病名が告知されたときはショックを受け、死を意識せざるをえない。

ホスピスの創立者であるシシリー・ソンダース（C. Saunders、1918～2005）と時代をほぼ同じくするエリザベス・キューブラー・ロス（Elisabeth Kübler-Ross、1926～2004）もまた、当時、あまり顧みられることのなかった死にゆく人々に寄り添い、その心身の苦しみに向き合ってきた医師である。

彼女は、子どもを含む多くの死にゆく人々に寄り添い、特徴的な５つの段階があることを明らかにした。このことにより、死にゆく人の家族も医療者も個々の患者が見せるさまざまな状態に向き合い、理解する必要性を認め、アメリカが終末期医療に積極的に取り組んでいくきっかけをつくった。

このようなことを成し遂げたキューブラー・ロスという人はどのような人物だったのであろうか。彼女が提唱した死にゆく過程の５段階を理解するために、まず彼女の背景に触れ、彼女が医師として活動し始めた1960～1970年代のアメリカの社会背景をふまえて考えてみたい。

歴史的背景

●キューブラー・ロスの生い立ちからみる人間観・生命観

彼女は1926年、スイスのチューリッヒで三つ子の第一子として生まれた。兄と両親の６人家族で、自然豊かな環境のなかで育った。しかし彼女はそっくりな３人姉妹のなかで、自分はあくまでも“三つ子の１人”でしかなく、早く一個人として自立したいという意識を強くもっていた。高校を卒業する頃には医師になる希望をもっていたが、父親にビジネス関係の仕事に就くよう強く勧められ、それに反発して、第二次世界大戦中は生化学研究所や病院で、実験の助手や血液サンプルをとる仕事をしながら、夢の実現に向け模索していた。

彼女は永世中立国であるスイスで育ったことで直接の戦争体験はなかったものの、戦後、国際平和義勇軍として、戦争による爆撃で荒廃したフランスの農村やベルギー、ポーランド、ベルリンでボランティア活動として医療活動に携わり、戦争の悲劇を目の当たりにした。活動を終え、その地を離れるときにポーランド国内の強制収容所マイダネクへ立ち寄ると、そこで奇跡的に生き延びた１人の少女に出会った。「いざとなったらあなたも残虐になれる。ヒトラーはわたしたち全員のなかにいる。憎しみと復讐に生きるのであればヒトラーと同じ。そういう人を１人でも愛と慈悲に生きる人に変えることができたら、生き残った甲斐がある」と語るこの少女との出会いが、彼女を極限状態に置かれた人間の内面の葛藤に向き合わせるきっかけとなったと思われる。

また、キューブラー・ロスの生涯のモチーフになる蝶の絵ともこの収容所で遭遇していた。「それは石片か、爪で壁のいたるところに描かれ、殺伐とした収容所に蝶のモチーフはあまりにもかけ離れており、なぜなのかわからないまま25年の歳月を費やした」[1)]と述べている。

ポーランドからベルリンへ向かい、東西が分断されていく様子を間近で経験し、さらに自身もチフスによって生死の境をさまよう経験をした。

このような人間の生命力や根源的な力、極限状況における善悪について深く考える経験をして、ようやくスイスに戻った彼女は、もとの病院の医師の下で検査と研究の助手として復帰し、医学校への入学資格試験の猛勉強を始めた。無事、合格し大学に進んで1957年にチューリッヒ大学医学部を卒業した。そして在学中に知り合ったアメリカ人留学生マニー・ロス氏と結婚し、1958年にアメリカに渡った。

●キューブラー・ロスが活躍した頃のアメリカ

1950年代後半から1960年代のアメリカは、第二次大戦後の東西冷戦の影響で絶えずソ連(旧ソビエト連邦共和国)との核戦争を意識していた。また1950年代半ばにはベトナム戦争が本格化し、1973年にニクソン大統領が終結宣言を出すまで、絶えずアメリカを悩ませていた。

またこの時期は、ルーサー・キング牧師の活動をはじめとした公民権運動が盛んになり、人種差別撤廃の気運が高まっていた。また女性解放運動などが起こり、伝統的な性差による役割分担ではなく、個人の意思で職業が選択でき、そこに差別があってはならないという動きが起こっていた。

医療においては、科学技術に対する研究費が大幅に増額され、最先端の医学で世界のリーダーをめざす気運があった。しかし一方で第二次世界大戦後の退役軍人の多くが“心的外傷性後ストレス障害(PTSD)”を抱えており、社会問題となっていた。光と陰のように、新しい手術法や救命技術、新薬の開発に力が注がれ光があたる一方で、精神を病んでいる人や死にゆく人々は隅に追いやられているような状況であった。

そのようななかで彼女は、女医として仕事をみつけなければならなかった。レジデントとしてようやくみつけた病院は、最も希望しなかった州立の精神病院であった。このときのことを彼女は、「当時のわたしに精神病に関する知識がどれほどあったのか？　なにもなかった。だが、人間のいのちについては知っていた。そして、患者が感じている悲惨、孤独、恐怖に正面から向き合った。患者がなにか話しかけてきたらかならず応えた。訴えにはよく耳をかたむけ、自分なりの返答をした。気持ちがつうじるようになった。患者はもうひとりではなく、怖がらなくてもよいのだと感じはじめていた」[2)]と述べている。

これは、彼女の患者に対する姿勢がよく表れている。常に人間対人間として接し、寄り添いながら改善方法をみつけようとする姿である。このようなかかわりによって、当時は人として対等に扱われていなかった劣悪な環境の精神病院のなかで、多くの患者を退院できるまでに改善させるという結果を残した。

この病院で働き始めて２年目に長男が生まれた。それを機に新たな職場に就いた。そこで数か月もすると、多くの医師が死にまつわる事柄を避けるのが普通であることに気がづいた。「私は死ぬんですか？」と尋ねるがん患者に対し、「何をバカなことをいっているのですか」と相手にしようとはせず、瀕死の患者が精神病患者にもおとらぬほど冷酷な扱いを受けているのを目の当たりにした。自分の周囲の医師たちが死にゆく患者を理解しようとしているとは思えないなかで、彼女は患者と対話を重ねるようになり、その結果、瀕死の患者のなかで触れ合いや交流を渇望していない人は１人もいないという確信を得たのであった。

1962年に、上司の教授の代わりに教壇に立つことになったキューブラー・ロスは、将来、医師になる人たちに知ってほしい精神医学の知識とは何かを考え、すべての医師に共通するものは、すべての患者と医師がやがて直面しなければならない“死”であることに思い至った。

しかしそれは、医学における最大の謎であると同時に、それは当時、最大のタブーでもあった。講義内容と方法を考えるにあたって、16歳の白血病の末期の少女に、率直に現在の気持ちを語ってもらうことを思いつき、また少女自身も喜んでそれを引き受けた。

講義当日、教室に少女が現れると、学生たちはざわめいた。キューブラー・ロスが質問するよう学生に促すと、ようやく出てきた質問は症状に関するものばかりで、少女自身の気持ちを聞く学生は誰もいなかった。少女は怒りを爆発させた。そして「16歳で、あと数週間しか生きられないってどういうことなの？　ハイスクールのダンスパーティーに夢を託すこともできないってどういうこと？　デートもできない、おとなになって仕事を選ぶことも考えられないってどういうこと？　そんな毎日を過ごすときに、何が助けになるの？　なぜみんな、ほんとうのことをいわないの？」と語った。その語りに学生たちは言葉を失った。このときの衝撃は、学生たちにもキューブラー・ロスの心にも大きな影響を及ぼした。この患者と学生の反応から“死にゆく患者のことばに耳を傾けさえすれば、生について無限に多くを学ぶことができるのだ”という確信を得た。

この後、キューブラー・ロスは1963年に第二子の女児を出産し、1965年にシカゴ大学付属のメディカルセンターに勤務することになった。そこでいよいよ本格的に死にゆく人との対話から、その実際を明らかにしようとする試みが始まった。セミナーとして始まったこの講義は、２年後には医学部と神学部の正式な授業になった。アメリカでさえも病名の告知がまだタブー視されていた時代において、それは画期的なことであった。

この何人もの死にゆく人との対話からまとめられたものが死とその過程の５段階である。

死の受容過程と主な概念

これは死にゆく過程が５段階として著されているため、発表されてからしばしば、この“段階”という言葉が問題となり、「死にゆく人が必ずしもこの段階をたどるわけではない」などの批判があった。

また、わが国においても翻訳が出版された後、大きな反響があった。しかし、当時はまた告知自体がタブーであったことから、わが国においては必ずしも当てはまらないといった指摘もあり、この５段階ばかりが一人歩きし、当てはめることに視点が集中してしまった側面がある。しかし彼女自身も「わたしたちの目標は、はっきりした５つの段階を次々に通らせ、最終的に受容へ到達させる、ということではないのだと認識することが大切です。（中略）わたしたちの目指すところは患者のニーズを引き出すことにあるべきです。いま、かれがどこにいるかを見つけだすこと、そして、かれの病気、あるいは事故と実際の死との時間的距離が長い短いにかかわりなく、わたしたちがかれを、どんな形で、どんな仕方で助けられるだろうかを発見することでなければなりません」[3)]と述べている。

このように、この“段階をたどること”に固執することで、本来の意義を見失ってはならない。この過程は、常に患者の最も重く深い問題に正面から向き合い、患者の声を聞くことによってのみ導き出された結果であるということをまず、ふまえておく必要がある。彼女が何より心を痛めたのは、死にゆく人に起こる心身の変化が周囲の人々に理解されずに孤独なまま亡くなっていくことであった。死にゆく人々との対話のなかで、その人の想いを知り、周囲の人々とともに患者から学び、それによってかかわる人々の人格をも成熟させることができると考えていたことを理解しておく必要がある。それでは著作を元にして、この5段階をみてみたい(**図1**)。

①第1段階　否認と孤立

患者は診断を知らされると衝撃を受け、それを自己防衛する手段として否認という反応を見せることが多い。それは不快で苦痛に満ちた状況に対する健康的な対処法で、ショッキングな知らせを受けたときにその衝撃をやわらげるものとして、この否認という機能がある。患者はそこからしだいに回復していく。最初の麻痺したような感覚は消えていき、ふたたび落ち着きを取り戻すと、「いや、私であるはずがない」と思うようになる。これも普通の反応である。日常的に、自分が死と向き合わなくてはならないと考えることなど、ほとんどないからである。患者は、一旦はそのような状況になるが徐々に否認を捨て、もっと穏やかな防衛システムを使うようになる。その過程は、患者がどのように告知されたか、この避けられない出来事を徐々に認識していくのにどれくらいの時間が必要だったか、そしてこれまでの人生においてこの危機的状況に対処する準備ができていたかどうか、によって大きく左右される[4)]。

②第2段階　怒り

否認の段階から、怒り・激情・妬み・憤慨などの感情に変わる。「どうして私なのか」という激しい気持ちは、見当違いにあらゆる方向へと向けられ、あ

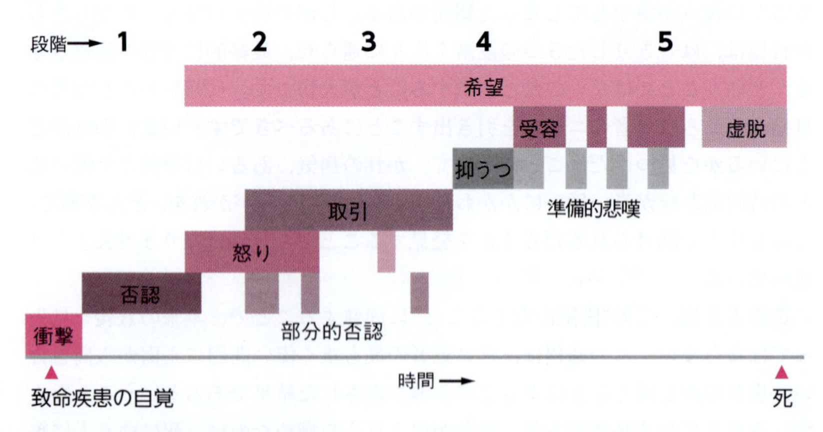

図1　死の受容過程の諸段階

(E.キューブラー・ロス著、鈴木晶訳：死ぬ瞬間－死とその過程について、完全新訳改訂版、p.374、読売新聞社、1998)

たりかまわず周囲に投げつけられる。これが問題となるのは、私たちには患者の怒る理由が思い当たらず、本来、患者の怒りとその対象となる人とはまったく、もしくはほとんど関係ないのに、それを自分個人に向けられたものとして、私たちがとらえてしまうということにある。患者の怒りが理解できるものであろうと、不合理なものであろうと私たちがそれを受け止めていくことが大切である。患者は怒りを表すことで、最後のときをよりうまく受け入れられるようになろうとしている。それを理解して、私たちは患者の話をよく聞き、ときには不合理な怒りを受け止めることすらも学ばなくてはならない。それができるようになるためには、私たち自身にも自分の抱いている死の恐怖や、苛立つ気持ちや、攻撃的な情動があることを直視し、私たちのこのような感情が患者の反応を見誤り、患者のケアを妨げることもあるのだということを自覚しなければならない[5)]。

③第３段階　取引

この段階は取引を試みる段階である。第２段階で自分以外の人間や神などに対して怒りをおぼえ、その後、この「避けられない結果」を先に延ばすべくなんとか交渉しようとする段階に入っていく。たとえば、神などの大いなる力に対して、よりよい行いをすることで延命を乞うといったことである。このような状態が強く現れる患者の場合、秘密の罪悪感と関連している場合もあり、軽視すべきではないとキューブラー・ロスは述べていることからも[6)]、過去に解決されないまま抱えていることがあるかもしれないため、表出できるようなかかわりが必要である。

④第４段階　抑うつ

この段階には大きく分けて２つの事柄が関与している。第一に、重い病気が発覚し入院治療となるとお金が必要となり、貯金を使い果たしてしまったり、長期に仕事を休まざるをえなくなったりするため、離職や休職を余儀なくされることから生じる抑うつである。第二には、死期の近い患者にとっては、この世との永遠の別れのために心の準備をしなくてはならないという深い苦悩から生じる抑うつである。１つ目を反応的な抑うつ、２つ目を準備的な抑うつということができる。１つ目のタイプの抑うつでは、患者は他人の介入を必要とし、話し合うことや、ときには色々な分野の人たちに積極的な介入により、効果がある場合がある。それに対して２つ目の準備的な抑うつの場合は、多くの人の積極的な介入よりも、患者の気持ちの整理がつくように静かに見守りつつ、孤独にしないような対応が必要となる。手を触れることで通じるものがある場合もあれば、黙って一緒にいるだけで十分な場合もある[7)]。

⑤第５段階　受容

患者にある程度の時間があり、これまでのいくつかの段階を通過するにあたって何らかの援助が得られれば、自分の置かれた状況に対する怒りや抑うつが軽減して、最後のときが近づくのを静観するようになる。患者は疲れ切っていたり、衰弱がひどくなっており、まどろんだり、頻繁に短い眠りを取りたがる。「どうにもならない」「もう闘う力がない」といった意味の言葉を耳にすることもあるが、それは決して諦めや絶望的な“放棄”を表しているのではない。

この受容を幸福な段階と誤認してはならない。受容とは感情がほとんど欠落した状態である。それまでの苦闘が終わり、「長い旅路の前の最後の休息」が訪れたように感じる患者もいる。自身の死を受け入れることができた患者は、周囲に対する関心が薄れ、面会者と話をする気力もなくなるときがある。こうした患者とのコミュニケーションは、言葉を使わないものとなり、黙ってそばにいる、身体をさするなどをしつつ傍にいることで、患者は最後まで近くにいてくれるのだと確信する。一方、この時期は、患者以上に家族に援助が必要な時期といえる。患者が積極的な治療を望まず、言葉数が少なくなるといよいよ死が近づいたことを実感し始め、家族や周囲の者がどのようにかかわってよいかわからず、動揺してこの状況を受け止められないと言った状況が起こる。患者は、黙って話を聞いてくれる人のそばで怒りを吐き出し、行く末の悲しみに泣き、恐怖や幻想を語ってもよいのだと感じ、感情を吐露できることで受容が可能になる。

このようななかで、キューブラー・ロスは受容の段階に比較的容易に達成できるタイプがあるという。あるタイプの患者は、周囲からの助けをほとんど借りずに受容に達する。このようなタイプの人は、苦労を重ねて働き、子どもを育て上げ、務めを果たして、人生も終着に近づいていると感じている。自分の人生の意味を自身で自覚し、充足感を得ているような患者である。このような場合には、周囲は干渉しないで見守ることが大切である。もう１つのタイプは、死の準備に十分な時間と、周囲の助けと理解があれば、あらゆる段階を通過し、受容にたどりつくことができる。こうして、積み重ねてきた人生の終着点で、これまでの人生を振り返り、人生という環が完結するのである[8)]。

⑥希望

これまで５段階をみてきたが、どんなに現実を認め、受け入れることができた人でも、新しい治療法や新薬の発見、あるいはそれらが自分にとって“ぎりぎりで間に合う”などの可能性をあきらめていない。こうした一筋の希望が、果てしなく続く苦痛のなかで患者を支えている。この苦しみに耐えることができたら最後は報われる、そうした思いを支えにしている。患者がこのような一筋の希望を抱いているにもかかわらず、医療スタッフや家族がもう希望はないことを伝えてしまう場合がある。

そして、決してあってはならないことだが、口には出さなくとも医療者側の感じている諦めの気持ちを患者が感じ取ることがある。どのような重篤な患者であっても末期だからという理由で医療者が先に諦め、匙をなげてはいけない。医学の限界を超えた患者にこそ十分なケアが必要である。

また一方で、患者が死を受け入れられているにもかかわらず、家族が必死に希望にしがみつこうとする場合がある。そのような家族の気持ちを患者はしっかり感じ取り、家族の希望に応えようとする。このような場合は、どちらにとってもつらい結果となることが多いため、医療者は患者と家族の話をしっかり聞き取り、必要な介入を行っていく必要がある[9)]。

事例への応用

事例紹介

70歳代男性、食道がん、身長163cm、体重50kg　BMI 18.82。

３年前に脳梗塞を発症したことから、左の上下肢に運動障害があるが、完全麻痺ではない。この直後に食道がんがみつかり、化学療法と放射線療法を受けた。翌年に咽喉頭摘出術、後縦隔経路胃管再建術を受け永久気管孔造設した。そのため、発声ができず、経口摂取もできなくなり、腸ろうを造設して栄養を摂取していた。

性格は、会社を経営していたこともあって強引なところがあった。妻に時々暴力をふるうこともあったため、その関係は決して良好とはいえず、妻は必要なものを置くとすぐに帰ってしまっていた。本人にも妻にも病状や現在の状態、今後予測される事態などの説明は行われていたが、妻は、患者の状態が変わっていることは認識しているものの、治ると信じており、気持ちの整理がつかない様子であった。娘は、患者にとっては自慢の娘であったが、妻と一緒でないと面会に来ることはなかった。しかし、医師から現在の状況について説明を受けた後、患者の余命を受け入れ、父親のためにできることをしようという思いになっており、少しずつ関係に変化がみられ始めていた。

現在は、取り切れなかったがんを覆うように肉芽が形成され、それが徐々に肥大化して呼吸困難を起こしていた。ステント手術も考慮されたが、出血して気道を防ぐ可能性があるため見送られた。また肺炎を併発したため腸ろうからの栄養は中止となり、中心静脈栄養に切り替えられた。

医師からは、いつ何が起こってもおかしくない状況であることが伝えられていた。全身倦怠感が日を追うごとに増し、発声ができないことと、脳梗塞の既往もあることから、身体が思うようにならない苛立ちで物を投げつけるような行動もみられ、看護記録からは意思疎通困難、理解障害があるとされ、コミュニケーションが難しい患者としてとらえられていた。また頻回にナースコールがあり、看護師はその対応に苦慮していた。

学生は４年生で、学生生活最後の実習でこの患者を受け持った。しかし、どのようにかかわってよいのかわからず、戸惑った。今までの経験や、標準看護計画などをみても方向性がみつけられず途方に暮れたが、とにかく、患者のベッドサイドを訪れ、頻回なナースコールの意味と患者のニードを知るところから始めた。

看護上の問題

＃１　呼吸困難、不眠、不安に関連した安楽障害

＃２　疾患による麻痺と全身倦怠感に関連したセルフケア不足

＃３　気道内分泌物、唾液の誤嚥による誤嚥性肺炎発症のリスク

＃４　栄養状態と倦怠感による臥床状態に関連した褥瘡のリスク

ここでは、看護上の問題＃１について、学生のかかわりをとおして、死の受容過程を考察する。

▶看護目標

不安や苦痛および自身のニードを表出し、自身の希望するケアを受けることで安楽を感じることができる。

▶看護計画

①患者は細かなニードを表出し、好む方法で充足することができる。

当初はどのようにかかわってよいかわからなかったため、学生はベッドサイドに行くことに恐れを感じている。しかし、頻回にナースコールがあることから、どのようなニードがあるかを知る必要があると考えた。ベッドサイドには痰を拭き取ったティッシュや、含嗽したガーグルベースン、ペットボトル、雑誌などが無造作に置かれていたため、毎朝、環境整備から始め、１日をとおして頻回にベッドサイドを訪れ、環境を整えた。その際に患者に問いかけ、ニードを確かめることにした。

しかしながら、患者は発声ができないため、コミュニケーションを取ることが容易ではなかった。当初は患者の口の動きが早く、読み取ることができなか

ったり、ジェスチャーを読み違えたりすることもあり、苛立ちを顔に出されることもあった。何度か聞き直し、要求を確認しているうちに患者自身も伝えるコツをつかんだ。患者がゆっくり口を動かすようになったことで、徐々に話すことが理解できるようになっていった。

学生は、患者のニードに応えようと、とにかくよく動いた。患者のニードは、「氷枕を変えてほしい」「団扇で扇いでほしい」「含嗽時の氷水をコップに入れてほしい」「ガーグルベースンを取ってほしい」「氷枕は氷のゴツゴツ感が少し残るものがいい」「起こしてほしい」「身体を掻いてほしい」「マッサージをしてほしい」などであった。

学生が患者のニードに合わせて動けるようになってくると、患者に笑顔や安堵の表情がみられ、感謝の言葉やジェスチェーで自分の思いを表現されるようになった。このかかわりは、患者が会社を経営していた経験もあり、社長と部下のような関係性で、患者に受け入れやすかったものと考えられる。

しかし、学生はすべてを行なってしまうことは、患者の残存機能を維持する力を奪ってしまうのではと考え、できるところは自身で行えるよう、計画を修正した。その結果、患者は自身で多くのことができなくなっている現状を自覚し、喪失感を感じることになってしまった。けれども関係性が構築され始めていたことから、どこまでできて、どこからができないのか、ニードを細かく尋ね、できることを共に喜び合うことで、より深く患者のニードに応えることができていた。

②患者は、リラクセーションを取り入れた日常生活援助を受けることで、清潔感や安らぎを感じることができる。

看護上の問題＃１と＃２の看護計画として、日常生活援助にリラクセーションの要素を盛り込んだ実施計画を立てた。１つは、マッサージを兼ねた手浴と足浴である。受け持ち初日は端座位を保持することができていたが、日に日に倦怠感が増強し、臥位で過ごすことが多くなっていたため、できるだけ負担を軽くするために、クッションやバスタオルで安楽な体位をつくった後に、ビニール袋に泡をたくさんつくり、その中に手、または足を入れ、泡で包み込むようにおおった。洗い流すときは患者の好みの湯温にすること、洗浄後はホットタオルで包み込んで温熱刺激をしっかり感じられるように行なった。このときは、一緒に実習を行なっていた他の学生も手伝い、賑やかな援助となった。

もう１つの援助はマサージである。肉芽による気道圧迫で努力呼吸となっているため、肩や背部の筋肉が凝っており、よくマッサージを希望されたことから、側臥位や、短時間の座位でマッサージを行った。最初は血行促進を目的に軽擦法のマッサージを行い、少し筋肉がほぐれたところで、手掌を使って軽く圧迫し、揉捏法のマッサージを行った。

患者の揺れ動く気持ちと死の受容過程

①患者と学生との関係性の構築と、患者の喪失感

この患者の場合は、がん告知から３年が経過しており、最初の衝撃、「否認」、「取引」といった時期ではなく、時間的経過でみるならば、「抑うつ」、「受容」の段階であると考えられる。

受け持ち当初は、表情も険しく、自分の意思が伝わらないことに苛立ち、丸めたティッシュを投げつけるようなところもみられた。初めて死に至る病を宣告されたわけではないものの、急速に悪化する状態を受け止めきれないでいるものと考えられた。また、患者自身の病がどんどん進行していくなかで、ぎくしゃくしたままの家族関係、思うようにならない身体、自分の意思をうまく汲み取ってくれない医療者に苛立ちを募らせていたものと考えられる。

そのようななかで学生は、患者のニードを知るために頻回に訪室し、戸惑いながらも、患者を知ろうとしていた。患者からの求めに対応している最中に看護師が訪れ、「学生さんがいていいね」と声をかけると、患者は看護師に向かって笑顔であっちへ行けという仕草をした。これは患者が徐々に心を開いていったことがわかるエピソードである。

そして実習４日目になり、患者のニードが少しずつわかるようになった段階で、学生は患者の日常生活上の全てを行ってしまうことによって患者の自立を妨げることに気づき、できることは自分で行うように実施計画を修正した。結果的に、患者は自身が思っている以上に体力が低下していることを実感することになり、「喪失」と「諦め」を感じることになった。

しかし、そのようななかで患者ができる範囲を理解し、望む形で援助しようとしたことは、患者が思うようにできなくなっていることを学生にさらけ出して受け容れるきっかけとなり、学生をその相手としたのだと感じられる場面であった。

②ニードが満たされ、笑顔がみられる

リラクセーションをかねた手浴の際には、力を抜いてリラックスしている様子がみられた。そして足浴の際には、目を閉じたまま温かさを味わいながら問いかけに答える様子がみられ、険しい表情で周囲を散らかり放題にしていた患者とは別人のようであった。また、保湿クリームを塗りながらマッサージを行った際には、照れ臭そうな笑顔がみられた。このような様子からケアによって少しずつ患者と学生が心を通わせていったことがわかる。言動には現れていないが、このようなケアを通しても「受容」の過程を少しずつ進んでいったもの

と考えられる。

③ニードが伝わらないことへの苛立ち、「怒り」、「諦め」、矛盾

受け持ち５日目のことであった。午後から医師の説明があるということで、患者も少し落ち着かない様子であった。学生は、なんとなく今日は調子が悪いなと感じ、バイタルサインを測定した。患者の口の動きで“お腹”ということまではわかるものの、その先がわからず筆談に切り替えたが、前日までのように真意が伝わらない。そのうちに患者は「もっと勉強しろ！」と怒りをぶつけた。学生はどうしてよいかわからず、一旦退室した。

午後になり、医師の説明のために妻が訪れ、そこに学生も同席することになった。患者は学生に団扇で扇いでほしいことを訴え、医師の説明の間、学生は団扇で患者を扇ぎながら厳しい説明を一緒に聞いていた。医師がステントを入れるかどうかを尋ねると、患者は黙って首を振った。あまり表情が変わることはなかったが、悲しそうな感じがしたと学生は後にふり返って述べていた。そして、わからなかったことは明日までに勉強してきますと伝え、退室しようとすると、患者は「気をつけて」と手を振って見送っていた。

このときのことを学生は、前日まで笑顔を見せていた患者が突然、怒りをぶつけてきたことに対してショックを受けたが、「繰り返し伝えているのに伝わらないことへのもどかしさ」と「医師の説明がよくない話しであるということを確信していたためではなかったか」と振り返っていた。

これは、「怒り」の感情に加え「諦め」の感情もあったように思われる。そして学生はこのような患者の反応に困惑しつつ、自分自身も信頼した人に怒りをぶつけることがあるように、看護師以外で学生に対してそのような感情をみせたことから、自分を信頼してくれていると感じた瞬間であったと振り返っていた。そして無言で首を横に振った患者の悲しそうな表情をみて、学生は「抑うつ」と「受容」の過程を行き来しているのではないかととらえていた。

④「抑うつ」、涙、そして「受容」

実習も２週目になると、妻は毎日訪れるようになり、以前よりも長い時間、患者とともに過ごすようになっていた。学生の受け持ち期間中に娘とも会うことができるほど、家族の関係も改善しはじめていた。

実習最終日に、学生はこれまでの感謝の気持ちを込めて、複数のケアを計画に入れていた。この日は患者も学生が最後であることがわかっていたためか、「暑いから扇いで、寒いからやっぱりいい」と言ったり、足浴を行う説明をすると「今日、手浴はしないのか」と言ったり、矛盾する発言がみられた。そのため学生は、手浴のかわりにハンドクリームを使ってマッサージを行うことに

した。今までのことを話しながらマッサージを行っていると、患者は心地よいというサインのOKをしながら静かに涙を流し、学生とは目を合わせず天井をみつめている様子がみられた。

午後から他の学生も手伝いに入り、アロマオイルを使って足浴を行なった。声かけに反応しながらも目を閉じて、時折、学生たちが投げかける冗談に笑顔を見せながら静かにケアを受けていた。

実習終了時、学生が感謝の気持ちを伝えたところ、患者は「行かんといてくれ」と学生にしがみついて涙を流した。学生はどのような言葉をかけてよいのかわからないまま、ただただ手を握るしかなく、しばらくそのまま共に時間を過ごした。やがて患者は落ち着きを取り戻したため、別れの言葉を述べて学生はその場を後にした。

学生はこの日のことを振り返り、要求がバラバラであったことは、学生がベッドサイドから離れないようにする意図があったのではないかと述べていた。このことから、終末期の患者には孤独感を感じさせないよう寄り添うことが何よりも必要なケアであり、看護師はケアという行為をしようとするのではなく、目の前で起きていることをありのまま受け止め、患者と同じ視点で物事を見ようとすることが大切だと学び取っていた。

そして学生は、実習初日からいろいろな患者の表情を見てきたなかで、最終日に見せた涙と穏やかな表情が印象的であり、それは、自らの状態をようやく「受容」することができたからで、それまでにもっていた希望は失われてしまったけれども、今後のことを見据えたような感じがしたと振り返っていた。患者はこの学生との関係のなかで自らの感情を表出し、自らの置かれた状況をはっきり受け入れることができたように思われる。

ところで、学生がかかわったのは、この患者が病名を告知され長い闘病生活に入り、終末期の段階に入ったころのたった２週間という短い期間であった。この間のかかわりをもってキューブラー・ロスのいう“段階”からこの患者の状態をとらえることには限界がある。しかし、この学生が困惑したり、動揺したりしながらも患者と向き合い続けることができ、多くを学ぶことができたのは、この５段階が提唱され、患者はさまざまな心理的側面をみせることがあり、それは決して特別なことではない、ということをキューブラー・ロスが明らかにしたからだということができる。

おわりに

キューブラー・ロスが「否認」、「怒り」、「取引」、「抑うつ」、「受容」の５段階を発表してから50年近い年月が流れた。この５段階が提唱されたことで、時代や文化の違いを超えて、終末期の患者のさまざまな反応が、医療者にとって“困った患者の困った反応”ではなく、誰でも起きることであるととらえられるようになった。人が死を意識し、揺れ動く思いのなかで自身が死ぬことを受け入れ、そのときを迎えるということを、医療者はもちろんのこと、一般の人々も理解するようになった意義ははかりしれない。そして何より大切なことは、キューブラー・ロスが、死にゆく患者から学ぼうと対話し続けた姿勢に大きな意味がある。5段階からだけではなく、彼女の著作のなかに取り上げられている多くの患者の声と、彼女の姿勢から、時代や文化を越えてもなお学ぶところが大きい。

しかし一方で、“段階”という言葉だけをとらえると、違和感は否定できない。“段階”ではなく、“局面（phase）”ととらえたほうがしっくりくると感じることもあるであろう。そのようななかで改めてキューブラー・ロスの著作を読み直してみると、現在ならば、死後の生に興味をもったことも死の過程を研究する者であれば当然の流れであったことと理解できるようにも思う。しかし現代においても、そこにとらわれることは本質を見失うことになる。彼女は多くの著作の中で、死を考えることで、生きることの本当の意味を考えることができるということを示した。

その彼女の晩年の著作の1つは、『ライフ・レッスン』である。5段階のなかの「受容」は、このレッスンを終えた人が到達することのできる状態であるするならば、やはり“段階”なのかもしれない。キューブラー・ロスは、死はその人のたましいが、その身体を離れるときなのだと考えた。ちょうどサナギが蝶となって羽ばたくように、身体という殻を破ってたましいが旅立つのだと考え、彼女はポーランドのマイダネクの強制収容所で見た蝶の絵の意味を25年後にこのように理解した。

最後に、『ライフ・レッスン』で述べられている項目を眺めてみたい。①「ほんものの自己」のレッスン、②愛のレッスン、③人間関係のレッスン、④喪失のレッスン、⑤力のレッスン、⑥罪悪感のレッスン、⑦時間のレッスン、⑧恐れのレッスン、⑨怒りのレッスン、⑩遊びのレッスン、⑪忍耐のレッスン、⑫明け渡しのレッスン、⑬許しのレッスン、⑭幸福のレッスン、そして最終レッスンとなっている。死にゆく人々から学び、死にゆく過程を明らかにした彼女は、最晩年に自身も思うようにならない身体を抱え、何度も早く肉体から解放されたいと思いながらも、自分はまだ学ぶべきレッスンがあるから生かされていると述べている[10]。

人生はさまざまなレッスンを経て、最終段階へと向かっている。これらのどのような時にも患者と共にあり、患者の思いを知り、患者とその家族が望むありかたで寄り添い、最善を考え、患者とともに学びながら、生きることと死ぬことを支えるのが看護という仕事であるといえる。

●引用文献

1）エリザベス・キューブラー・ロス著、上野圭一訳：人生は廻る輪のように、p.121、角川書店、1998
2）前掲書1）p.192
3）E.キューブラー・ロス著、川口正吉訳：死ぬ瞬間の対話、p.110、読売新聞社、1977
4）E.キューブラー・ロス著、鈴木晶訳：死ぬ瞬間－死とその過程について、完全新訳改訂版、p.62～66、読売新聞社、1998
5）前掲書4）、p.79～82
6）前掲書4）、p.123～126
7）前掲書4）、p.129～132
8）前掲書4）、p.169～178
9）前掲書4）、p.206～211
10）E.キューブラー・ロス著、鈴木晶訳：「死ぬ瞬間」と死後の生、p.7、中央公論新社、2001

●参考文献

1）青柳路子：E・キューブラー＝ロスの思想とその批判－シャバンによる批判を手がかりに－（上）、死生学研究、6：259～277、2005
2）青柳路子：E・キューブラー＝ロスの思想とその批判－シャバンによる批判を手がかりに－（下）、死生学研究、7：371～399、2006
3）E.キューブラー・ロス著、川口正吉訳：死ぬ瞬間－死にゆく人々との対話、読売新聞社、1971
4）E.キューブラー・ロス著、川口正吉訳：死ぬ瞬間の対話、読売新聞社、1977
5）E.キューブラー・ロス著、鈴木晶訳：死ぬ瞬間－死とその過程について、完全新訳改訂版、読売新聞社、1998
6）E.キューブラー・ロス著、鈴木晶訳：死、それは成長の最終段階－続 死ぬ瞬間、中央公論新社、2001
7）E.キューブラー・ロス著、秋山剛・早川東作訳：新 死ぬ瞬間、読売新聞社、1985
8）デレク・ギル著、貴島操子訳：「死ぬ瞬間」の誕生－キューブラー・ロスの50年、読売新聞社、1985年
9）E.キューブラー・ロス著、鈴木晶訳：「死ぬ瞬間」と臨死体験、読売新聞社、1997
10）E.キューブラー・ロス著、鈴木晶訳：「死ぬ瞬間」と死後の生、中央公論新社、2001
11）E.キューブラー・ロス著、上野圭一訳：人生は廻る輪のように、角川書店、1998
12）E.キューブラー・ロス、デーヴィッド・ケスラー著、上野圭一訳：ライフ・レッスン、角川書店、2005
13）菊井和子、竹田恵子：「死の受容」についての一考察－わが国における死の受容、川崎医療福祉学会誌、10：63～70、2000
14）黒田裕子監修：看護診断のためのよくわかる中範囲理論、第2版、学研、2015
15）西村伸子：キューブラー・ロスを基軸とする死にゆく患者ケア－アメリカと日本の文献から考察するターミナルケア、東亜大学紀要、9：17～34、2009
16）堀江宗正：心理学的死生観の臨界点－キューブラー＝ロスをめぐって、死生学研究、8：36～61、2006

引用・参考文献（序章から補章まで）

Abdellah, F.G. et al.：Patient-centered Approaches to Nursing, Macmillan Publishers, 1961

Banner & Wrubel：The primacy of caring, Stress and coping in health and illness, Menlo Park,Calif. Addison-Wesley, 1989

Benner, P.：From novice to expert Excellence and power in clinical nursing practice, MenloPark, Addison-Wesley, 1984

Gordon, M.：The Nursing Process and Clinical Judgment; In G. McFarland & M. D. Thomas. Psychiatric Mental Health Nursing：Application of the Nursing Process, Lippincott, 1990

Hall, L. E.：Nursing：What is it? Canadian Nurse, 60, 1964

Henderson, V. A.：Basic Principles of Nursing Care, International Council of Nurses, Geneva,1969

http://www.healthasexpandingconsciousness.org

King, I. M.：A Theory for Nursing, John Wiley & Sons, Inc., 1981

Leininger, M.：Qualitative Research Methods in Nursing, Orlando FL Grune & Stratton 1985

Leininger, M.：Culture Care Diversity & Universality：A Theory of Nursing, New York ; National League For Nursing Press, 1991

Margaret A. Newman：The Immediate Applicability of Nursing Praxis. Quality Nursing 9(3),2003

Margaret A. Newman：The Pattern That Connect, Advanced in Nursing Science, 24(3), 2002

Marriner& Alligood：Nursing Theorists and Their Work, The C. V. Mosby Company, 1986

Meleis. A.L：看護理論と研究、看護研究、20（1）：14、1981

Mitchell, G.J.：Pretending：A way to get through the day, Nursing Science Quarterly.9, 1996

Neuman, B.：The Newman Systems Model, Third Edition, Appleton & Lange A Simon & Schuster Company, 1995

Newman, M. A.：Health as Expanding Consciousness, 2nd Ed., National League A Simon & Schuster Company, 1995

Newman, M. A.：Experiencing the Whole, Advanced in Nursing Science, 20(1),1997

Newman, B.：The Newman Systems Model, 3rd Edition, Appleton Lange, 1995

Nightingale, F.：Notes on hospitals, Golden, 1976

Nightingale, F.：Notes on Nursing; What it is, and what it is not, Dover Publication Inc., 1969

Orlando, I. J.：The Dynamic Nurse-Patient Relationship, G. P. Putnam's sons, 1961

Orlando, I. J,：The Discipline and Teaching of Nursing Process An Evaluation Study, 1972

Parse R. R.：Quality of life：Sciencing and living the art of human becoming. Nursing Science Quarterly, 7：16-21, 1994

Peplau, H. E.：Interpersonal Relations in Nursing, G. P. Putnam's Sons, 1952

Rogers, M. E.：An Introduction to The Theoretical Basis of Nursing, F. A. Dais Company, 1970

Roy, S.C. & Andrew, H.A：The Roy Adaptation Model, 2nd edition, Appleton & Lange, 1999

Smith M. K：Human Becoming and Women Living With Violence: The Art of Practice. Nursing Science Quarterly, October, 15(4), 2002

Travelbee, Joyce：Interpersonal Aspects of Nursing, F.A. Davis Company, 1971

Travelbee, Joyce：Intervention in Psychiatric Nursing：Process in the One-To-One Relationship, F.A. Davis Company, 1969

Travelbee, Joyce：What do we mean by rapport?, American Journal of Nursing, 63, 70-72

Travelbee, Joyce：What is wrong with Sympathy?, American Journal of Nursing, 64, 68-71

Watson, J.：Nursing：Human Science and Human Care; The theory of Nursing, National League for Nursing, Inc., 1988

Watson, J.：Nursing：Human Science and Human Care; A theory of nursing, CT. Appleton-Century-Crofts, 1985

Watson, J.：Postmodern Nursing and Beyond. Edinburgh, Churchill Livingstone.1999

Wiedenbach, E. & Falls, C.：Communication Key to effective nursing, Tiresias Press, 1978

Wiedenbach, E.：Clinical nursing-A helping art, Springer, 1964

Wiedenbach, E.：Meeting the realities in clinical teaching, Springer, 1969

アイダ・ジェーン・オーランド著、池田明子ほか訳：看護過程の教育訓練―評価的研究の試み、現

代社、1977
アイダ・ジェーン・オーランド著、稲田八重子訳：看護の探求―ダイナミックな人間関係をもとにした方法、メヂカルフレンド社、1974
アイモジン・M. キング著、杉森みど里訳：看護の理論化―人間行動の普遍的概念、医学書院、1976
アイモジン・M. キング著、杉森みど里訳：キング看護理論、医学書院、1985
アーネスティン・ウィーデンバック著、外口玉子ほか訳：臨床看護の本質―看護援助の技術、改訳第2版。現代社、1984
アーネスティン・ウィーデンバック著、都留伸子訳：看護師の叡智から看護理論へ、綜合看護、6（1)、1971
アーネスティン・ウィーデンバックほか著、池田明子訳：コミュニケーション―効果的な看護を展開する鍵、日本看護協会出版会、1979
アーネスティン・ウィーデンバック著、都留伸子ほか訳：臨床実習指導の本質―看護学生援助の技術、現代社、1974
アン・マリナー・トメイ編著、都留伸子監訳：看護理論家とその業績、第3版、医学書院、2004
ヴァイオレット・M. マリンスキーほか編、手島恵監訳：マーサ・ロジャーズの思想―ユニタリ・ヒューマンビーイングズの探求、医学書院、1998
ヴァージニア・ヘンダーソン著、湯槇ますほか訳：看護の基本となるもの、日本看護協会出版会、1995
ヴィクトール・E. フランクル著、池田香代子訳：夜と霧、新版、みすず書房、2002
ヴィクトール・E. フランクル著、山田邦男ほか訳：それでも人生にイエスと言う、春秋社、1993
M. シモーヌ・ローチ著、鈴木智之ほか訳：アクト・オブ・ケアリング―ケアする存在としての人間、ゆみる出版、1996
ガードルード・トレス著、横尾京子ほか訳：看護理論と看護過程、医学書院、1992
クリスティーン・ウェブ編著、前原澄子監訳：女性の健康問題への援助―看護モデルにもとづく産科婦人科患者のケアプラン、医学書院、1996
ジェイムズ・P. スミス著、小玉香津子ほか訳：ヴァージニア・ヘンダーソン―90年のあゆみ、日本看護協会出版会、1992
シスター・カリスタ・ロイほか著、松木光子監訳：ザ・ロイ適応看護モデル、第2版、医学書院、2010
シスター・カリスタ・ロイ著、松木光子訳：現時点でのロイ適応モデル、看護、36(11)、1984
シスター・カリスタ・ロイ著：臨床知識の発展に向けての理論と研究、看護研究、24(1)、1984
J. デイコッフ、P. ジェイムス、E. ウィーデンバック著、武山美智子訳：実地修錬における理論、看護研究、3(3)、1970
ジャクリーン・フォーセット著、小島操子監訳：看護モデルの理解―分析と評価、医学書院、1990
ジュリア・B. ジョージ編、南裕子ほか訳：看護理論集―より高度な看護実践のために、第3版、日本看護協会出版会、2013
ジョイス・トラベルビー著、長谷川浩ほか訳：人間対人間の看護、医学書院、1974
ジーン・ワトソン著、稲岡文昭ほか訳：ワトソン看護論―ヒューマンケアリングの科学、医学書院、2014
ジーン・ワトソン：ヒューマンケアリング理論の新次元、日本看護科学学会誌、9(2)、1989
スティーブン・J. カバナ著、数間恵子ほか訳：看護モデルを使う①オレムのセルフケア・モデル、医学書院、1993
ドナ・C. アギュララ著、小松源助ほか訳：危機介入の理論と実際―医療・看護・福祉のために、川島書店、1997
ドロセア・E. オレム著、小野寺杜紀訳：オレム看護論―看護実践における基本概念　第4版、医学書院、2005
パトリシア・ベナー、ジュディス・ルーベル著、難波卓志訳：ベナー/ルーベル現象学的人間論と看護、医学書院、1999
パトリシア・ベナー著、早野真佐子訳：臨床知識の開発および目に見える看護実践のための「語り」の役割、看護、1999
パトリシア・ベナー：看護実践の達人とは何か―そしてそれをどう育成するか、エキスパートナース、

17(5)、2001
バーバラ・スティーブンス著、中西睦子ほか訳：看護理論の理解のために―その分析／適用／評価、メディカル・サイエンス・インターナショナル、1982
ヒーサー・A.アンドリュース、シスター・カリスタ・ロイ著、松木光子監訳：ロイ適応看護論入門、医学書院、1992
ヒルデガード・E. ペプロウ著、稲田八重子ほか訳：ペプロウ人間関係の看護論、医学書院、1973
フェイ・グレン・アブデラほか著、千野静香訳：患者中心の看護、医学書院、1963
フェイ・グレン・アブデラほか著、若菜キミほか監訳：患者中心の看護―その新しい展開、医学書院、1987
フェイ・グレン・アブデラほか著、渡辺章子、関戸好子訳：アブデラの看護研究―よりよい患者ケアのために、メヂカルフレンド社、1993
フロレンス・ナイチンゲール著、小林章夫、竹内喜訳：看護覚え書―何が看護であり、何が看護でないか、うぶすな書院、1998
ペギー・L. チンほか著、白石聡監訳：看護理論とは何か、医学書院、1997
ベティ・ニューマン著、野口多恵子ほか監訳：ベティ・ニューマン看護論、医学書院、1999
マーガレット・A. ニューマン著、手島恵訳：マーガレット・ニューマン看護論―拡張する意識としての健康、医学書院、1995
マーガレット・ニューマン著、遠藤恵美子他訳：パターンの提唱：多種多様な知を看護学の中で1つにまとめ上げる営み、Quality Nursing、9(3)、2003
マーサ・E. ロジャーズ著、樋口康子ほか訳：ロジャーズ看護論、医学書院、1979
マデリン・M. レイニンガー編、近藤潤子ほか監訳、：看護における質的研究、医学書院、1997
マージョリー・ゴードンほか：ゴードン博士のよくわかる機能的健康パターン―看護に役立つアセスメント指針、照林社、1998
マージョリー・ゴードン著、松木光子ほか訳：看護診断―その過程と実践への応用　第2版、医歯薬出版、1998
マージョリー・ゴードン著、野島良子監訳：看護診断マニュアル、第4版、へるす出版、2001
メアリー・エレン・ドーナ著、長谷川浩訳：対人関係に学ぶ看護―トラベルビー看護論の展開、医学書院、1984
ライト州立大学看護理論検討グループ著、南裕子ほか訳：看護理論集―看護過程に焦点をあてて、日本看護協会出版会、1982
リチャード・S. ラザルス著、本明寛ほか訳：ストレスの心理学、実務教育出版、1991
ルビー・L. ウェズレイ著、小田正枝日本語版監修：看護理論とモデル、第2版、へるす出版、1998
ローズマリー・R. パースィ著、高橋照子訳：健康を-生きる-人間―パースィ看護理論、現代社、1985
ローズマリー・リゾ・パースイ著、高橋照子監訳：パースィ看護論―人間生成の現象学的探求、医学書院、2004
ローズマリー・リゾ・パースイ著、高橋照子監訳：ナースのための現象学―「あるがまま」の患者理解のために：現象学的方法(12)、現象学と看護、臨牀看護、17(2)、1991
ローズマリー・リゾ・パースイ：Quality of life：A Human Becoming Perspective、看護研究、37(5)、2004
ローズマリー・リゾ・パースイ著、高橋照子監訳：看護と現象学、看護研究、37(5)、2004
秋葉公子ほか：看護過程を使ったヘンダーソン看護論の実践、第4版、廣川書店、2013
荒井蝶子ほか監：看護管理シリーズ―看護論、日本看護協会出版会、東京、2000
江川隆子ほか編：ゴードンの機能的健康パターンに基づく看護データベース―作成過程と臨床への応用、廣川書店、2000
江本愛子編著：実践ロイ理論―活動と休息、講談社、2004
遠藤恵美子：マーガレット・ニューマンの健康の理論から捉え直す患者への教育と支援、インターナショナルナーシングレビュー、20(5)、1997
遠藤恵美子：マーガレット・ニューマンの看護論：拡張する意識としての健康、月刊ナーシング、19(3)、1999
遠藤恵美子：特集ケアリングパートナーシップの実践研究：M. ニューマンの健康の理論に基づいて、

Quality Nursing、9（3）、2003
遠藤恵美子：希望としてのがん看護―マーガレット・ニューマン“健康の理論”がひらくもの、医学書院、2001
勝又正直：はじめての看護理論、第2版、日総研、2005
金井一薫：ナイチンゲール看護論・入門―“看護であるものとないもの”を見わける眼、現代社、1994
金子道子編：ヘンダーソン、ロイ、オレム、ペプロウの看護論と看護過程の展開、照林社、1999
川島みどり著：ともに考える看護論、医学書院、1973
看護史研究会編：看護学生のための世界看護史、医学書院、1997
久間圭子：日本の看護論―比較文化的考察、日本看護協会出版会、1998
倉戸ツギオ：臨書人間関係論、ナナニシヤ出版、2001
黒田裕子監：ケースを通してやさしく学ぶ看護理論、改訂4版、日総研出版、2017
黒田裕子責任編集：臨床看護学概論、臨床看護学セミナー、メヂカルフレンド社、1997
現代社綜合看護編集部編：看護学翻訳論文集2、増補改訂版、患者理解―看護婦-患者関係の展開の中で、現代社、1983
小林富美栄ほか評：増補版　現代看護の探求者たち―人と思想、日本看護協会出版会、1989
阪本恵子編：看護実践に活かすプロセスコード―良いかかわりができるための具体展開（演習付）と事例集、広川書店、1987
城ヶ端初子：誰にでもわかる看護理論、サイオ出版、2015
城ヶ端初子：やさしい看護理論―現場で活かせるベースの考え方、第2版、メディカ出版、2005
高木永子ほか監修：臨床に活かす看護診断、学習研究社、1998
竹尾恵子監：超入門　事例でまなぶ看護理論、学習研究社、2000
津波古澄子：ロイ適応看護モデルに基づく研究、看護研究、36（1）：13～30、2003
永井敏枝ほか：看護基礎理論ノート、日総研出版、2000
中木高夫：NANDAⅠ　2009-2011準拠　看護診断を読み解く！、学研メディカル秀潤社、2009
中西睦子：方法としての看護過程―成立条件と限界、ゆみる出版、1987
中西睦子：臨床教育論―体験からことばへ、ゆみる出版、2006
日総研グループ編：データベース作成・活用事例集―看護理論を活かした情報収集・アセスメントを可能にする実践事例集、日総研出版、1999
野島良子：看護論、へるす出版、1984
橋本和子編著：ヘルスとヒーリングの看護学―看護学基礎教育のために、メディカ出版、2003
長谷川雅美ほか編：自己理解・対象理解を深めるプロセスレコード―プロセスレコードが書ける、読める、評価できる本、日総研出版、2001
古橋洋子編著：NEW実践！看護診断を導く情報収集・アセスメント、第5版、学研メディカル秀潤社、2015
松木光子編集企画：看護理論とその実践への展開、金原出版、1990
松木光子編：ロイ看護モデルを使った看護の実践、第2版、ヌーヴェルヒロカワ、2004
松木光子：看護診断の現在、医学書院、1997
松木光子：看護診断・実践・評価の実際―看護実践の系統的アプローチ、南江堂、2004
三上れつ：実践に役立つ看護過程と看護診断―ヘンダーソン・ゴードンのデータベースに基づく事例展開、第2版、ヌーヴェルヒロカワ、2003
宮本真巳編著：援助技法としてのプロセスレコード―自己一致からエンパワメントへ、精神看護出版、2003
焼山和憲：ヘンダーソンの看護観に基づく看護過程―看護計画立案モデル、第4版、日総研出版、2007
山勢博彰：危機管理と危機介入、救急医学、26（1）、2002
山田邦男編：フランクルを学ぶ人のために、世界思想社、2002
横須賀北部共済病院看護部編：看護理論臨床活用事例集―状況に応じてやさしくわかる看護理論、日総研出版、1998
渡邊トシ子編：ヘンダーソン・ゴードンの考えに基づく実践看護アセスメント―同一事例による比較、第3版、ヌーヴェルヒロカワ、2011

索引

数字・欧文

和文

●あ行

●か行

索引

●さ行

●た行

●な行

索引

●は行

●ま行

●や行

●ら行

人名索引

ナイチンゲール讃歌

編著：城ヶ端初子（聖泉大学大学院看護学研究科教授）

定価（本体 1,800 円＋税）/A5 判 /144 ページ

近代看護の礎を築いたフローレンス・ナイチンゲールの看護思想と活動についてまとめた書。ナイチンゲールのさまざまな側面を解説。

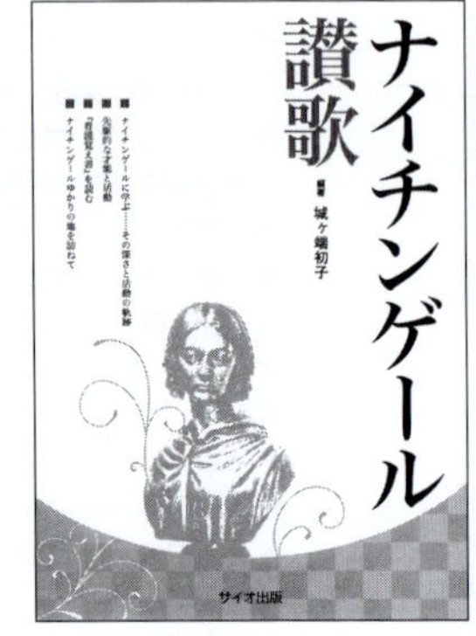

主な内容

第1章　ナイチンゲールに学ぶーその深さと活動の軌跡

第2章　先駆的な才能と活動

第3章　『看護覚え書』を読む

第4章　ナイチンゲールゆかりの地を訪ねて

誰でもわかる看護理論

著：城ヶ端初子（聖泉大学大学院看護学研究科教授）

定価（本体 2,400 円＋税）/B5 判 /152 ページ

徹底的に「わかりやすさ」にこだわった、初学者のための看護理論の概説。看護理論を学ぶ「窓」がココにある！

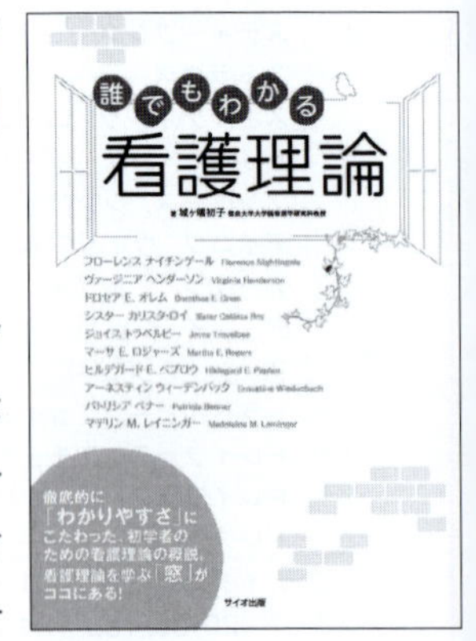

主な内容

看護理論とはどのようなものか / 看護理論のもとになる考え / フローレンス・ナイチンゲール /ヴァージニア・ヘンダーソン / ドロセア・E. オレム / シスター・カリスタ・ロイ / ジョイス・トラベルビー / マーサ・E. ロジャース / ヒルデガード・E. ペプロウ / アーネスティン・ウィーデンバック / パトリシア・ベナー / マデリン・M. レイニンガー

SCIO Publishers Inc. サイオ出版
〒101-0054 東京都千代田区神田錦町3-6 錦町スクウェアビル７階
Tel 03-3518-9434　Fax 03-3518-9435　http://www.scio-pub.co.jp

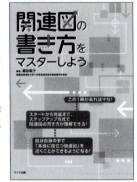

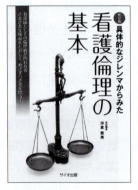

新訂版　実践に生かす看護理論19
第２版

編著者　じょうがはな はつこ
城ヶ端初子

発行人　中村雅彦

発行所　株式会社サイオ出版
〒101-0054
東京都千代田区神田錦町 3-6　錦町スクウェアビル７階
TEL 03-3518-9434　FAX 03-3518-9435

カバーデザイン　Anjelico
DTP　マウスワークス
本文イラスト　日本グラフィックス、和田慧子、渡辺富一郎
印刷・製本　株式会社 朝陽会

2013年 3月15日　第１版第１刷発行
2018年 11月10日　第２版第１刷発行
2024年 2月28日　第２版第５刷発行

ISBN 978-4-907176-71-6

●ショメイ：シンテイバンジッセンニイカスカンゴリロン 19 ダイ2ハン

乱丁本、落丁本はお取り替えします。